肿瘤精准护理规范及实践解析

主编 李小萌 曾秋英 陈 伟 杨 雪

西北大学出版社

·西安·

图书在版编目（CIP）数据

肿瘤精准护理规范及实践解析 / 李小萌等主编 .
西安：西北大学出版社，2025. 5. -- ISBN 978-7-5604-
5670-6

Ⅰ. R473. 73

中国国家版本馆 CIP 数据核字第 2025ZC6306 号

肿瘤精准护理规范及实践解析
ZHONGLIU JINGZHUN HULI GUIFAN JI SHIJIAN JIEXI

主　　编	李小萌　曾秋英　陈　伟　杨　雪	
出版发行	西北大学出版社	
地　　址	西安市太白北路 229 号	
邮　　编	710069	
电　　话	029-88303310	
网　　址	http：//nwupress.nwu.edu.cn	
电子邮箱	xdpress@nwu.edu.cn	
经　　销	全国新华书店	
印　　刷	陕西瑞升印务有限公司	
开　　本	787mm×1092mm　1/16	
印　　张	18.5	
字　　数	370 千字	
版　　次	2025 年 5 月第 1 版　2025 年 5 月第 1 次印刷	
书　　号	ISBN 978-7-5604-5670-6	
定　　价	98.00 元	

如有印装质量问题，请与西北大学出版社联系调换，电话 029-88302966。

编 委 会

主 编

李小萌	南阳市中心医院
曾秋英	深圳市第三人民医院
陈 伟	济南市中心医院
杨 雪	郑州大学第三附属医院

副主编

唐玉玲	深圳市光明区人民医院
黄 双	深圳市第三人民医院
杨思凤	深圳市光明区人民医院
倪伟慧	新疆医科大学第三临床医学院（附属肿瘤医院）
李 莉	中国人民解放军联勤保障部队第九八三医院

主编简介

毕业于郑州大学护理专业，大学本科学历，现就职于南阳市中心医院神经外科，主管护师。从事神经外科护理工作多年，具有丰富的临床经验，擅长神经外科护理及管理。现任南阳市神经外科医师协会委员。发表论文8篇，参编著作1部。获河南省医学科学技术进步奖1项。

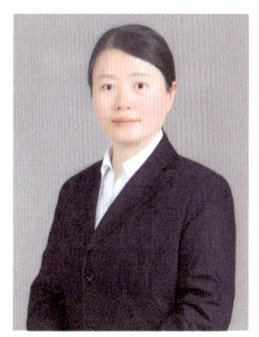

李小萌

毕业于广西中医药大学护理专业，大学本科学历，现就职于深圳市第三人民医院新生儿科，主管护师，护理组长，带教老师。擅长新生儿各类疾病的护理，熟练掌握新生儿急救技术操作，对危重新生儿、早产儿的救治及发展性照顾有丰富的护理经验，对急危重症患儿有较强处理能力。获国家实用新型专利3项。现任广东省深圳市康复医学会儿童康复护理专业委员会第一届委员。

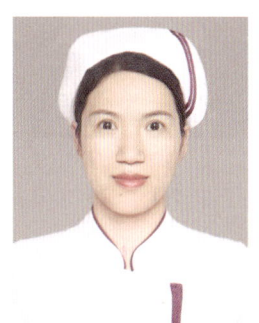

曾秋英

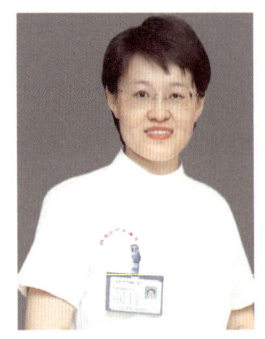

陈 伟

毕业于滨州医学院护理专业，大学本科学历，现就职于济南市中心医院东院区，在乳腺甲状腺外科、眼科、耳鼻喉科病房担任护士长，副主任护师。有17年呼吸科工作经验，擅长多专科的护理，具备扎实的理论基础和丰富的护理经验。现任山东省首届皮肤科专业委员会委员，山东省首届口腔颌面部专业委员会委员，济南市五官科专业委员会委员。发表论文6篇。

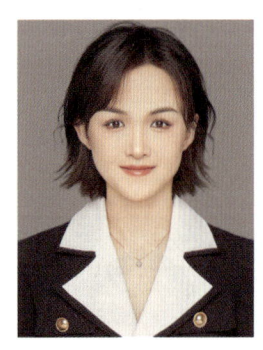

杨 雪

毕业于郑州大学护理专业，大学本科学历，现就职于郑州大学第三附属医院妇科，主管护师。从事妇产科护理工作14年，熟练掌握妇科各种炎性疾病的临床护理。发表论文3篇。

前　言

　　肿瘤护理作为护理学的一个重要分支，专注于为肿瘤患者提供全面、细致且个体化的身心照护。随着医疗技术的不断进步和人们对健康需求的日益增长，肿瘤护理的发展前景日益广阔。然而，当前肿瘤护理领域仍面临诸多挑战，如何精准识别患者的个性化需求，如何在复杂多变的病情中实施有效的护理策略，以及如何平衡治疗带来的不良反应与保证患者生活质量之间的关系，都是需要解决的问题。编者正是在这样的背景下编写了此书，旨在系统梳理肿瘤护理的最新理念与技术，为护理人员提供一套科学、实用的工作指南，促进肿瘤护理实践的规范化与精准化。

　　本书内容涵盖广泛，从头颈部肿瘤护理到胸腹部肿瘤护理，再到妇科肿瘤护理、儿科肿瘤护理，每一章节都紧密结合临床实际，深入剖析各类肿瘤的护理要点，还特别加入了影像护理与安宁疗护章节。书中不仅详细阐述了各项护理规范与操作流程，还列举了大量真实案例解析，通过具体实例展示如何将理论知识应用于实践，解决实际问题。本书的优点在于其内容的全面性、实用性与前沿性，不仅为护理人员提供了宝贵的学习资源，也为肿瘤患者的全程管理提供了有力支持。

　　由于篇幅限制，本书对某些复杂护理问题的探讨可能不够深入。此外，案例解析虽力求贴近实际，但鉴于个体差异，应用时仍需结合患者具体情况灵活调整。诚挚地欢迎读者在阅读过程中提出宝贵意见与建议。

编　者

目 录

第一章 头颈部肿瘤护理

第一节 脑膜瘤

一、概述

"脑膜瘤"一词由 Harvey Gushing 于 1922 年提出，它是中枢神经系统脑膜、脊膜的良性肿瘤，为发病率居第 2 位的中枢神经系统肿瘤。脑膜瘤起源于蛛网膜内皮细胞，占脑肿瘤的 10% ~ 15%，生长缓慢，病程较长，甚至可达十余年。随着年龄的增长，发病率有所增加。儿童发病率低于 0.3/10 万，成人则可高达 8.4/10 万；良性脑膜瘤发病率为 2.3/10 万，恶性脑膜瘤发病率为 0.17/10 万；男女发病率之比为 1 ∶ 2。脑膜瘤的发生与蛛网膜颗粒分布相关，成人颅内脑膜瘤多发生在小脑幕上，占 90%，最常见的 3 个部位是矢状窦旁、大脑凸面、蝶骨嵴。由于脑膜瘤有一种使颅骨增厚的倾向，因此早在史前的人类颅骨上就留下了印记。

（一）脑（脊）膜的解剖

脑和脊髓的表面覆盖 3 层由结缔组织构成的被膜，由外向内依次为硬膜、蛛网膜和软膜，具有保护、支持和营养等多种功能。

（二）脑膜瘤的病理生理

1. 脑膜瘤的流行病学和自然病程

脑膜瘤的具体病因尚不明确，头部外伤、放射损伤、病毒感染、使用性激素及其

1

受体等都可能是其病因。大多数脑膜瘤是良性的，归入 WHO Ⅰ 级；有些组织学亚型的临床预后较差，可归入 WHO Ⅱ 级或 Ⅲ 级。脑膜瘤的质地大体可分为软、硬和韧性。肿瘤的硬度跟血供有密切关系，脑膜瘤的血供往往来源于其附着的硬膜。

2. 瘤周脑水肿

瘤周脑水肿是颅内肿瘤的一种继发性病理改变，是肿瘤的生物学效应之一，对颅内肿瘤的临床表现、诊断、治疗及预后具有重要影响。颅内肿瘤的瘤周脑水肿以血脑屏障的结构与功能受损为病理基础，水肿液积聚于细胞外间隙。约 60% 脑膜瘤伴发有不同程度的瘤周脑水肿。由于脑膜瘤发生于脑实质外，且绝大多数为良性，生长缓慢，所以其瘤周脑水肿的发生机制有别于脑内发生、直接破坏血脑屏障的其他类型颅内肿瘤，对常规治疗的反应也有差异。近年来的研究表明，诸多因素与脑膜瘤瘤周脑水肿的发生、发展密切相关。

（三）脑膜瘤的分类

从形态学上分类，脑膜瘤包括典型性或良性脑膜瘤（WHO Ⅰ 级）、非典型性脑膜瘤（WHO Ⅱ 级）和恶性脑膜瘤（WHO Ⅲ 级）。

1. WHO Ⅰ 级

WHO Ⅰ 级包括脑膜上皮细胞型、纤维型、混合型、砂粒体型、血管瘤型、微囊型、分泌型、血管型等，其中血管型脑膜瘤最常发生恶变，血管型脑膜瘤多次复发者也应考虑恶变的可能。

2. WHO Ⅱ 级

WHO Ⅱ 级包括透明细胞型、脊索瘤样型、非典型性脑膜瘤。

3. WHO Ⅲ 级

WHO Ⅲ 级包括间变型、乳头状型、横纹肌样型。恶性脑膜瘤生长较快，可发生颅外转移，多向肺转移。

（四）临床表现

脑膜瘤常以头痛和癫痫为首发症状，尤其老年人，以癫痫发作为首发症状多见，颅内压增高症状多不明显。根据肿瘤位置不同，还可出现视力、视野、嗅觉或听觉障碍及肢体运动障碍等。邻近颅骨的脑膜瘤常可造成骨质的变化，好发部位为矢状窦旁、大脑凸面、大脑镰旁、蝶骨嵴、鞍结节、嗅沟、脑桥小脑三角和小脑幕等。

1. 矢状窦旁脑膜瘤

瘤体生长缓慢，一般患者出现症状时，瘤体多已很大，癫痫是本病的首发症状，为局部或大发作；精神障碍表现为痴呆、情感淡漠或欣快，患者出现性格改变；位于枕叶的矢状窦旁脑膜瘤可出现视野障碍。

2. 大脑凸面脑膜瘤

病史一般较长，主要表现为不同程度的头痛、精神障碍、肢体运动障碍及视力、视野的改变；约60%患者在发病半年后可出现颅内压增高症状，部分患者可出现局部癫痫、面及手抽搐，大发作不常见。

3. 大脑镰旁脑膜瘤

由于其位置较深，肿瘤较小时一般不引发明显临床症状，因此发病时肿瘤往往已长得较大。一旦出现运动障碍，表现为从足部开始，逐渐影响整个下肢，继而上肢肌张力障碍，最后波及头面部。如肿瘤向大脑镰两侧生长，患者可出现双侧肌力下降并伴有排尿障碍。该部位肿瘤的另一个重要的临床症状是癫痫发作，多以对侧肢体或面部局限性发作开始，逐渐形成全身大发作。另外，大脑镰前部肿瘤还可引发精神症状，而大脑镰后部癫痫发生率较低，发生于后部的巨大镰旁脑膜瘤可压迫双侧枕叶距状裂，造成失明。

4. 蝶骨嵴脑膜瘤

蝶骨嵴脑膜瘤可出现视力下降，甚至失明，向眶内或眶上侵犯，可出现眼球突出、眼球运动障碍。

5. 鞍结节脑膜瘤

鞍结节脑膜瘤可出现视力、视野障碍，80%以上患者以视力障碍为首发症状。少数患者可出现头痛、嗜睡、记忆力减退、焦虑等精神症状；有的患者可出现内分泌功能障碍，如性欲减退、阳痿、闭经等；也有患者以嗅觉丧失、癫痫、动眼神经麻痹为首发症状而就诊。

6. 嗅沟脑膜瘤

早期症状即有嗅觉逐渐丧失，颅内压增高可引起视力障碍，肿瘤影响额叶功能时可有兴奋、幻觉、妄想、迟钝、精神淡漠，少数患者可有癫痫。

7. 小脑脑桥角脑膜瘤

此部位肿瘤以听神经瘤多见，占70%～80%，脑膜瘤仅占6%～8%，胆脂瘤占4%～5%。临床表现为听力下降、耳鸣、面部麻木、感觉减退等。还可出现走路不稳、患侧共济失调等临床表现。

8. 小脑幕脑膜瘤

小脑幕脑膜瘤表现为共济失调、视野障碍等。

（五）辅助检查

1. CT 检查

肿瘤呈圆形、分叶状或扁平状，边界清晰。多数病灶密度均匀，呈等或偏高密度，少数可不均匀或呈囊性变。瘤内钙化多均匀，但可不规则。局部颅骨可增生或破坏。约 50% 患者在肿瘤附近有不增强的低密度带或水肿。

2. MRI 检查

多数病灶 T1WI 低信号，T2WI 高信号。增强后扫描均匀强化，可有脑膜尾征（为增厚的硬脑膜，因像一条从脑膜瘤体上延伸的尾巴而得名）。肿瘤与邻近脑组织间有一低信号蛛网膜界面。T2WI 显示瘤周水肿。MRI 可清晰显示肿瘤与血管、血窦的关系。

（六）治疗

1. 手术切除

手术切除是最有效的治疗方式。良性脑膜瘤全切效果极佳，但因其生长位置，有 17%～50% 脑膜瘤做不到全切，另外还有少数恶性脑膜瘤无法全切。

2. 放射治疗

未能全切肿瘤的患者需在术后进行放射治疗（放疗）。恶性脑膜瘤和血管外皮型脑膜瘤对放疗敏感，术后立即进行大剂量放疗的效果是肯定的。

3. 其他治疗

其他治疗如激素治疗、免疫治疗、基因治疗、中医治疗等，结合患者病情选择使用。

二、护理

（一）术前护理

（1）对于颅内感染和水、电解质紊乱、酸碱失衡患者，遵医嘱使用抗生素、脱水剂、补充电解质，维持体液平衡。

（2）对于有癫痫史的患者，给予床挡保护，禁用口温表测体温，遵医嘱按时按量使用抗癫痫药物。

（3）对于吸烟患者，应劝其戒烟，以减少对呼吸道的刺激，并指导其有效咳嗽、排痰。

（4）一般术前 6 小时禁食固体饮食，术前 2 小时禁食清流质饮食。

（二）术后护理

1. 癫痫

额部、颞部肿瘤术后易发生癫痫，手术后应定期更换敷料，保持伤口清洁干燥，避免沾水，以免引起细菌感染。观察伤口是否发红、有渗液或感染迹象，如有异常应及时处理。在医师指导下使用碘伏、75% 酒精等对伤口进行消毒处理，并定期换药。

2. 颅内出血

术后 24 ~ 48 小时易发生颅内出血，嘱患者不要用力咳嗽或用力排便。一旦发现患者有意识改变、头痛、呕吐、烦躁不安、血压增高、脉搏及呼吸减慢等表现，及时与医师联系。如需再次手术，遵医嘱做好术前准备。

3. 健康教育

（1）心理指导：对于记忆力下降、抑郁、暴力倾向、意识障碍等患者，嘱家属应做好陪伴和安慰，防止患者走失，或发生自伤及伤人行为。

（2）饮食指导：了解患者及家属的文化程度、地区差异，根据病情给予营养丰富、易消化饮食，忌油腻、辛辣等刺激性食物。解大便时勿努挣，解便困难者可予以缓泻剂。

（3）锻炼指导：适度锻炼，劳逸结合。对于肢体功能障碍患者，可由健侧肢体或家属对患侧肢体进行按摩和被动运动，应持之以恒，不能急于求成，以免引起肢体损伤。

（4）言语训练指导：指导失语患者与家属之间进行有效沟通，可通过反复训练常用语、口语练习、对镜子纠正口型以发准音等一系列措施来鼓励患者发声。

（5）药物指导：抗癫痫药物或者皮质甾体激素类药物需根据医嘱进行减量或停药。注意观察药物的不良反应和遵循注意事项，有不适应及时就诊。

（6）门诊随访：督促患者定期门诊随访，随访时带好出院小结及影像学资料，遵医嘱进行 CT、MRI 等检查，如出现头痛、呕吐等情况，及时就诊。

（李小萌）

第二节　垂体瘤

一、概述

垂体瘤是一种良性的颅内内分泌肿瘤，起源于腺垂体，发病率仅次于胶质瘤和脑膜瘤，占颅内肿瘤的 10% ~ 15%。目前尚缺乏更精确的流行病学调查数据，人群发病率为（8.2 ~ 14.7）/10 万。任何年龄都可发病，但在 30 ~ 40 岁和 60 ~ 70 岁可见两个发病高峰。在各个病理类型中，以催乳素（PRL）型、生长激素（GH）型、促肾上腺皮质激素（ACTH）型及无功能垂体腺瘤最为常见。

（一）解剖

垂体呈卵圆形位于蝶鞍内的垂体窝，周围有颅底硬膜延续包围，上面以床突间的硬膜 – 鞍膈与颅腔隔开，鞍膈中央有一变异较大的小孔，垂体柄经此孔与下丘脑相连。垂体的血供由垂体上动脉和垂体下动脉提供。

（二）生理功能及功能调节

1. 垂体的生理功能

腺垂体由大的多边形细胞构成，分泌的激素有：PRL、GH、ACTH、促甲状腺激素（TSH）、促性腺激素（黄体生成素和卵泡刺激素）等；垂体中叶在垂体各分泌腺中体积占比最小，分泌促黑激素、促脂解素和内啡肽；垂体后叶又称神经垂体，分泌缩宫素和血管升压素。

2. 垂体的功能调节

垂体在维持身体各部分均匀生长、调节体内各内分泌腺平衡发展及人体内、外环境稳态中起着重要作用，被视为主管内分泌的腺体。垂体通过神经系统由下丘脑进行调节。下丘脑的神经细胞核群兼有神经细胞和内分泌细胞的特性。它们可被电兴奋，对高级神经中枢活动和神经递质起反应，同时它们又具有分泌功能，能合成激素物质。当人体内、外环境发生变化时，这些激素可释放入血以调节垂体功能，进而产生相应的代谢反应。同时，垂体激素通过逆向血流对下丘脑进行反馈调节，周围靶腺分泌的激素也通过正、负反馈作用于下丘脑及垂体，形成高级神经中枢 – 下丘脑 – 垂体 – 靶腺 – 体内物质代谢之间一个相互依存、相互制约的整体。

（三）病理及分类

1. 根据垂体瘤有无分泌功能分类

（1）功能型腺瘤：占全部垂体腺瘤的 65% ~ 80%。主要有 PRL 腺瘤、GH 腺瘤、ACTH 腺瘤、TSH 腺瘤、促性腺激素腺瘤及混合型腺瘤。

（2）无功能垂体腺瘤：血中激素水平不升高，也无激素过多症状。

2. 根据垂体瘤的部位、大小及生长方式分类

（1）根据部位分类。包括：①鞍内；②鞍外；③异位（罕见）。

（2）根据大小分类。包括：①微腺瘤（直径≤ 10 mm）；②大腺瘤（直径＞ 10 mm）。

（3）根据生长方式分类。包括：①非侵袭性；②侵袭性，可见硬膜、骨、神经、血管、周围脑组织的侵犯；③转移（脑、脊髓或全身）。

3. 根据垂体瘤的组织学分类

（1）腺瘤。包括：①典型；②不典型。

（2）癌：转移和（或）侵犯脑。

（3）非腺瘤。包括：①原发或继发于非腺垂体肿瘤；②类似腺瘤的垂体增生。

（四）临床表现

主要表现为神经功能障碍及内分泌功能障碍。

1. 神经功能障碍

（1）头痛：约 2/3 无分泌性垂体瘤患者可有头痛症状，头痛位于双颞部、前额、鼻根部或眼球后部，呈间歇性发作。如出现肿瘤内出血或肿瘤的囊肿破裂，可引起急性剧烈头痛。

（2）视神经受压症状：当垂体腺瘤向上方生长，可将鞍膈顶高或突破鞍膈向上压迫视神经交叉而产生视力、视野改变等，表现为视力减退、视野缺损和视盘萎缩或水肿。

（3）邻近组织压迫症状：为较大肿瘤向鞍外生长压迫或破坏邻近结构而引起。主要包括第Ⅲ、Ⅳ、Ⅵ对脑神经及三叉神经第 1 支功能障碍、额叶精神症状、下丘脑症状、颅内高压症状、鼻出血、脑脊液漏等。

2. 内分泌功能障碍

各型分泌性腺瘤可分泌过多激素，产生不同的内分泌功能亢进症状。无分泌性腺瘤可压迫及破坏腺垂体细胞，造成促激素分泌减少及相应靶细胞功能减退，临床产生内分泌功能减退症状。

（1）PRL 腺瘤：占功能型腺瘤的 40%～60%，多见于 20～30 岁年轻女性，男性患者约占 15%。女性患者的典型临床表现为闭经 – 溢乳 – 不孕三联征，在青春期患病者可有发育期延迟、原发性闭经。男性患者表现为性欲减退、阳痿、体重增加及体毛减少等。

（2）GH 腺瘤：占功能型腺瘤的 20%～30%。GH 腺瘤发生在青春期骨骺闭合以前者表现为巨人症。发生在成人则表现为肢端肥大症，患者手掌、足掌肥厚，手指增粗，远端呈球形，前额隆起，眶嵴、颧骨及下颌明显突出，形成颌突畸形；可出现心脏肥大，少数患者可发展到心力衰竭；约 35% 患者并发糖尿病，血糖升高。

（3）ACTH 腺瘤：占功能型腺瘤的 5%～14%，多见于青壮年，女性为主。因瘤细胞分泌过量的 ACTH 及相关多肽，导致肾上腺皮质增生，产生高皮质醇血症。后者可造成体内多种物质代谢紊乱，呈典型的库欣综合征表现，即向心性肥胖、满月脸、水牛背、皮肤紫纹等，常伴有高血压。

（4）促性腺激素腺瘤：约占功能型腺瘤的 3.5%。起病缓慢，主要表现为性功能降低，多见于中年及老年男性。

（5）TSH 腺瘤：单纯 TSH 腺瘤罕见，不足功能性腺瘤的 1%，多呈侵袭性。临床症状有甲状腺肿大并可扪及震颤，闻及杂音，有时出现突眼及其他甲状腺功能亢进症状，如性情急躁、易激动、双手颤抖、多汗、心动过速、食欲亢进及消瘦等。

（6）混合型垂体腺瘤：随各种类型肿瘤所分泌的不同的多种过多激素而产生相应的内分泌功能亢进症状。

（7）无功能垂体腺瘤：占垂体腺瘤的 20% ~ 35%，多见于 30 ~ 50 岁，男性略多于女性。此型肿瘤生长较缓慢，早期内分泌功能障碍症状不明显，以视力减退为主要表现。

（五）诊断

1. CT 检查

冠状面增强扫描可见：①正常垂体直径为 2 ~ 9 mm，如局部隆起高度 > 10 mm，结合血中相关激素水平升高，应考虑有微腺瘤可能；②微腺瘤常呈低密度或少许增强的圆形病灶，大腺瘤大多为等密度或略高密度，均匀增强及不均匀增强或混合密度，肿瘤有时伴有坏死、囊变、出血等；③鞍底局限下陷、倾斜或局限性骨质吸收破坏；④垂体柄移位；⑤占位征象，如鞍上池充盈缺损、闭塞，第三脑室和侧脑室受压等。

2. MRI 检查

MRI 检查是目前诊断垂体瘤最主要的影像学检查方法，显示肿瘤大小、形状、生长方向及与正常垂体和周边神经、血管之间的关系比 CT 检查更清晰。肿瘤在 T1WI 上为低信号、T2WI 上为等信号或高信号，增强后呈均匀强化。

3. 内分泌检查

三碘甲状腺原氨酸（T$_3$）、甲状腺素（T$_4$）、TSH、血浆皮质醇和血糖检查在大多数垂体腺瘤中为正常，在巨大垂体腺瘤或垂体瘤卒中中可出现降低。血清 PRL > 200 mg/mL（正常值为 25 ~ 30 mg/mL），可确诊为 PRL 腺瘤。GH 腺瘤基础血清生长激素 > 2.5 μg/L，且活动期血磷常增高，血钙减低。ACTH 腺瘤患者血浆和尿皮质醇、ACTH 均升高。

4．其他检查

其他检查包括视力、视野和眼底检查及眼科电生理测定。

（六）治疗

垂体瘤的治疗方法包括药物治疗、手术治疗及放射治疗。手术治疗主要包括经鼻蝶手术、开颅手术和经眶手术 3 种方式。

二、护理

（一）术前护理

1．心理护理

垂体瘤患者由于内分泌紊乱，给生理、心理带来很大压力。如部分患者因肿瘤压迫视神经而产生视力和视野的改变；部分患者因肥胖、溢乳、皮肤粗糙，形象不如从前；部分患者出现阳痿、性功能减退，影响正常生活，使心理上蒙受巨大的压力，会出现性情暴躁、自卑、抑郁、焦虑等一系列心理障碍。护士应详细、耐心地向患者及家属做好解释工作，改善其心理状态，增强治疗信心。

2．病情观察

评估患者的视觉、听力、活动能力、营养状况等。遵医嘱准确记录 24 小时出入液量。必要时遵医嘱监测患者的血糖和血压。

3．对症护理

垂体瘤患者多有视力减退及视野缺损，入院后应帮助他们尽早熟悉病房环境，保持病室内环境整洁，地面做好防滑措施。请家属陪伴并妥善保管锐利物品，日常生活用品摆放于固定位置，避免患者发生跌倒和坠床等意外伤害。对有癫痫史的患者，应详细了解患者的癫痫发作症状、诱因及目前用药，同时指导患者及家属掌握癫痫发作时应采取的应急措施。

4．术前宣教

指导拟行经鼻蝶入路手术患者练习经口呼吸。告诉患者术前一晚的晚餐宜清淡，勿过饱。一般术前 6 小时禁食固体饮食，术前 2 小时禁食清流质饮食。无糖尿病病史患者术前 2 小时可饮用 400 mL 含 12.5% 糖类的饮料，以减缓口渴症状。将术后可能出现的不适，如活动受限、睡眠障碍、体位不适、留置尿管不适、沟通障碍等，告知患者及家属，以减轻患者术后不必要的焦虑和恐惧，使之能积极配合治疗。

5．皮肤准备

开颅手术患者剃头，经眶手术患者清洗术侧眉毛，经鼻蝶窦入路手术患者，术前1天要清洁鼻孔并剪除鼻毛。

（二）术后护理

1．病情观察

严密观察患者的生命体征、意识、瞳孔、血氧饱和度的变化，注意观察患者视觉有无改善，视觉减退明显者应考虑鞍内出血的可能，严重时血肿向鞍上压迫可影响患者意识。一旦发生，应及时通知医师，急诊行CT检查。对证实鞍内血肿的患者，应做好急诊清除血肿的手术准备。

2．卧位

开颅手术与经眶手术患者如无特殊禁忌证，术后抬高床头15°～30°，以利颅内静脉回流，保持呼吸道通畅。经鼻蝶手术患者手术后平卧2～3天，术中有脑脊液漏者，应平卧7天。

3．伤口护理

观察伤口引流液，若引流液为鲜红、黏稠，则有活动性出血可能；若引流液呈水样液则为脑脊液。出现这两种情况均应及时通知医师。保持伤口敷料清洁干燥，拔去引流管后注意有无脑脊液漏的现象。经鼻蝶手术患者，术后约48小时取出鼻腔填塞纱条，给予滴鼻液滴鼻。鼻腔内干燥者，可用轻质液状石蜡滴鼻，切勿挖鼻。饭后漱口，保持口腔清洁，预防颅内感染。

4．饮食护理

术后第1天起遵医嘱可进食流质饮食，并逐渐过渡到半流质饮食、普食。

（三）并发症的护理

1．尿崩症

垂体瘤术后尿崩症大多数为一过性的，手术后1周内可逐渐恢复，10%患者可能持续2周以上。永久性尿崩症患者少见。患者表现为尿量增多、烦渴、尿比重降低、尿色变淡。应严密观察患者尿量和颜色的变化，询问患者的口渴程度、饮水量。准确记录每小时尿量及24小时出入量，若连续2小时每小时尿量＞250 mL，应及时报告医师，遵医嘱给予口服或注射去氨加压素控制尿量，永久性尿崩症患者可给予鞣酸加压素深部肌内注射。

2．体温调节异常

术后下丘脑后部受损多表现为低体温（35℃～36℃），少数患者可有寒战现象；

下丘脑前部受影响可致中枢性高热（39℃～40℃）。中枢性高热常表现为躯干体表高热，呼吸、脉搏增快，外周血白细胞计数正常，使用一般退热剂无效等特点，持续时间与脑损害的程度成正比，因此对中枢性高热患者应尽快降温。可采用物理降温措施，如温水擦浴、降温毯持续降温等。降温毯使用过程中应防止冻伤、低温寒战和血管痉挛；另外，高热使患者机体代谢增高、口腔唾液分泌减少，易并发口腔炎和口腔黏膜溃疡，应协助做好口腔护理。

3. 视力、视野障碍加重

视力、视野障碍是鞍区肿瘤压迫视神经的结果，也可能是手术时牵拉视神经而加重视神经损伤，常为单侧。应做好解释工作和心理安慰，遵医嘱给予神经营养药物。同时做好生活护理，将生活用品放置在患者视力好的一侧，以方便拿取，防止碰伤或烫伤。

4. 水、电解质平衡紊乱

水、电解质平衡紊乱多为下丘脑功能失调及尿崩症所致，少数由手术后患者进食过少所致。术后常规监测出入液量、血电解质及血、尿渗透压。有尿崩症表现或电解质异常的患者需每天测定血钠、血钾和血糖，及时补充水和电解质。少数患者系下丘脑受累，致使抗利尿激素分泌过多引起，此现象称为抗利尿激素分泌失调综合征，患者表现为口渴、神志恍惚、小便量不增加。脑性盐耗综合征（CSWS）患者表现为低血钠、中心静脉压（CVP）低，治疗以补充血容量为先；抗利尿激素分泌失调综合征患者表现为低血钠、CVP正常或升高，治疗以限水为先。注意补钠速度不宜过快，以免引起脑桥中央髓鞘溶解症，造成脑损害，甚至死亡。

对高钠血症的患者，血钠150～160 mmol/L时以限制钠的摄入为主，进食低盐饮食；血钠＞160 mmol/L时，除严格限钠外，每天饮用150～200 mL蒸馏水4～6次。护士须及时了解患者电解质检查结果，主动向医师报告危急值。对于血钠异常的患儿，要注意有无低血钙引起的局部或全身肌肉抽搐，与癫痫相区分。

5. 激素替代治疗的护理

选择在早晨静脉滴注或口服激素药物，使激素水平的波动符合生理周期，减少不良反应。应用制酸剂预防应激性溃疡，并增加优质蛋白饮食，以减少激素的蛋白分解作用所致的营养不良。大剂量使用激素时需严格监测生命体征。注意观察在激素减量过程中患者的意识状况，如意识由清醒转为嗜睡、淡漠，甚至昏迷，需及时通知医师，同时监测血糖。

6. 消化道出血

因丘脑下部损伤使自主神经功能发生紊乱，主要表现为交感神经麻痹和迷走神经兴奋，加上术后激素的应用，常引起胃黏膜血管痉挛出血或梗死出血，常表现为咖啡色胃液和柏油样便，重者可出现脉搏细速、血压下降等休克征象。术后应常规应用胃黏膜保护剂。

7. 糖代谢紊乱

糖代谢紊乱常见于大型垂体瘤术后。轻者仅表现为尿糖增加、血糖升高，重者表现为多饮、多尿等。按医嘱定时监测血糖，一旦出现血糖升高，及时通知医师，给予低糖或无糖饮食，补液中少用葡萄糖或使用葡萄糖时用胰岛素中和。

8. 脑脊液鼻漏的观察

脑脊液鼻漏多因手术中鞍膈破损所致。术后应注意观察患者鼻腔有无不明原因的清水样液体流出或苦涩液体自鼻腔流入口腔。出现脑脊液鼻漏时，可嘱患者平卧或患者侧卧位，借重力作用使脑组织与脑膜撕裂处紧密贴附，以利自行闭合。不能愈合者，可行腰大池置管持续引流。保持鼻腔局部清洁，严禁堵塞，任其流出，禁冲洗、滴药，避免用力咳嗽、擤鼻涕，禁从鼻腔插吸痰管或胃管，以免细菌逆行入颅内而造成感染。经上述处理不愈者，需做脑脊液漏修补术。

9. 腰大池置管持续引流的护理

妥善固定引流装置，腰椎穿刺持续引流管高度为引流管滴管滴口处距腰椎管水平上方 3 ~ 4 cm 或遵医嘱，引流袋低于腰椎水平。搬动或转运患者前先夹闭引流管，搬运结束后及时开放引流装置。改变体位后，由医师重新调节引流管高度。保持引流管通畅，不可扭曲或受压。保持穿刺点及各个接口处的敷料干燥，如有潮湿，及时通知医师。观察引流液的色、质、量，如有异常，及时通知医师。拔管前遵医嘱抬高引流管高度或夹闭引流管，同时密切观察患者有无发热、头痛及呕吐等颅内高压症状。若出现上述症状，立即降低引流管高度或开放引流，并通知医师。拔管后观察伤口有无脑脊液漏。

（四）健康指导

患者的预后与垂体瘤的大小、患者年龄、术前下丘脑功能损害程度及肿瘤反复发作有关。大多数垂体瘤全切后预后较好。

1. 饮食

饮食以清淡为宜，不吃辛辣食物，戒烟酒。垂体瘤术后部分患者会出现尿崩症，需及时补充水分，以保持出入液量的平衡。口渴时喝水要慢，以延长水分在体内停留的时间。血钠过低的患者，可在水里加少许盐，饮食宜偏咸，以补充丢失的盐分。

2. 药物

术后患者可能仍然需要进行各种药物治疗，如激素替代治疗、抗尿崩症治疗或抗癫痫治疗等，应详细交代药物的服用剂量，嘱患者勿自行停药或减量，特别是激素类药物须严格按照医嘱逐步减量，以免产生反跳现象。

3．特殊情况

经鼻蝶入路手术的患者，鼻塞症状约持续数月，可用2%呋麻滴鼻液滴鼻，每天数次；鼻腔干燥者可用消毒液状石蜡滴鼻，若发现涕中带血丝，属正常现象；若站立或坐位时鼻腔内有无色透明的液体流出，应立即去枕平卧，并留取标本，及时与医师联系，检验标本，以确定是否发生脑脊液漏。

4．定期随访

一般出院后半年内每月复查内分泌指标，3个月后复查MRI并逐年随访。

（李小萌）

第三节　颅咽管瘤

一、概述

颅咽管瘤是一种好发于儿童的颅内先天性良性肿瘤，占颅内肿瘤的4.7%～6.5%，在鞍区肿瘤中居第2位。发病年龄1～70岁，尤以5～10岁为发病年龄的最高峰，第二个发病年龄高峰为55～65岁。在小儿鞍区肿瘤中，颅咽管瘤约占54%；而在成人，则占鞍区肿瘤的20%。男女发病率之比为1.5：1。目前未明确颅咽管瘤的发病是否与遗传有关。

（一）解剖

在胚胎发育初期，原始口腔顶部的上皮组织发生突起向背侧内凹，并逐渐增大向后上伸长、扩大，形成一小憩室，称颅颊囊。此囊紧贴间脑底部，同时间脑底部也增厚向下生长形成漏斗，两者相遇构成垂体。颅颊囊与原始口腔连接的细长管道称为颅咽管，或称垂体管。该管在胚胎发育过程中逐渐退化消失，同时由于蝶骨的形成将垂体与口腔隔开。之后颅颊囊的前壁迅速增生，占据囊腔大部，形成腺垂体和结节部，后壁形成在人类不发育的垂体中间部，而漏斗形成神经垂体。在退化的颅咽管部位，颅颊囊前壁残留部分，尤其是腺垂体结节部，有残存的鳞状上皮细胞，是颅咽管瘤发生的最常见部位。Erdheim认为肿瘤即起源于这些残存的鳞状上皮细胞。至今，多数学者认同这一理论。

（二）病理

颅咽管瘤大体形态常呈球形、不规则形，或结节扩张生长，边界清楚，范围大小差异明显，大多为囊性多房状或部分囊性，少数为实质性，只含少数小囊腔。肿瘤组织形态可分为牙釉质型、鳞状乳头型和混合型。颅咽管瘤的血供因肿瘤发生部位不同而有差异，鞍上肿瘤的血供主要来自大脑动脉环（Willis）前循环的小动脉，也有人认为其直接来自颈内动脉、后交通动脉。鞍内肿瘤的血供来自海绵窦内颈内动脉的小穿通动脉。

（三）分型

颅咽管瘤大多起源于鞍上垂体结节部上端的残余上皮细胞，少数起源于鞍内垂体前、后叶之间的残余颅颊裂，偶可见发生在鼻咽部、蝶窦及蝶骨内的残余颅颊管组织内。也有人认为肿瘤的根部主要在垂体柄和腺垂体。一般根据肿瘤生长部位及形态，可将颅咽管瘤分为 4 型。

1．鞍上型肿瘤

鞍上型肿瘤约占病例总数的 80%，位于基底池蛛网膜内，蝶鞍和垂体常不受损害。

2．鞍内型肿瘤

鞍内型肿瘤占病例总数的 10% ~ 15%。肿瘤在鞍内生长使蝶鞍扩大，垂体移向下方，早期受压损伤会产生内分泌紊乱症状。

3．巨大型肿瘤

巨大型肿瘤多见于儿童，呈多结节状，可长至视交叉前、后及向鞍外生长。

4．非典型部位肿瘤

非典型部位肿瘤少见，可长在蝶窦、斜坡、咽后壁、颅后窝及松果体等处。

（四）临床表现

颅咽管瘤是缓慢生长的良性肿瘤，通常在出现临床症状前肿瘤已相当大，尤其是儿童患者。临床上主要可见以下症状：

1．颅内压增高症状

此症状儿童患者多见，也是部分患者的首发症状，临床表现为头痛、呕吐、视盘水肿、展神经麻痹、精神状态改变等。在儿童骨缝未闭合前可见骨缝分开、头围增大、头部叩击呈破罐声、头皮静脉怒张等。晚期颅内高压加重时可出现嗜睡乃至昏迷。

2．视神经功能障碍

此障碍可表现为视力减退、视野缺损和眼底变化等，常为成年患者的首发症状。

儿童患者对早期视野缺损多不注意，直至视力发生严重障碍时才被发现。

3. 内分泌功能障碍

内分泌功能障碍主要是增大的肿瘤压迫垂体和（或）下丘脑所致。

（1）垂体功能低下：腺垂体受压导致 GH、促性腺激素分泌不足，患者出现生长发育障碍，身材矮小，称之为垂体性侏儒。患者虽已到成年，体形仍如儿童，但面貌似成人；表现为食欲减退、乏力倦怠、基础代谢率低下、注意力不能集中等；至青春期有性器官发育障碍，无第二性征，性欲低下。女性患者月经失调或停经；男性患者则有阳痿。

（2）下丘脑损害症状：可表现为体温偏低、尿崩、嗜睡、肥胖性生殖无能综合征等。

（3）邻近症状：肿瘤向鞍旁生长者可产生海绵窦综合征；向蝶窦、筛窦生长者可致鼻出血、脑脊液鼻漏等；向颅前窝生长者可产生精神症状，如记忆力减退、定向力差、大小便不能自理，以及癫痫、嗅觉障碍等；向颅中窝生长者可产生颞叶复杂性精神运动性癫痫发作；少数患者肿瘤可向后生长而产生脑干症状，甚至长到颅后窝引起小脑症状等。

（五）辅助检查

1. CT 检查

头颅水平位及冠状位扫描通常显示肿瘤囊变区呈低密度影，但也有因囊液中含有蛋白和胆固醇而呈等密度、高密度影。85%～90% 患儿和40%～50% 成人患者可见钙化灶。术前 CT 检查发现钙化灶对术后评估肿瘤全切除和预测肿瘤的复发有重要意义。

2. MRI 检查

目前 MRI 检查已是诊断颅咽管瘤的首选方法。典型颅咽管瘤因有囊性部分和实质性部分，囊内成分（如胆固醇含量）不同，成像可呈多种信号影，而钙化部分常不能显示。MRI 三维空间成像检查较 CT 检查能更清楚地显示肿瘤向各方向生长的范围，及其与视交叉、漏斗、下丘脑、第三脑室和重要血管的关系，有利于术前分型和手术入路的选择。

3. 内分泌检查

颅咽管瘤患者的血清 GH、LH、FSH、ACTH、TSH、T_3、T_4、皮质醇等均有不同程度低下。因垂体柄受压，PRL 可轻、中度升高。

（六）诊断

根据颅咽管瘤的好发年龄及临床症状、蝶鞍改变、CT 及 MRI 等检查所见，多数患者可以确诊。

（七）治疗

1．手术治疗

手术为本病的主要和首选治疗方法。通过切除肿瘤来达到解除对视神经及其他神经组织的压迫，解除颅内高压的目的。目前有人主张争取最大限度切除肿瘤而不遗留严重并发症，称之为积极手术，其可更恰当地表达手术目的和要求。近年来，经鼻内镜下颅咽管瘤切除术日趋成熟，在一些适合的患者中成为除开颅手术外的另一种选择，并具有切除率相当、创伤更小的特点。

2．放疗

肿瘤全切除者无须行放疗，而手术未全切除者可辅以放疗。放疗可杀死有分泌能力和形成囊肿的细胞，减少肿瘤的血供，抑制肿瘤生长。虽然放疗不能防止肿瘤复发，但可延长肿瘤复发时间，延长生存期。目前常规采用的颅外放疗有 ^{60}Co（钴-60）、直线加速器等。较新的方法有立体定向放疗及囊内放射粒子植入放疗。

3．化疗

目前尚无特殊有效的化疗药物。Takahashi 应用博来霉素注入肿瘤囊腔，使囊内的分泌减少、肿瘤细胞退化。Cavalheiro 等向囊腔多次注射博来霉素，结果钙化灶几近消失。但该药漏出囊外可能会对周围正常组织造成损伤。

4．激素替代治疗

颅咽管瘤患者多伴有垂体功能低下，激素替代治疗是患者安全度过围术期和提高术后生存质量的重要保证。

（八）预后

预后与患者术前的全身状态，肿瘤切除程度，术后神经、内分泌功能恢复程度及辅助治疗等有关。

二、护理

（一）术前护理

1．心理支持

颅咽管瘤患者由于内分泌紊乱，造成心理、生理上的巨大压力，如因肥胖性生殖无能综合征、闭经溢乳综合征等，出现自卑、焦虑等心理障碍。患者入院后即应评估患者及家属的心理状态和对疾病的认知度。配合医师客观地告知手术难度大、存在并发症等，以取得患者及家属的理解和配合，避免因期望值过高而产生失望心理。并通过家属的心理支持，使患者减轻顾虑，增加治疗信心，以最佳的心理状态迎接手术。

2. 病情观察

（1）患者入院后 8 小时内全面评估其视觉、听力、疼痛、活动能力等。

（2）对已存在尿崩的患者发放食物水分含量说明表、量杯，以便于正确记录 24 小时出入量。通过血、尿生化检查尽早发现并纠正水、电解质紊乱。

（3）15% ～ 30% 患者在术前已经有阻塞性脑积水。患者颅内高压症状明显，需严密观察患者的生命体征、意识、瞳孔等并详细记录，病情变化时及时通知医师。

3. 安全管理

部分患者因肿瘤压迫视神经、视交叉而出现视力、视野障碍。部分患儿由于年龄小而缺乏生活自理能力等，入院后应帮助患者尽快熟悉病房环境，地面做好防滑措施，避免患者跌倒、坠床等意外伤害。对有癫痫史的患者，应保持周围环境的安全，指导家属掌握癫痫发作时的应急措施。

（二）术后护理

1. 病情观察

严密观察患者的生命体征、意识、瞳孔、血氧饱和度等的变化。

2. 卧位

开颅手术患者如无特殊禁忌证，术后应抬高床头 15° ～ 30° 以利颅内静脉回流，保持呼吸道通畅。经鼻蝶内镜手术患者手术后须平卧 7 天。

3. 饮食护理

术后第 1 天起遵医嘱可逐渐给予患者流质饮食、半流质饮食、普食。

4. 伤口护理

观察伤口引流液。若引流液为鲜红、黏稠应怀疑活动性出血；若引流液呈水样液，为脑脊液，出现这两种情况，均应及时通知医师。保持伤口敷料清洁干燥，拔去引流管后注意有无脑脊液漏的现象。经鼻蝶内镜手术患者，术后约 48 小时取出鼻腔填塞海绵，给予 2% 呋麻滴鼻液滴鼻。鼻腔内干燥者可用消毒液状石蜡点滴，切勿挖鼻。后鼻腔填塞的碘仿纱条需在术后 2 周拔除。做好口腔护理有利于预防颅内感染。

（三）并发症的护理

1. 体温调节异常

体温调节异常为手术时下丘脑损伤所致。中枢性高热患者表现为高热持续不退，应积极给予物理降温，必要时遵医嘱给予降温治疗。少数患者也可表现为体温不升，呈危重状态，预后不佳，需警惕，在做好保暖工作的同时应预防烫伤。

2. 尿崩症

尿崩症为肿瘤全切除或根治性次全切除时损伤垂体柄所致。肿瘤的切除程度与颅咽管瘤术后尿崩症的发生有关。

（1）遵医嘱观察记录 24 小时出入量及每小时尿量：当尿量增多（尿量＞ 250 mL/h，连续 2 小时）、尿相对密度明显改变（尿比重＜ 1.005 及尿色变浅）时，警惕尿崩症发生。排除引起多尿的因素，如脱水剂的应用，大量饮水，过量、过快补液等导致尿量增多。按医嘱定时监测电解质，血、尿渗透压及体重。注意观察患者出现的脱水症状，一旦发现，及早补液。

（2）指导口服补液：选择含钾、钠的水果及饮料，如橙子、香蕉或鲜榨果汁等。禁忌摄入含糖高的食物，以免血糖升高而产生渗透性利尿，使尿量增多。可在饮水中加入少量食盐，喝水宜慢。

（3）根据医嘱使用药物控制尿量：去氨加压素是治疗术后尿崩症的首选药物，使用中应注意对少尿、无尿和低钠血症的观察；垂体后叶激素的半衰期短，使用过程中会出现腹痛、腹泻、血压升高等症状；鞣酸加压素因起效慢、剂量不易控制、用量大会造成水中毒等原因，临床已极少使用。抗利尿药物使用过量或对药物敏感的患者均可能导致少尿或无尿，因此，在使用过程中需关注尿量、水及电解质情况和外周循环的稳定情况，必要时监测 CVP。

3. 钠代谢紊乱

钠代谢紊乱由于下丘脑功能失调及尿崩症所致，患者表现为低血钠或高血钠。

4. 激素紊乱

激素类药物的服用要符合皮质激素的昼夜分泌节律，以减少不良反应。口服药物可安排在 8：00 和 17：00 ～ 18：00，静脉药物滴注可安排在上午。监测患者血糖的情况，警惕高血糖引起的并发症。按医嘱应用制酸剂以预防应激性溃疡，并观察患者有无黑便、呕血等消化道出血的症状。

5. 癫痫发作

癫痫发作与皮质损伤及血钠紊乱等因素有关。术前、术后应给予抗癫痫药物，以预防癫痫发作。

（四）健康指导

1. 药物指导

患者出院后仍需服用各种药物继续治疗。如激素替代治疗、尿崩症或抗癫痫等治疗的药物。需详细告知患者药物的使用方法，嘱其切勿自行减量或停药；同时告知药物可能出现的不良反应及应对措施。

2. 饮食过量及肥胖

儿童患者术后 1 ~ 6 个月常见中枢性饮食过量，肥胖的发生率较高，其中 50% 的儿童极难控制食欲，是下丘脑前部损伤的缘故。应采取劝阻及严控饮食等方式。

3. 定期随访

术后应定期随访，行 CT 或 MRI 检查，以及内分泌激素检测。长期随访资料显示，肿瘤复发时间常在术后 2 ~ 5 年。复发肿瘤再手术时全切除难度增加，围手术期死亡率增加。故早期发现复发是治疗的关键。

（李小萌）

第四节　喉癌

一、概述

喉癌是头颈部常见的恶性肿瘤，占全身恶性肿瘤的 1% ~ 5%。喉癌的发病率城市高于农村，空气污染重的重工业城市高于污染轻的轻工业城市。喉癌的发病率还存在地域差异，东北地区发病率最高，为（1.5 ~ 3.5）/10 万，占全身恶性肿瘤的 5% ~ 8%。喉癌的高发年龄为 40 ~ 70 岁，男女发病率差别很大，男性多发，男女发病率之比为（7∶1）~（10∶1）。近年来喉癌发病有明显增长的趋势。

（一）病因与发病机制

喉癌的致病原因迄今尚未明确，可能与下列因素有关。

1. 吸烟

虽然喉癌的病因尚未完全明了，但喉癌与吸烟之间的相关性基本上已被肯定。吸烟引起喉癌的机制尚不明确，但研究表明，吸烟者血中的芳香烃水解酶的水平比不吸烟者明显升高，而这种多功能的水解酶能激活多环芳烃，使其变成致癌反应中的介质或最后的致癌因子，因而造成喉部肿瘤的发生。另外，临床观察发现，95% 左右的喉癌患者有长期吸烟史，因为烟草燃烧时产生烟草焦油，其中含有致癌物质苯并芘。烟草可使呼吸道纤毛运动迟缓或停止，黏膜充血水肿，上皮增厚和鳞状化，成为致癌基础。据统计，绝大多数喉癌患者都有长期吸烟史。有研究指出，约 95% 的喉癌患者有吸烟习惯，其中 50% 左右的患者为重度吸烟者。有学者认为，吸烟量与喉癌发病的风险程度有显著的相关性。他们还总结了几项有前瞻性的吸烟者死亡率调查研究资料，提供了烟龄与喉癌死亡率的观察结果：每天吸 40 支香烟者，死于喉癌的患者约为 15/10 万，不吸烟死于喉癌的患者约为 1/10 万，重度吸烟者死亡率是不吸烟者的 15 倍左右。

2. 饮酒

慢性酒精摄入与喉癌发生有一定相关性，饮酒者患喉癌的风险是不饮酒者的 1.5 ~ 4.5 倍，而且吸烟和饮酒有协同致癌作用。

3. 病毒感染

目前认为，不论是幼年型还是成年型的喉乳头状瘤，都是由人乳头状瘤病毒引起的病毒源性肿瘤。而且有相当大的一部分病例表明，人乳头状瘤病毒引起的病变（扁平乳头状瘤、内翻乳头状瘤、乳头状湿疣等）与浸润性的鳞状细胞癌有一定的联系。

动物实验证明，大约 75% 的乳头状瘤会发生恶变，而且外界刺激如煤焦油或甲基氯仿等，会促进恶变的发生。人类有很多乳头状瘤可转变成喉鳞状细胞癌，而且在喉原位癌中也见到了此种病毒。因此，人乳头状瘤病毒感染与喉癌的发生可能有一定的关系。

4. 环境因素

长期大量接触各种有机化合物（多环芳烃、亚硝胺等），吸入生产性粉尘或工业废气（二氧化硫、砷等），喉癌发生率高。另外，长期接触镭、铀、氡等放射性核素可引起恶性肿瘤。

5. 免疫调控系统失调

研究证明，不管是喉癌前期病变者还是喉癌患者，均存在 T 淋巴细胞功能活性降低，血清中免疫球蛋白 A、M、G 和免疫复合物含量增高。所以有人认为，免疫调控系统失调是喉癌发生的诱因。

6. 癌前病变

所谓癌前病变，是指一类比正常黏膜或其他良性病变更易发生癌变的病理学变化。喉癌前病变主要有喉白斑病、喉角化症、成人型慢性肥厚性喉炎、声带黏膜重度不典型增生及成人型喉乳头状瘤。癌前病变在内源性和外源性有害因素作用下可演变成癌。

7. 其他

喉癌的发生可能与性激素水平及体内微量元素（如锌、镁）缺乏有关。

（二）病理

鳞状细胞癌最为常见，占喉癌的 90% 以上，分化较好；腺癌、未分化癌等极少见。喉癌中以声带癌居多，约占 60%，一般分化较好，转移较少。声门上喉癌次之，占 30% ~ 40%，但有些地区如我国东北地区则以声门上喉癌较多，早期易发生颈部淋巴结转移，预后较差。声门下喉癌较少见，占 5%。喉癌按大体形态可分为以下 4 种类型：

1. 溃疡浸润型

癌组织稍向黏膜面突起，表面可见深层浸润的凹陷溃疡，边界不整，界线不清。

2. 菜花型

肿瘤外突生长，呈菜花状，边界清晰，一般表面无溃疡。

3. 结节型或包块型

肿瘤表面为不规则隆起，大多数有较完整的包膜，边界较清，很少形成溃疡。

4. 混合型

兼有溃疡浸润型和菜花型的外观，表面不平，常有较深的溃疡。

喉癌在组织学上分为高、中、低分化 3 种类型，高分化鳞状细胞癌最常见，中分化鳞状细胞癌和低分化鳞状细胞癌较少见。原位癌为局限于上皮层发生的癌，基底膜完整，是最早期的喉癌。不同区域的喉癌癌细胞分化程度不同。声门区一般分化程度较高，生长缓慢，位于声带部位的喉癌可有较长的生长静止期，甚至有维持 10 年以上而无变化者，即使有发展，也只是沿着声带边缘平面扩展。声门上喉癌发展和转移比声门型喉癌快，与声门上喉癌癌细胞分化程度较差且声门上区血液供应和淋巴管丰富有关。

（三）扩散转移

喉软骨尤其是甲状软骨及其软骨膜是阻碍肿瘤向外侵犯的屏障，所以喉癌通常在晚期细胞才穿透软骨侵入颈部。会厌喉面癌可经会厌软骨的小孔向前达会厌前间隙、会厌谷及会厌舌面；向下可扩展到室带、喉室、声带及声门下；向外达梨状窝内侧壁；向后达杓间区。室带癌易侵入梨状窝或经会厌前间隙侵犯甲状软骨，最后达颈前。喉室癌向上、向下生长分别侵犯室带和声带，向外发展侵入声门旁间隙，再沿此间隙向上、向下扩展。

声带癌侵犯甲杓肌或杓状软骨时可出现声带麻痹。因前联合韧带紧密附着于甲状软骨膜，且此处无软骨，故前联合处肿瘤常循韧带穿破甲状软骨前缘侵入颈部。声门下喉癌（包括声带癌侵犯声门下的情况）可以穿透环甲膜，累及甲状腺。通常声门上喉癌在发展到一定阶段之前，局限于喉室以上，不易向声带发展。声带癌易侵犯声门下而较少向上发展。因此，有人称喉室是阻碍肿瘤向上和向下侵犯的屏障。

喉癌的扩散转移与肿瘤的原发部位、肿瘤细胞的分化程度、癌肿的大小及患者对肿瘤的免疫力等密切相关。转移途径有以下 3 种：

1. 直接扩散

直接扩散即癌细胞经黏膜表面或黏膜下浸润扩散至周围组织。原发于会厌的声门上喉癌可经会厌软骨上的血管和神经小孔或破坏的会厌软骨向前侵犯会厌前间隙、会厌谷、舌根。杓状会厌襞癌可向外扩散至梨状窝、喉咽侧壁。声门型喉癌易向前侵及前联合及对侧声带；晚期也可破坏甲状软骨，使喉体膨大，并有颈前软组织浸润。声门下喉癌可向下直接侵犯气管，向前外可穿破环甲膜至颈前肌层，向两侧侵及甲状腺，向后累及食管前壁。

2. 淋巴转移

淋巴转移部位多见于颈深上组的颈总动脉分叉处淋巴结，然后循颈内静脉向上、下淋巴结转移。声门下喉癌多转移至喉前及气管旁淋巴结。

3. 血行转移

少数晚期患者可随血液循环向全身转移至肺、肝、骨、肾、脑垂体等。

（四）临床分期

根据癌肿的生长范围和扩散程度，国际抗癌协会（UICC）TNM 分类标准第八版（2018 年）将喉癌进行 TNM 临床分期，见表 1-1。

1. 原发肿瘤 T 分期

T：原发肿瘤。

T_x：原发肿瘤无法评价。

T_{is}：原位癌。

（1）声门上型。

T_1：肿瘤限于声门上一个亚区，声带活动正常。

T_2：肿瘤侵犯声门上一个亚区以上，侵犯声门或声门上区以外（如舌根、会厌谷及梨状窝内壁的黏膜），无喉固定。

T_3：肿瘤限于喉内，声带固定和（或）下列部位受侵：环后区、会厌前间隙、声门旁间隙和（或）伴有甲状软骨局灶破坏。

T_{4a}：肿瘤侵透甲状软骨板和（或）侵及喉外组织。如气管，深浅部舌肌（颏舌肌、舌骨舌肌、舌腭肌、茎突舌肌）、带状肌、甲状腺及食管等的颈部软组织。

T_{4b}：肿瘤侵及椎前间隙，侵及纵隔结构，或包裹颈总动脉。

（2）声门型。

T_1：肿瘤侵犯声带（可侵犯前连合或后连合），但声带活动正常。

T_{1a}：肿瘤局限于一侧声带。

T_{1b}：肿瘤侵及双侧声带。

T_2：肿瘤向声门下和（或）声门上侵犯，和（或）伴声带运动受限。

T_3：肿瘤限于喉内，声带固定和（或）侵犯声门旁间隙，和（或）伴有甲状软骨局灶破坏（如内板）。

T_{4a}：肿瘤侵透甲状软骨板或侵及喉外组织。如气管，包括深浅部舌肌（颏舌肌、舌骨舌肌、舌腭肌、茎突舌肌）、带状肌、甲状腺及食管在内的颈部软组织。

T_{4b}：肿瘤侵及椎前间隙，侵及纵隔结构，或包裹颈总动脉。

（3）声门下型。

T_1：肿瘤局限于声门下区。

T_2：肿瘤侵犯声带，声带运动性正常或受损。

T_3：肿瘤局限于喉内，声带固定，和（或）侵犯声门旁间隙，和（或）侵犯甲状软骨内板。

T_{4a}：肿瘤侵透环状软骨或甲状软骨板和（或）侵及喉外组织。如气管，包括深／浅部舌肌（颏舌肌、舌骨舌肌、舌腭肌、茎突舌肌）、带状肌、甲状腺及食管在内的颈部软组织。

T_{4b}：肿瘤侵及椎前间隙，侵及纵隔结构，或包裹颈总动脉。

2. 区域淋巴结 N 分期

N_x：区域淋巴结无法评价。

N_0：无颈部淋巴结转移。

N_1：同侧单个淋巴结转移，最大径 ≤ 3 cm，ENE（－）。

N_{2a}：同侧或对侧单个淋巴结转移，最大径 ≤ 3 cm，ENE（＋）；同侧单个淋巴结转移，3 cm ＜最大径 ≤ 6 cm，ENE（－）。

N_{2b}：同侧多个淋巴结转移，最大径 ≤ 6 cm，ENE（－）。

N_{2c}：双侧或对侧淋巴结转移，最大径 ＜ 6 cm，ENE（－）。

N_{3a}：转移淋巴结中最大径 ＞ 6 cm，ENE（－）。

N_{3b}：同侧单个淋巴结转移，最大径 ＞ 3 cm，ENE（＋）；同侧多个淋巴结转移，对侧或者双侧淋巴结转移，ENE（＋）。

3. 远处转移 M 分期

M_0：无远处转移。

M_1：有远处转移。

表 1-1 喉癌的临床分期

分期	T	N	M
0 期	T_{is}	N_0	M_0
I 期	T_1	N_0	M_0
II 期	T_2	N_0	M_0
III 期	T_3	N_0	M_0
	T_1	N_1	M_0
	T_2	N_1	M_0
	T_3	N_1	M_0
IV$_A$ 期	T_{4a}	N_0	M_0
	T_{4a}	N_1	M_0
	T_1	N_2	M_0
	T_2	N_2	M_0
	T_3	N_2	M_0
	T_{4a}	N_2	M_0
IV$_B$ 期	T_{4b}	任何 N	M_0
	任何 T	N_3	M_0
IV$_C$ 期	任何 T	任何 N	M_1

（五）临床表现

根据肿瘤发生的部位，喉癌大致可分为以下 4 种类型，各种类型喉癌的临床表现具备不同的特点。

1. 声门上喉癌

声门上喉癌约占喉癌的 30%，在我国东北地区多见。大多数肿瘤原发于会厌喉面根部。由于声门上区血液供应和淋巴分布均极为丰富，所以肿瘤的发展较快，出现转移较早。一般情况下早期喉癌患者无明显症状，或仅表现为咽喉不适和异物感，待肿瘤表面发生溃烂时，患者可出现轻度咽喉疼痛，随病情的进展，可渐渐加重。当肿瘤向喉咽部发展时，疼痛可放射至同侧耳部，若侵犯梨状窝，可影响吞咽，出现吞咽障碍，有些患者可出现咳嗽。早期一般无声音嘶哑，当肿瘤侵及声带或溃烂处的分泌物黏附于声带时，则有声音改变。晚期患者癌肿溃烂以后，常出现痰中带血并伴有臭味。呼吸困难、吞咽困难、咳嗽、痰中带血等临床表现常为声门上喉癌晚期的典型症状。

声门上喉癌的淋巴结转移率较高，而且出现较早，常发生于同侧颈总动脉分叉处，肿块无痛，质地硬，逐渐长大，并可向上下沿颈内静脉深处的淋巴结发展。由于声门上喉癌在早期无明显症状，不易引起注意，而且发展比较快，所以确诊时患者多已到晚期。

2. 声门型喉癌

声门型喉癌为喉癌中最常见的类型，约占60%，一般分化较好，转移较少。

声门型喉癌好发于声门前1/3和中1/3交界处，肿瘤很小时就可以影响到声带的闭合，所以声音嘶哑出现最早。声带表层的血管及淋巴管分布均较少，且有任克（Reinke）间隙，所以肿瘤是沿着声带边缘平面发展的，且发展极为缓慢，早期声音嘶哑时轻时重，以后呈渐进性加重，或出现发音粗哑，甚至失声。肿瘤和局部分泌物刺激可引起咳嗽，但不严重。待肿瘤表面发生溃烂时就会出现痰中带血，但很少有大量咯血。

声门为喉腔最狭窄的部位，肿瘤生长到一定体积就会阻塞声门或导致声带运动受限（或固定），引起呼吸困难。因此，呼吸困难是声门型喉癌的另一常见症状。此外，声带运动如果受到影响，将停留在中线位，声门变狭小，呼吸困难加重。疼痛和吞咽困难较少见，仅见于晚期患者。

声门型喉癌局限于声带时，颈部转移较少。当肿瘤向声门上、下区发展时，晚期可发生同侧颈总动脉分叉处或喉前、气管前淋巴结转移。

3. 声门下喉癌

声门下喉癌是位于声带平面以下、环状软骨下缘以上部位的癌肿，最少见。病变一般比较隐蔽，早期常无症状。若肿瘤向上发展，侵犯声带深层组织，影响声带运动，则出现声音嘶哑。若肿瘤表面发生溃烂，则可出现咳嗽，并伴有痰中带血。肿瘤继续增大，可堵塞气道，引起呼吸困难。

4. 贯声门癌

贯声门癌是指跨越两个解剖区即声门上区和声门区的原发性癌肿。主要临床特征是声音嘶哑，病程长，发展缓慢。这一特征可能与声门旁间隙的解剖特点有关，即肿瘤在此间隙内生长扩展受到了"模型组织屏障"的限制，特别是甲状软骨膜的屏障作用。

声门旁间隙是一脂肪结缔组织间隙，位于甲状软骨板、弹性圆锥、方形膜及梨状窝内壁之间。声门旁间隙的上半部分与会厌前间隙相通。由于声门旁间隙周围有膜性及软骨屏障结构，病变易局限于一侧。因此，贯声门癌第二个临床特征是病变在一侧喉室上下深部组织浸润扩展，而且自始至终沿着黏膜下浸润。

贯声门癌的第三个临床特征为吞咽疼痛及呼吸困难。这是肿瘤从声门旁间隙上半部分进入会厌前间隙的过程中侵及该侧的梨状窝内侧壁及杓状会厌襞所致。随着病情的发展，声带和室带向内推移，并将喉室和声带、室带融为一体，因而出现呼吸困难，常需行气管切开。

（六）检查

1. 临床检查

（1）喉外形检查：早期喉癌外形无变化，晚期因肿瘤压迫或侵犯甲状软骨，会出现喉外形增宽、变形和甲状软骨上切迹消失。左右推动甲状软骨时其与颈椎间的摩擦音消失。

（2）颈淋巴结检查：应按顺序检查两侧颈部各组淋巴结有无肿大，特别要注意 颈内静脉前淋巴结及喉前、气管前淋巴结。喉前淋巴结转移最多见的部位是胸锁乳突肌前缘或深层的颈总动脉分叉处的淋巴结。

2. 喉镜检查

（1）间接喉镜检查：间接喉镜检查为最重要的检查方法，可了解喉部病变的外观、深度和范围等，为喉癌的临床分型分期提供主要依据。各型喉癌的间接喉镜特点如下。

1）声门上喉癌：可分为会厌癌和喉室带癌。会厌癌是会厌喉面的癌肿，发病后会厌常被向下牵拉，检查时可见会厌下垂，癌肿被会厌尖部遮住，不易发现。患者发"衣"音时，会厌不易抬起，因而容易漏诊。对可疑患者应用钝钩将会厌钩起，则可能发现有菜花样、结节样或块状的肿瘤病变。待肿瘤逐渐长大，超出会厌边缘，此时诊断就比较容易。会厌癌如侵入会厌前间隙，喉镜检查可看到会厌谷有结节状肿块，并向舌根部扩展。喉室带癌的主要变化为一侧室带红肿，外观呈结节状或菜花样，有时表面出现溃疡。向前发展侵及会厌基部或绕至对侧。由于室带隆起，同侧声带常被遮住。向杓状会厌襞发展时，可以看到杓状软骨运动受限。

2）声门型喉癌：早期病变为声带边缘增厚而且粗糙，以后渐渐发展成乳头状、粉红色或灰白色的新生物，其基底部声带略有充血。少数肿瘤表面光滑，基底较宽。声带运动正常，但闭合不全。肿瘤可向前发展，超越前联合达对侧声带；向后发展接近声门后壁（后联合）时，声带运动常受限制，最后固定。局限于声带部位的癌肿以乳头状或结节状比较多见，极少出现溃疡。

3）声门下喉癌：早期因被声带遮住，喉镜检查不易发现。待肿瘤逐渐长大，可在声带边缘露出乳头状或块状新生物，此时在喉镜下才能看到。

4）贯声门癌：由于癌肿隐藏于喉室内，早期不易查出。较早可见到声带活动受限或固定，室带隆起，表面光滑或稍粗糙，因其被正常黏膜覆盖，活检时常不易取到肿瘤组织。癌肿在声门旁间隙内进一步发展，可以看到同侧梨状窝内壁隆起，梨状窝变窄，但其黏膜表面正常。癌肿在喉室内发展增大，使声带和室带间距增宽，最后喉室消失，声带和室带融为一体。

（2）直接喉镜检查：可弥补间接喉镜的不足，如检查前联合和声门下区等。检查时应按顺序进行，从舌根、会厌舌面、会厌喉面等开始，逐渐深入，经杓间区、杓状会厌襞进入喉内，注意观察声带的运动情况，肿瘤的形状、大小及基底所在部位情况等。必要时可通过声门进入声门下区。对肿瘤可能侵犯喉咽者，应检查喉咽和食管入口，先看比较正常的一侧，然后转至患侧，否则，镜端触及癌肿会引起出血，将影响检查的正常进行和结果的判断。

3. 活检

活检是诊断喉癌的决定性手段，除特殊恶性肿瘤如黑色素瘤外，对每个病例都应该做活检，可在间接或直接喉镜下进行。至少取两块标本，体积尽可能大一点，以确保病理检查结果的准确性。但也不宜过多、过大，以免引起较多出血。此外还应该注意，取活检时不宜从溃疡处采取，因若其为坏死组织，则无诊断意义。直接喉镜检查时间不宜过长，以免影响患者呼吸。对肿瘤较大、声门狭小的患者更应注意。

4. 影像学检查

颈部和喉部 CT 和磁共振（MRI）能了解病变范围及颈部淋巴结转移情况，协助确定手术范围。

（七）诊断与鉴别诊断

凡年龄超过 40 岁，出现声音嘶哑、咽喉不适或异物感者，均需行喉镜检查，以免漏诊。对可疑病变，应在喉镜下进行活检以确定诊断。喉部 X 线检查（如侧位片、断层摄片）、喉部 CT 及 MRI 检查等有助于了解癌肿的浸润情况。喉癌需与下列疾病相鉴别。

1. 声带小结及息肉

声带息肉呈灰白色，表面光滑，常有蒂，随呼吸活动。声带小结常为双侧，有对称性，大小如小米粒，基底充血。声带小结及声带息肉的好发部位均为声带前 1/3 与中 1/3 交界处。

2．喉结核

喉结核主要症状为喉部疼痛和声音嘶哑，甚至失声。喉部疼痛剧烈时，常影响进食。喉镜检查见喉黏膜苍白水肿，有浅溃疡，溃疡面覆有黏脓性分泌物，偶见呈肿块状的结核球。病变多发生于喉的后部。胸部 X 线检查，多数患者有进行性肺结核表现。喉部活检可作为鉴别诊断的重要依据。

3．喉乳头状瘤

病程较长，肿瘤呈乳头状突起，可单发或多发，病变局限于黏膜表层，无声带运动障碍。由于成人喉乳头状瘤易恶变，需做活检以鉴别。

4．喉角化症及喉白斑

临床表现为声音嘶哑，咽喉部不适。间接喉镜检查时可见声带增厚，呈粉红色或白色斑块。病理组织学检查可见喉黏膜表层不同程度增厚，表面角化物质堆积，黏膜下炎症细胞浸润，上皮可以伸入结缔组织，但基底膜完整。喉角化症及喉白斑为癌前病变，因此需要密切随访观察。

5．喉梅毒

喉梅毒患者声音嘶哑，喉部疼痛，但疼痛程度较轻。喉镜检查病变多见于喉前部，黏膜红肿，常有隆起的梅毒结节和深溃疡，组织破坏较重，愈合后瘢痕收缩粘连，可致喉畸形。血清学检查及喉部活检可确诊。

（八）治疗

喉癌的治疗方式主要包括手术、放疗、化学治疗（简称化疗）和免疫治疗等。制订治疗方案时要根据病变的部位、范围、扩散情况和全身情况，还要结合患者的需求和家庭经济状况，选择合适的综合治疗方案。喉癌的治疗既要重视治疗后的高生存率，又要重视能够维持一定的生存质量。从治疗后生存质量或后遗症来说，手术治疗和放疗各有优缺点：手术有一定创伤性，但如果同时有颈部转移灶，手术效果较好。放疗对发声功能影响小，但治疗后会出现咽喉干燥，而且持续时间长，有的患者放疗后颈部皮肤及皮下组织放射损伤较重，正常生活受影响。

1．手术治疗

手术治疗是目前治疗喉癌的主要手段。治疗原则是在彻底切除癌肿的前提下，尽可能保留或重建喉功能，以提高患者的生存质量。手术方式主要分为喉部分切除术及喉全切除术。喉部分切除术包括喉裂开术、喉垂直部分切除术、喉水平部分切除术、喉次全切除或近全切除术等，主要适用于较早期的喉癌；喉全切除术适用于不宜行喉

部分切除术的 T_3、T_4 期喉癌，原发声门下喉癌，喉部分切除术后或放疗后复发的患者等。

（1）喉部分切除术。

1）喉裂开术：适用于一侧声带癌（T_{is}、T_1 期）未累及前联合或声带突，声带运动正常者。手术切除的组织包括一侧声带前 2/3，可以保留前联合。

2）喉垂直部分切除术：适用于一侧声带癌已累及声带大部分或全长，向前达前联合，向后侵及声带突，或向上侵及喉室、室带，或向下累及声门下区，声带运动正常或受限者。手术切除范围包括患侧声带、室带、杓状软骨及甲状软骨板。若肿瘤侵及前联合或对侧声带前端，可行喉扩大垂直部分切除术。

3）喉声门上水平部分切除术：适用于会厌癌喉面或舌面（T_1 期），会厌及室带癌（T_2 期），会厌癌侵及会厌谷、舌根黏膜或梨状窝内壁黏膜（T_2 期），声门上喉癌侵及会厌前间隙（T_3 期）患者。手术切除的范围包括半侧舌骨及上半甲状软骨、会厌及会厌前间隙、双侧室带、杓状会厌襞大部，必要时可扩大切除部分舌根或梨状窝内壁。舌根切除范围不要超过轮廓乳头，因舌根切除过多，术后会造成患者吞咽呛咳。手术保留的组织有甲状软骨下半部，双侧活动正常的杓状软骨、声带及前联合。

4）喉水平垂直部分切除术：亦称 3/4 喉切除术，适用于声门上喉癌侵及声门区，而一侧声带、喉室及杓状软骨正常者，或声门癌未累及甲状软骨、杓间区和声门下环状软骨者。切除范围包括整个会厌，会厌前间隙，患侧室带、喉室、声带、杓状软骨、杓状会厌襞、甲状软骨板和对侧喉室底以上的喉组织及相对应的甲状软骨板。喉声门上水平垂直部分切除术原则上是两个手术相加：喉声门上水平部分切除术和喉垂直部分切除术。但有时病变已接近杓状软骨，需要切除杓状软骨而环杓关节没有受侵者，或声门上肿瘤已侵及喉室而声带尚未受侵者，可以保留声带，或保留一部分声带，以利于声门修复。

5）喉次全或近全切除术：适用于两类患者。①声门型喉癌（T_2 期），喉室已部分受侵，室带未受侵，声门下无肿瘤；②声门型喉癌（T_3 期），健侧杓状软骨可活动，无肿瘤。切除范围包括甲状软骨板大部、杓状软骨、会厌蒂部、患侧声带及室带、对侧部分声带和室带及声带突。保留一侧杓状软骨、大部会厌软骨及两侧杓状会厌襞。

6）喉环状软骨上部分切除术：包括环状软骨舌骨会厌固定术和环状软骨舌骨固定术。适用范围：声门上喉癌累及声门区且侵犯前联合或对侧声带（T_2 期），单侧声带活动受限或固定而杓状软骨未固定（T_3 期），会厌前间隙受侵犯（T_3 期），侵犯甲状软骨（外侧软骨膜完好）（T_4 期）患者。

7）喉前额侧部分切除术：适用于前联合癌或已累及双侧声带前端，或一侧声带膜部癌侵及前联合至对侧声带前端而病变不超过声门下前部 1 cm，未侵及杓状软骨，声带运动正常者。切除范围包括前联合、双侧声带膜部及甲状软骨前角。

8）喉显微二氧化碳激光手术：适用于早期声门型喉癌和声门上喉癌患者，手术创伤小，不需切开气管，术后发声功能好，恢复快。

（2）喉全切除术：喉全切除术适用于不适合喉部分切除术的 T_3 期喉癌、T_4 期喉癌，原发的声门下喉癌，喉咽癌不能保留喉功能者，喉部分切除术或放疗后复发者。除喉全切除外可能还需切除周围受侵的组织，如部分舌根或下咽组织等。若癌肿已侵及喉咽、梨状窝和颈段食管，又不能用胸大肌皮瓣或颈部皮瓣修复时，可用游离空肠来代替已切除的喉咽和食管上端的缺损区。适应证如下：

1）喉癌，不论声门上型、声门型或声门下型，肿瘤已扩展至全部喉组织，会厌前间隙受侵（T_3 期），或声带固定（T_3 期）者。

2）肿瘤破坏喉软骨，侵及喉外（T_4 期）者。

3）喉周围器官癌（原发为下咽癌、颈段食管癌、舌根癌、甲状腺癌等），已侵及喉组织者。

4）喉尚未受侵，但由于患者高龄或喉周围器官癌，大范围手术后难以保证喉功能健全，无法避免术后进食呛咳，可能造成肺部感染，故不得不将喉切除者。

5）放疗后或喉部分切除术后复发者。

6）足量放疗后喉软骨坏死或软骨炎。

（3）喉全切除术后喉功能重建：喉全切除后，患者失去发声能力，靠颈前气管造口呼吸，生存质量差。目前，喉功能重建常用的方法大多数只能恢复部分喉功能。

1）人工喉和电子喉：人工喉是将呼气时气流从气管引至口腔同时冲击橡皮膜产生发声，再经口腔调节，构成语音，其缺点为佩戴和携带不便；电子喉是利用音频振荡器发出持续音，将其置于患者颏部或颈部，做说话动作时即可发出语音，但发出的声音常带有杂音。

2）气管咽吻合术：有学者报道，此术式可以恢复发声、呼吸及吞咽功能，但容易发生误咽，多数患者仍需终生应用气管套管。

3）食管气管造口术：在气管后壁与食管前壁间造口，将肌黏膜瓣缝合成管道。例如，食管气管造口术可应用于如 Amatsu 法发音重建术这类手术中。

喉癌的手术治疗在手术方式方面，近年来多倾向于采用有利于保护喉癌患者外形及功能的改进术式。例如，由于各种喉部分切除的疗效并不亚于喉全切除的疗效，喉部分切除术还可以在术后基本上保留喉的三大功能，使患者能恢复正常生活，回归社会，所以目前喉癌的手术治疗多以各种喉部分切除的方式代替传统的喉全切除。但是喉部分切除术对患者有一定要求。年龄在 70 岁以上患者应慎重选择。由于喉部分切除术后，在正常进食前，有一段时间内会出现呛咳，故要求患者有较好的肺功能。对一些晚期喉癌并侵至喉外的患者，目前唯一的治疗方式仍为喉全切除术。喉全切除发声重建手术也早已在临床上成熟地开展，此种手术方式为一些需要行喉全切除术的晚期喉癌患者解决了术后丧失语言功能的问题。

2. 放疗

适应证：病变区域直径小于 1 cm 的声门上喉癌小而表浅的单侧或双侧声带癌，声带运动正常；全身情况差，不宜手术者；病变范围广，术前先行放疗、术后补充放疗者。术前放疗，通常在 4 周内照射放疗总量的 3/4，放疗结束后 2 ~ 4 周行手术切除。术后放疗通常在手术切口愈合后（术后 2 ~ 3 周）进行。放疗的剂量和疗程根据具体情况而定。

喉癌放疗可以使患者保存一定程度的喉功能，但存在一些难以恢复的放疗反应，治愈率也不如手术治疗。因此，目前喉癌多选用手术治疗方式，尤其是保留喉功能的喉部分切除术，患者更容易接受。

3. 化疗

喉癌的化疗主要包括诱导化疗加放疗或同步放化疗。喉癌的化疗主要用于与其他治疗措施（手术、放疗等）共同组成综合治疗方案。可在其他治疗措施之前使用，作为诱导化疗，也可在其他治疗措施之后，作为辅助化疗。

4. 其他治疗

生物治疗、中医中药治疗等。

二、护理

（一）护理评估

1. 术前评估

（1）健康史。

1）病史及治疗经过。①现病史：详细询问患者此次就诊的主要原因和治疗目的；最初出现症状的时间；有无咽喉疼痛；喉外形是否正常；是否出现呼吸困难、吞咽困难、咳嗽、痰中带血等；是否出现声音嘶哑，甚至失声。各种症状是否逐渐加重。②既往史：仔细询问患者发病前的健康状况，有无长期慢性喉炎或其他喉部疾病如喉白斑、喉角化症、喉乳头状瘤等；过去有无炎症史、损伤史、药物过敏史，有无严重的全身性疾病和外科大手术史。③治疗情况：询问患者是否接受过治疗，治疗的方式和效果及目前的治疗情况。

2）生活史和家族史。①生活史：重点了解患者有无发病的危险因素，如有无长期吸烟、饮酒、接触工业废气等。②家族史：询问患者家族中有无类似疾病患者。

（2）身体状况。

1）症状：是否出现咽喉疼痛并可放射至同侧耳部；是否影响吞咽，甚至出现吞咽困难；是否出现咳嗽和痰中带血并有臭味；是否出现呼吸困难并呈进行性加重；是否表现为早期声音改变或声嘶，时轻时重，或声嘶逐渐加重，甚至失声。

2）体征：是否出现喉外形改变及颈部淋巴结肿大。

（3）心理－社会状况。

1）了解患者的年龄、性别、文化程度、职业、社会地位、压力应对方式、对疾病的认知程度、经济收入、医疗费支付方式及家庭功能等。

2）评估患者的心理状态。肿瘤的确诊本身就已经给患者及其家属带来了极大的精神打击，加上喉癌的手术治疗可能会使患者丧失发声功能及颈部遗留永久性造口，患者术后将暂时或永久地丧失语言功能，这意味着他们将失去最简单也是最重要的沟通能力，他们无法把自己的想法和需求等准确地表达出来，这对其心理和形象造成双重恶性刺激，导致他们在围术期普遍出现恐惧、焦虑、烦躁等不良情绪。患者和家庭成员都需要重新适应，如果适应不良，患者易产生恐惧、抑郁、悲观、社会退缩等心理－社会障碍，家庭则易产生应对能力失调等，直接影响患者的治疗进度和效果。

2. 术后评估

（1）一般情况：包括麻醉方式、手术方式、术中情况、术后生命体征、切口和引流情况等。

（2）生命体征：①评估患者呼吸的节律，观察其呼吸道是否通畅，是否存在呼吸困难。②评估患者的血压及心率情况，发现异常及时报告医师并采取相应措施，严防患者因血压增高而诱发切口出血。③观察患者的体温变化，评估是否发生感染。

（3）评估患者有无烦躁不安，甚至谵妄、幻觉等意识障碍的表现。

（4）并发症：评估患者有无呼吸困难和窒息，有无切口感染或咽瘘的发生，有无乳糜漏和吸入性肺炎等并发症。

（5）评估患者能否进行有效沟通及自我护理缺陷的程度。

（二）护理问题

（1）恐惧、焦虑：与被诊断为癌症和缺乏疾病相关知识有关。

（2）有窒息的危险：与术前癌肿过大、术后造瘘口堵塞或全身麻醉术后未完全清醒易发生舌后坠而致呼吸道阻塞有关。

（3）语言沟通障碍：与喉全切除有关。

（4）有感染的危险：与皮肤完整性受损、切口经常被痰液污染、机体抵抗力下降等因素有关。

（5）有营养失调的危险：与术后营养摄入途径和饮食种类改变，以及对营养支持的重要性、及时性缺乏充分的认识和足够的重视有关。

（6）自理能力缺陷：与术后疼痛、身体虚弱、各种引流管和导管限制活动及负性情绪的影响有关。

（7）自我形象紊乱：与不能适应术后喉部结构和功能的丧失及气管切开或气管造瘘口改变容貌有关。

（8）知识缺乏：缺乏出院后自我护理知识和技能。

（9）有出血的危险：与手术损伤、术中止血不彻底、感染及剧烈咳嗽和恶心呕吐等因素有关。

（10）清理呼吸道无效：与疲乏、咳嗽无力、痰液黏稠、因疼痛不敢深呼吸和有效咳嗽有关。

（11）有引流管滑脱的危险。

（三）护理目标

（1）患者术前了解或掌握疾病的相关知识，认识引起恐惧、焦虑的原因，并能进行自我控制，恐惧、焦虑症状减轻或消失，能够积极配合治疗和护理。

（2）患者手术前后呼吸道通畅，无呼吸困难发生。

（3）患者能用其他方法进行有效的沟通交流。

（4）切口愈合良好，无出血、感染。

（5）无肺部感染、咽瘘、乳糜漏等并发症。

（6）营养满足机体需要，无营养不良。

（7）自理能力逐渐恢复。

（8）患者接受自身形象改变，自信地参与社会活动。

（9）患者或其家属能够掌握自我护理颈部切口和套管的知识与技能。

（四）术前护理

（1）执行头颈外科术前护理常规。

（2）心理护理：了解患者病情、手术方式和患者的心理状态。根据患者的年龄、性别、文化程度、职业、对疾病的认知程度、心理承受能力和心理反应、经济收入、医疗费用支付方式等，采取相应的心理护理措施。年龄越轻、社会地位和文化程度越高的患者对术后失声和形象改变可能越难以接受。因此，应根据患者的具体情况评估患者的心理状况，耐心进行健康教育和心理疏导，使患者对疾病有一个正确认识，消除或改善患者的恐慌和焦虑等不良情绪，增强患者战胜疾病的信心，使其积极配合治疗和护理，同时协助患者选择有效的、能够接受的治疗方案。

（3）患者术前如有体温升高、呼吸道感染，或月经来潮时，通知医师择期手术，并给予相应处理。

（4）进行营养评估，并根据患者病情及营养状况选择高蛋白、高热量、富含维生素的清淡易消化饮食，必要时给予营养治疗。

（5）嘱患者保持口腔清洁，口腔有炎症等疾病者给予相应治疗。吸烟者劝其戒烟。

（6）语言交流障碍护理：评估患者的读写能力，与患者及其家属一起确定术后交流方式。术前教会患者使用简单的手语、写字板、笔或纸等交流方式，以便术后与医护人员沟通，表达个体需要。不能读写的患者可用图片交流。

（7）嘱患者注意保暖，避免受凉感冒。

（8）床旁备急救物品，如气管切开包、吸引器、氧气、急救药品等。

（五）术后护理

（1）执行头颈科术后护理常规。

（2）接手术患者，认真执行交接班制度；立即测量患者的生命体征并记录，了解麻醉及手术情况。

（3）根据麻醉方法、手术方式及病情嘱患者取适当卧位。如患者无禁忌，应给予床头抬高 30°～45°，使患者保持颈部伸展位，保持呼吸道通畅。水平半喉切除、环状软骨上喉次全切除及气管袖状切除患者头部应取低头含颌位。

（4）按全身麻醉护理常规护理。

（5）按气管切开护理常规护理。

（6）保持患者呼吸道通畅，及时帮其清除口腔及呼吸道分泌物等。

（7）严密观察患者的生命体征及病情变化，发现异常及时通知医师，准确填写护理记录单。

（8）注意观察患者切口渗血情况及出血量，观察患者血压、心率及呼吸的变化。如出血较多，应立即让患者侧卧，用吸引器吸出血液，防止误吸，同时立即报告主管医师采取相应的救治措施。

（9）保持引流管通畅，预防颈部血肿形成，观察引流液的颜色、性质和量。引流液一般为不凝固的淡红色血性液，如引流液呈鲜红色并有凝血块存在，说明有活动性出血，应立即报告医师，采取止血措施如加压包扎或引流管接墙壁负压吸引器等，必要时行探查止血术。

（10）注意观察患者的体温变化，伤口有无渗出及皮瓣有无红、肿、热、痛等，如有异常，报告医师并给予相应处理。如发现伤口皮瓣红、肿、热、痛或皮瓣颜色发暗发黑，或体温升高至38.5℃以上，应报告医师，预防咽瘘发生。

（11）嘱患者保持口腔清洁，每天进行口腔护理2～3次。随时抽出或嘱患者吐出口内分泌物，切勿咽下唾液，避免做吞咽动作，以促进伤口愈合，减少伤口感染的机会。

（12）颈部切口清洁换药，每天2次。保持切口清洁，防止血痂形成，每次清洁切口要彻底，如有血痂，先用生理盐水棉球湿润血痂后再进行擦拭消毒，必要时使用1%～3%过氧化氢棉球湿润，使其氧化变软后再擦拭消毒。注意严格执行无菌操作。

（13）术后第1天开始给予营养丰富易消化的鼻饲饮食，每天6～8次，每次100～200 mL，并注入适量温开水，以维持充足的水分。术后10～11天伤口愈合后可尝试练习经口进食，喉部分切除者先练习进食流质及半流质食物，再进食黏团状食物；喉全切除者先练习饮水，如饮水无异常（无渗漏）则可进食，进食顺序为流质饮食—半流质饮食—普通饮食。待进食进水无呛咳，无食物外漏，伤口愈合，方可拔除鼻饲管，改为经口进食。嘱患者进食时取半卧位或坐位，进食不可过快过急，防止唾液或食物等反流误咽，引起吸入性肺炎。保证鼻饲量，鼓励少量多餐，注意鼻饲饮食中各种营养的供给，包括热量、蛋白质、维生素、纤维素等，防止营养摄入不足导致自身免疫力降低。患者鼻饲饮食发生不适（如腹胀、腹泻、打嗝等）时，应及时处理。做好鼻饲管护理，防止鼻饲管堵塞、脱出。

（14）做好皮肤护理，定时翻身，按摩受压部位，骶尾部及骨隆突处贴水胶体敷贴等，预防压力性损伤发生。

（15）预防感染和咽瘘：注意观察患者的体温变化；换药或吸痰时注意执行无菌操作；每天消毒气管套管；气管纱布垫潮湿或受污染后应及时更换；负压引流管保持通畅、有效，防止无效腔形成及皮瓣积液、积气；根据医嘱全身使用抗生素。

（16）协助患者早期下床活动，鼓励患者深呼吸、咳嗽，协助患者翻身，为其拍背，给予雾化吸入，防止肺部并发症的发生。

（17）帮助患者适应自己的新形象：鼓励患者倾诉自己的感受，并耐心倾听；鼓励患者照镜子观察自己的造口；调动家庭支持系统帮助患者接受形象改变，主动参与社会交往。还可教会患者用围巾、镂空饰品等遮盖造瘘口，保持形象整洁。

（18）自理缺陷的护理：术后一段时间患者存在自理能力缺陷，应协助患者做好各项基础护理，保持其身体清洁舒适，满足其基本需要。以后根据患者病情和切口愈合情况，协助其逐渐增加活动量，进行健康指导，教会患者自我护理的知识和方法，帮助患者恢复自理能力。

（19）放疗患者的护理：告知患者放疗可能出现皮肤、黏膜损害等不良反应及其应对方法，放疗后局部皮肤可能有发黑、红肿、糜烂等现象，注意用温水轻轻清洁（不要用肥皂、沐浴露等擦拭皮肤），然后涂抹抗生素软膏；穿柔软的棉质内衣；注意观察呼吸，因放疗会引起喉部黏膜充血肿胀，使气道变窄，如患者出现呼吸困难，应立即采取相应措施缓解呼吸困难，待情况稳定后再评估是否继续放疗。

（20）根据病情和手术情况，加强颈肩部功能康复锻炼；提供个性化的健康教育和心理护理；术后2周内嘱患者勿练习发声，以利于伤口愈合，伤口愈合后（术后2～3周）指导患者做发声功能练习。

（六）并发症的护理

常见并发症有脱管、窒息、皮下气肿、切口出血、纵隔气肿、肺部感染、气胸、吻合口瘘等，应密切观察，发现异常及时通知医师。

1. 脱管的观察与护理

喉癌患者术后脱管主要指外套管脱出。

（1）原因：套管大小不合适；患者烦躁，自行将套管拽出；皮下水肿或气肿消退，使外套管系带过松；护理人员操作不熟练或粗心大意。外套管脱出严重时可引起气道阻塞，导致患者窒息死亡，所以应严防脱管的发生。

（2）措施：一旦发生脱管，应立即报告医师并协助处理。处理流程：协助患者取平卧位，头稍后仰，试行放入原气管套管。术后1～2周可用弯止血钳将切口撑开，然后插入合适的气管套管；超过2周者可直接沿窦道插入合适的气管套管。若不成功，迅速打开气管切开包，拆去伤口缝线，对称拉开伤口，撑开原气管切开处，放入合适的套管。

2. 窒息的观察与护理

（1）原因：舌后坠，喉头水肿，痰痂、血痂堵塞气管套管，术后大出血，气管套管脱出，异物吸入、误咽等。

（2）护理：保持呼吸道通畅，及时吸痰；将气管外套管妥善固定，防止脱管；鼓励患者深呼吸，帮其翻身、叩背以促进痰液排出；向气管内滴注化痰药物，使痰液稀释易于排出；出现舌后坠、喉头水肿等严重情况时按相应应急预案的流程进行处理。

3. 皮下气肿的观察与护理

皮下气肿是较常见的并发症，重者可蔓延至全身，甚至引起感染和纵隔偏移。一般发生于颈部和胸部，临床中应注意仔细观察。较轻的皮下气肿局限于颈部附近，重者可蔓延至全身，甚至引起感染和纵隔偏移。

（1）原因：气管切口过长，呼吸时易从气管切口处漏气，漏出的气体沿气管前壁软组织逐渐向周围蔓延；剧烈咳嗽（是有些患者对气管切开及气管套管不适应而产生的排斥反应，因为切开气管或插入套管对气管是一种较强的刺激），咳嗽时气管内气体压力过高，气体极易进入气管前软组织及皮下组织；也可因手术处理不当所致。

（2）处理：一般术后 24 小时内停止发展，1 周左右自行吸收。重者需拆除切口处缝线，以利于气体逸出，甚至是在不易吸收处切开皮下组织，让气体逸出。皮下气肿消退后注意调整套管系带，防止外套管脱出。

4. 出血的观察与护理

（1）出血的原因：①原发性出血。术中止血不彻底，结扎线滑脱，剧烈咳嗽，凝血机制不良，血压增高。②继发性出血。创口感染，套管不合适而损伤气管壁及血管。

（2）观察与护理：选择合适的套管；巡视病房，观察患者伤口有无出血。气管切开术后，一旦伤口及气管套管内不断渗血，或咯出鲜血，应立即报告医师，及时处理，防止血液流入气管引起窒息（大出血者可取俯卧位以防止窒息的发生）。

5. 感染的观察与护理

伤口感染是喉癌术后最常见的并发症之一，它可引起大血管溃破，出现大出血，甚至引起严重的下呼吸道感染而造成患者死亡。

（1）原因：手术缝合时留有无效腔，引流不畅，痰液污染创口。

（2）预防：①病房应每天进行空气消毒，严格限制陪护及探视人员，确保环境质量良好。②切口换药，每天 2 次，严格执行无菌操作。③保持气管切开盘的清洁干燥，每天更换。④遵医嘱合理应用抗生素。

（七）健康指导

（1）清洗、消毒和更换气管内套管的方法。

（2）清洁、消毒造瘘口的方法：每天观察造瘘口是否有痰液或痰痂附着，可用棉签蘸盐水或温开水进行清洁擦拭，必要时用安尔碘棉球消毒造瘘口及其周围皮肤。

（3）根据具体情况进行指导。例如，痰液黏稠时向气道内滴注湿化液，以稀释痰液，防止痰液干燥结痂，注意多饮水；室内干燥时可用加湿器对室内空气进行加湿；如果气道内有痰痂形成，应去医院，切勿自行清理，以防痰痂脱落坠入气管内引起呼吸道阻塞。

（4）外出或沐浴时保护造瘘口的方法：外出时可将有系带的清洁纱布垫系在颈部，遮住气管造瘘口入口，防止异物吸入。盆浴时水不可超过气管套管，淋浴时注意勿使水流入气管套管。

（5）不宜到人群密集的场所，防止上呼吸道感染。可适当进行健身活动，增强抵抗力。

（6）指导患者进行颈、肩部功能锻炼。

（7）学会自我检查颈部淋巴结的方法。

（8）定期复查，1 年内每 3 个月 1 次，1 年后每半年 1 次。

（9）如发现造瘘口出血、有新生物，出现呼吸困难或颈部扪及肿块，应及时就诊。

（10）对于喉全切除者，告知其术后 1 ~ 2 个月可练习无喉发声的方法。目前已有食管发声、气管食管发声、电子喉发声等，可到正规训练协会学习。

（陈 伟）

第五节　甲状腺癌

一、概述

甲状腺癌是头颈部比较常见的恶性肿瘤，占全身恶性肿瘤的 1% ~ 2%，女性多见，女性为男性的 2 ~ 3 倍。甲状腺癌的病理类型较多，生物学特性差异很大。低度恶性的甲状腺癌患者有时可能自然生存 10 年以上，甚至有些患者在出现转移后还能带瘤生存 5 年左右，但高度恶性的甲状腺癌患者可能在短期内死亡。甲状腺癌可发生在任何年龄，但以青壮年较多见。

（一）病因

和身体其他部位的恶性肿瘤一样，甲状腺癌的确切病因尚不明确，可能与下列因素有关。

1．放射线

颈部的放射线外照射可能导致甲状腺癌已得到证实。婴儿和儿童对放射线外照射较成人敏感。放射线一方面导致甲状腺细胞的异常分裂，引起癌变；另一方面还能破坏甲状腺腺体，引起甲状腺功能障碍，使甲状腺素分泌减少，由此引起促甲状腺激素大量分泌，从而促进甲状腺细胞癌变。

2．甲状腺良性病变

大概有 10% 的甲状腺腺瘤可能发生恶变。有时在临床上诊断为甲状腺囊肿或甲状腺腺瘤的病例，术后进行病理检查时却发现了隐性癌。两者之间的关系还有待进一步证实。

3．遗传因素

有 5% ~ 10% 的甲状腺髓样癌有明显的家族史，属常染色体显性遗传性疾病。

4．碘的影响

无论是缺碘还是过多摄取碘，均可使甲状腺功能发生变化，引起促甲状腺激素大量分泌而导致增生并形成结节，还可能导致癌变。

5．致癌基因和抑癌基因的激活、突变、失活

研究结果表明，甲状腺癌可能是由多种基因突变所致。

（二）病理

1．乳头状癌

乳头状癌占成人甲状腺癌的 60% ~ 70% 和儿童甲状腺癌的全部。多见于 20 ~ 40 岁女性，低度恶性，生长较缓慢，较早出现颈部淋巴结转移，预后较好。

2．滤泡性癌

滤泡性癌占甲状腺癌的 15% ~ 20%。常见于 50 岁左右的女性，中度恶性，发展较快，有侵犯血管倾向，约有 1/3 的患者可经血运转移至肺、肝、骨及中枢神经系统，预后不如乳头状甲状腺癌。

3．未分化癌

未分化癌占 5% ~ 10%。多见于 70 岁左右的老年人，高度恶性，发展迅速，约 50% 的患者早期便有颈部淋巴结转移，或侵犯喉返神经、气管或食管，常经血运转移至肺、骨骼等处，预后很差。

4．髓样癌

髓样癌占 5% ~ 8%，常有家族史。源于滤泡旁细胞大量分泌降钙素。中度恶性，常较早出现淋巴结转移和血运转移，预后不如乳头状癌及滤泡性癌，但较未分化癌好。

（三）临床表现

颈前区肿块，质地硬而固定，表面不平，不随吞咽活动而上下移动，是各种类型甲状腺癌的一般特征。

1. 乳头状癌

乳头状癌患者以女性多见，男女之比为（1∶4）～（1∶3）。发病年龄在 10 ～ 70 岁，20 岁以后明显增多，30 ～ 40 岁最常见（约占 30%），50 岁以后明显减少。乳头状癌淋巴结转移机会多，临床触不到淋巴结的患者，经选择性颈部淋巴结清扫术后，病理检查结果显示有 50% ～ 70% 的病例有淋巴结转移。乳头状甲状腺癌患者因肿物生长较慢，而且无特殊体征，常被误诊为良性肿瘤。有些患者甲状腺内出现肿物可能已经数月甚至长达数年，却以颈部淋巴结肿大为主诉来就诊。还有些患者虽然肿物很小，直径仅有 0.5 ～ 1 cm，术后病理诊断也为甲状腺癌。乳头状甲状腺癌晚期可见明显肿大，直径可达 10 cm 以上，呈实性或部分囊性，侵犯气管或其他周围器官时肿物固定，侵犯喉返神经时出现声音嘶哑，压迫气管或侵入气管内时出现呼吸困难。乳头状甲状腺癌的淋巴结转移多至颈深中组及颈深下组，晚期可转移至上纵隔。血行转移较少，约 5%，多转至肺或骨。

2. 滤泡性癌

滤泡性癌是以滤泡结构为主要组织特征的一种分化较好的甲状腺癌，占甲状腺癌总数的 15% ～ 20%，常见于 50 岁左右的中老年人。临床上大多数患者肿瘤为单发，少数患者可见多发，肿瘤呈圆形、卵圆形或分叶状。肿瘤生长较快，属中度恶性。癌细胞常侵犯包膜外的腺体组织或血管，约 30% 的患者可经过血运转移至肺、肝、骨及中枢神经系统。颈部淋巴结转移仅占 10% 左右。因此滤泡性癌预后不如乳头状癌。

3. 未分化癌

未分化癌发病年龄较高，多见于 70 岁左右的老年人，男性发病率较女性略高，男女之比约为 1.3∶1。未分化癌是一种高度恶性的肿瘤，病情发展较快，肿瘤增长迅速，质地硬，边界不清，常侵犯周围组织。晚期未分化癌患者常因癌肿压迫喉返神经、气管或食管而出现声音嘶哑、呼吸困难或吞咽困难等；若压迫颈交感神经节，可产生 Horner 综合征；若颈丛浅支受侵，可有耳、枕、肩等部位疼痛。未分化癌颈部转移较早，约有 50% 的患者早期就出现颈部淋巴结转移，还可经血运转移至远处组织如肺、骨等。未分化癌患者平均存活 3 ～ 6 个月，一年生存率仅为 5% ～ 15%。临床上偶见早期患者治疗后存活 8 年。

4. 髓样癌

髓样癌占甲状腺恶性肿瘤的 5% ～ 8%。可发生于任何年龄，以 50 ～ 60 岁为主。

因髓样癌组织可产生激素样活性物质（5 羟色胺和降钙素等），所以有些患者可出现腹泻、心悸、颜面潮红和血钙降低等症状，并伴有其他内分泌腺体增生。除少数合并内分泌病综合征外，大多数患者与其他类型的甲状腺癌相似，主要表现为颈前区肿物。髓样癌可有双侧颈淋巴结转移和远处（肺、骨）转移，因此预后不如乳头状癌，但比未分化癌好。

（四）辅助检查

1. 实验室检查

实验室检查除血生化检查外，测定甲状腺功能和血清降钙素有助于髓样癌的诊断。

2. 甲状腺核素扫描

大多数滤泡性癌和乳头状癌有吸碘功能，表现为温结节，如有囊性变，则可全部或部分呈现凉结节或冷结节。热结节为功能自主性腺瘤，患癌的可能性比较小。如果临床体格检查、B 超及 CT 检查均认为是实性肿物，核素扫描为凉结节或冷结节，也可考虑为癌。

3. 影像学检查

（1）B 超检查：测定甲状腺大小，探测肿物的位置、大小、数目及与邻近组织的关系。肿物若为实质性且呈不规则反射，则恶性的可能性大。

（2）CT 检查：显示甲状腺内肿瘤的位置、内部结构等情况。虽不能做出定性诊断，但对医师手术操作很有帮助。CT 能显示肿物与大血管、喉返神经、甲状旁腺、颈段食管的距离，肿瘤是否侵犯气管壁或侵入气管内，是否向胸骨后及上纵隔延伸，纵隔内有无淋巴转移等情况，可使医师术前心中有数，减少盲目性。一般情况下无包膜的肿块恶性的可能性大。

（3）X 线检查：颈部正侧位片能显示气管受压移位情况，侧位片可观察椎前软组织情况。一般情况下，大片致密的钙化影多为良性结节性甲状腺肿，小片状边缘模糊的钙化影及显示较淡的散在的钙化常为恶性。X 线检查与 CT 检查有互补作用。

4. 细针穿刺细胞学检查

近年来细针穿刺细胞学检查已广泛应用于临床，但应用于甲状腺肿物的诊断还有一定的局限性。

（1）大部分甲状腺肿物无论良恶性都需手术切除，术前做细针穿刺细胞学检查不如术中做冰冻切片检查的准确率高。

（2）甲状腺肿物常有部分癌变或数个肿物中有一个癌变，所以细针穿刺细胞学检查很难准确对准癌变区域。

（3）有假阳性及假阴性的可能性存在，因此难以根据细胞学报告来诊断和制订治疗方案。

但目前在以下两种情况下对临床有帮助：①当甲状腺肿物合并淋巴结肿大，临床高度怀疑为甲状腺癌的患者，如行淋巴结细针穿刺细胞学检查发现甲状腺癌细胞，可确定施行联合根治手术，省去手术过程中取活检制冰冻切片的时间；②临床表现为典型的未分化癌，若细针穿刺细胞学检查也能证实为癌，即可做出诊断。但要注意临床上切勿单凭细针穿刺细胞学检查结果下诊断。

（五）治疗

1. 分化型癌

分化型癌病理类型不同，具有不同生物学行为，患者性别、年龄、病期早晚又不尽相同，因此分化型癌的手术治疗并无固定术式。多数学者主张根据临床分期、病理类型确定手术方式。

（1）早、中期癌手术治疗。

1）乳头状癌：术式单纯摘除术复发率高达29%～72%，已公认为不合理，应予抛弃。双侧病灶可做全甲状腺切除或近全切除，也可做患侧叶全切除和对侧叶部分切除，以保留甲状旁腺。肿瘤位于峡部较少见，可将峡部连同两侧叶腺体次全切除。病灶位于一侧腺体行患侧腺叶全切除加峡部切除。主张全甲状腺切除的人认为，单行患侧叶切除，保留甲状腺组织内残余癌至少为61%，全甲状腺切除可将原发灶、多中心癌灶切除，可减少局部复发。

全甲状腺切除后有利于^{131}I检测，并可治疗复发癌、转移癌，还可避免分化型癌向未分化型癌转变。Ward主张男性＞40岁、腺外侵犯癌、病灶＞5 cm可选择甲状腺全切除。多数学者持折中态度，主张患侧叶全切除、峡部切除，同时健侧腺叶次全切除。其理由为，虽然常有多发灶，病灶处于隐性状态，对侧腺叶发生癌灶不过2%～6%。即使有复发，亦不难发现，可再次行甲状腺全切除，并不影响预后。腺叶全切除与甲状腺全切除生存率无明显差别。乳头状癌对TSH有依赖性，手术后可常规服用甲状腺片进行控制，缩小残余癌灶。

颈清除的范围：颈淋巴结转移癌摘除和传统性颈清除，复发率高，颈部外形和功能受影响，现在已无人采用。目前，国内外多数学者行改良式颈清除。其理由为：切断副神经与切断喉返神经一样痛苦；在非很晚期时，颈部转移淋巴结多数较活动，并不侵犯胸锁乳突肌；很晚期癌栓方侵入颈内静脉；改良式颈清除范围、清除腺体体积几乎与经典式颈清除一样。在保留胸锁乳突肌、颈内静脉、副神经的同时，可完全达到颈内静脉区、中央区、前上纵隔、颈后三角区淋巴结清除的目的。改良式颈清除的远期生存率与经典式颈清除无明显差异，改良式颈清除术后无毁容的痛苦。但是，Ⅲ期肿瘤侵犯周围组织、侵及颈内静脉、颈部转移淋巴结固定且融合者，应行经典式颈清除。

2）滤泡癌：恶性程度较乳头状癌高，因局部复发、远处转移而致死亡者较多。尤其是发生在男性＞40岁、女性＞50岁者风险高，宜行患侧腺叶全切除、对侧腺叶近全切除，血管受侵犯者需行甲状腺全切除。其优点为：手术后有利于用^{131}I对远处转移灶的诊断、治疗以提高生存率；手术后血清甲状腺球蛋白水平可作为监测早期复发的灵敏指标；手术中闪烁照相有利于测定淋巴转移，增加完全切除肿瘤的可能性。

由于仅有10%患者有淋巴转移，故不必常规行颈淋巴结清除术。据文献报道，血管侵犯、儿童患者易发生淋巴转移，应行包括上纵隔在内的改良式颈淋巴结清除。嗜酸细胞癌（许特莱细胞癌）发病年龄高峰在60岁，可发生颈淋巴转移，因有抗放射性而使放疗无效，手术治疗是治愈的唯一方法。多数行全甲状腺切除，无论有无颈淋巴结转移，均提倡行改良式颈淋巴结清除。分化型癌的手术治疗要彻底切除肿瘤以减少复发、死亡，同时又应保存功能，提高患者的生存质量。Ⅰ、Ⅱ期无颈淋巴转移，行患侧叶全切除、峡部切除，勿行预防性颈淋巴结清除。Ⅲ、Ⅳ期行患侧叶全切除、对侧叶次全切除、改良式颈清除。Ⅳ期尽量切除远处孤立转移灶。

改良式颈清除手术方式：游离胸锁乳突肌不切断，切除颈前肌群，保留颈内静脉，清除周围淋巴结，清除颈内静脉、面总静脉交叉处淋巴结，清除气管旁、颈后三角淋巴结，保护喉返神经、迷走神经、副神经，胸锁乳突肌内缘缝于气管旁。将切除标本分为：①患侧腺叶包括肿瘤的甲状腺组织、气管旁淋巴结；②颈内静脉周围淋巴结；③颈后三角区淋巴结。

（2）晚期癌：手术治疗分化型癌局部浸润性进展比远处转移更具有危险性，在浸润气管、喉头、食管、大血管等结构中，浸润气管使其狭窄是主要致死原因之一，手术切除肿瘤呼吸道重建可能达到治愈目的。行气管环切除后端–气管吻合、喉头气管吻合等气管成形术，应尽量保留喉返神经。死亡原因多为远处转移。对转移灶的治疗采用以外科手术为主的综合治疗，是改进预后、提高生活质量的最好方法。

（3）术后随访：分化型癌的复发率4.7%～29%，与患者年龄、肿瘤大小、范围、病理类型、手术方式有关。乳头状癌、滤泡癌复发率分别为10.4%、16.3%。高、低危险组复发率分别为55%、5%。颈部淋巴结为最常见复发部位。早期发现、治疗复发病灶是获得良好预后的关键。全身^{131}I扫描是发现复发病灶常用的方法。近年来，常用甲状腺球蛋白（TG）测定作为监测有无手术后复发的指标。最好将以上两种方法结合以提高随访质量。若发现复发病灶，积极再次进行手术治疗仍可获得较好的疗效。

若初次手术仅为肿瘤局部切除，应重新探查甲状腺区域；若初次手术为全甲状腺切除，甲状腺区域重复探查少有阳性发现。若初次手术未行颈清除，手术后发现颈淋巴结转移应行颈淋巴结清除。因首次手术时已破坏了颈部解剖间隔的完整性，故对复发癌行改良式颈清除要注意胸锁乳突肌、颈阔肌、颈内静脉有无癌肿浸润的可能，若有则可行经典式颈清除。若复发癌已侵犯气管或其他颈部重要组织，应做姑息性切除，气管插管，术后行放、化疗等综合治疗。

（4）预后：国内外资料提示，年龄超过 40 岁者预后较差，有报道以 45 岁为标志，也有人认为 > 50 岁更有临床意义。推测有两个因素起作用，高龄患者机体免疫应答水平弱，高龄患者性激素水平低。女性较男性预后好，提示雌激素具有对抗致癌因子的作用。肿瘤 < 5 cm 无死亡， > 5 cm 的 5、10 年生存率分别为 88.8%、70.8%。病灶浸出甲状腺包膜者预后差。肿瘤侵犯血管、腺外组织亦将影响预后，尤其是滤泡癌。

有无局部淋巴结转移对预后起重要作用，但也有不少学者认为颈淋巴结转移并不影响预后，因为无论有无淋巴结转移，其死亡率并无差异。有远处转移者预后极差，然而，青少年由于自身身体机能等特殊因素，颈淋巴转移率较高、数目较多、预后却很好。颈中央区淋巴转移较颈内静脉区域淋巴转移有更重要的临床意义，颈内静脉区域淋巴转移很少影响存活期。

Lahey 医疗中心基于年龄、肿瘤大小、范围、远处转移将患者分为高、低危险组。低危险组：年轻患者无远处转移，男性 < 41 岁，女性 < 51 岁，老年患者无远处转移，腺内型乳头状癌，轻微包膜侵犯滤泡癌，原发病灶 < 5 cm。高危险组：有远处转移，老年患者，腺外型乳头状癌，较大范围包膜侵犯滤泡癌，原发病灶 > 5 cm。高危险组患者复发率、死亡率分别为 55%、5%，低危险组患者复发率、死亡率分别为 46%、1.8%。May 医疗中心以患者年龄、组织学分级、肿瘤大小、范围建立了适合乳头状癌预后评分标准。

以 PS ≤ 3.99 和 ≥ 4.00 为界线将乳头状癌划分为低、高危险组，低危险组死亡率为 11% ~ 20%，高危险组死亡率为 35% ~ 65%。测定 DNA 含量是判断肿瘤预后的重要指标，近年来已被广泛应用于各种恶性肿瘤。DNA 非整倍体细胞 < 50% 患者 10 年均存活，而 > 70% 患者却全部死亡。流式细胞仪可快速、精确、可靠地进行 DNA 定量研究。

（5）外照射治疗：外照射治疗一般对甲状腺癌不敏感，放射剂量高达 1.85×10^8 Bq 方能奏效，高剂量外照射对甲状腺可引致毁损性烧伤，同时又有致癌性。据文献报道，甲状腺切除、外照射治疗均可引致血清 TSH 值升高，TSH 能刺激肿瘤增加生长速度，加剧肿瘤所引起的症状。高 TSH 血症对肿瘤持续刺激会使分化型癌生物特性发生改变，转变成为高恶性程度的未分化癌。

哈献文认为，分化型癌不论原发灶、转移灶，手术后放疗意义均不大，反而导致第2次手术难度增加。总之，分化型癌手术后，除非浸润性较强，姑息性切除外，不宜采用外照射治疗。^{131}I内放射治疗同样也会使分化型癌发生向未分化癌转化，还会引起白血病，少数患者可引起致死性肺纤维化。

（6）化疗：化疗对分化型癌的价值是很有限的，仅有偶然疗效，可能化疗后反而降低了机体免疫力。目前的化疗药物用于分化型癌手术后辅助治疗是无益的。

2. 髓样癌

髓样癌彻底手术治疗是行之有效的方法，不少患者可以治愈。因考虑到多源性原发病灶，尤其家族性患者，颈淋巴转移率较高，多数学者强调应行全甲状腺切除加颈淋巴结清除。有学者认为单侧肿瘤仍以施行患侧腺叶切除加改良式颈清除为宜。因为，病变大多数位于甲状腺中上1/3，对侧甲状腺切除宜保留下极的大部，可以保留下甲状旁腺。必须将切除标本仔细解剖，因为肿瘤可甚小，甚至仅为C细胞增生，用免疫化学法才能从细胞中查到降钙素以证实诊断。

对于MEN-Ⅱ$_A$、Ⅱ$_B$型患者，手术前必须注意有无并发嗜铬细胞瘤。若手术前证实此病存在，应首先予以切除，然后再行甲状腺手术，以免在全身麻醉时发生肾上腺危象。同样，对散发性嗜铬细胞瘤患者也应常规排除并发甲状腺髓样癌的可能性，特别对双侧肾上腺受累、有家族史患者更要重视。此外，要注意检查血钙、血磷、甲状旁腺素等以排除甲状旁腺功能亢进。

家族性患者即使手术前无甲状旁腺功能亢进表现，在甲状腺手术时也应常规探查甲状旁腺，若发现肿大，要一并切除，若4个甲状旁腺均增大，行3个全切除，最后1个1/2切除。手术后1个月内复查降钙素以观察有无残留癌存在，若手术后降钙素恢复正常，可每年检测1次。预后较分化型癌差。手术后癌复发、远处转移多见，10年无瘤生存率为50%。发现颈淋巴转移采取经典式还是改良式颈清除，应视病灶、淋巴管浸润、转移程度而定。无论散发性还是家族性患者，都要每年测定血清降钙素、癌胚抗原，行胸片、CT、MRI检查，要严密随访。对放疗、化疗均不敏感，但对难以彻底切除的病变，放化疗可收到姑息性疗效。

3. 未分化癌

目前缺乏满意治疗方法，大多数患者来医院就诊时已属晚期，难以彻底切除，仅有少数病例可以将肿瘤全部切除，但也只能获得短期疗效。未分化癌甚难控制，在气管切开保证呼吸道通畅情况下，行放疗、化疗可收到姑息性疗效。

4. 鳞状细胞癌

很少能获得根治性切除，主要原因是SCCT呈浸润性生长，侵犯气管、颈部神经、血管、其他重要器官，手术不可能达到根治目的。SCCT 恶性程度高，病灶侵犯广泛，手术切除困难，并可促进肿瘤扩散。若能早期发现，根治性切除是最好的选择，姑息性切除病灶也可缓解气管压迫症状，延长生存时间。对化疗不敏感。鳞状细胞癌不能彻底手术切除时，手术后化疗辅加放疗可能有助于延长生存时间。

经实验、临床证明，甲状腺激素缺乏是发生甲状腺肿瘤的常见原因。甲状腺激素缺乏，TSH 分泌增加，甲状腺在 TSH 刺激下先是弥漫性肿大，而后形成结节、肿瘤、甲状腺癌。分化型癌手术后应用甲状腺激素治疗可取得延长生存时间、预防肿瘤复发的效果。几乎所有分化型癌都是依赖 TSH 的。因此，分化型癌行甲状腺切除后应尽可能完全抑制机体内源性 TSH 分泌，对预防复发具有重要意义。任何原因所造成的甲状腺功能减退都会使体内的 TSH 分泌量增高，促使甲状腺癌复发、转移灶增长。分化型癌在高 TSH 血症影响下有转变成未分化癌的倾向，应当给予充分抑制剂量的甲状腺激素治疗，以纠正甲状腺功能减退状态的持续存在。甲状腺片 120 ~ 180 mg/d，左甲状腺素片（优甲乐）50 μg 每天 3 次可起到满意疗效。优甲乐为化学合成的，可通过人体内的转换机制达到 T_3、T_4 的生理平衡，血液浓度易控制，疗效稳定，疗效持续时间长，几乎无不良反应。甲状腺片是从动物甲状腺组织提取的，有效成分含量不稳定，血液浓度不易控制，疗效不稳定，疗效持续时间短，T_3 波动大，不易控制，因而易产生一些甲状腺功能亢进症状，易引起潜在心脏病发作。优甲乐优于甲状腺片。所谓充分抑制剂量，因个体差异而不同，应先从小剂量开始，逐渐增加药量到出现轻度甲状腺功能亢进症时，再减少药量至患者能耐受的最大剂量并终身服用。有研究者曾用甲状腺片 240 mg/d 治疗一例老年乳头状癌并肺转移患者，患者生存 5 年之久，肺转移灶稳定，生活能自理。另外一例青年患者乳头状癌 3 次手术后颈淋巴广泛浸润性转移灶，并有喉部侵犯，已不能再次手术，服用甲状腺片 1200 mg/d，一个月后颈部转移灶完全消失，并能正常工作。服用甲状腺激素治疗的适当剂量是脉率在 90 次 / 分以下，FT_3、FT_4 在正常范围的高值，TSH 在正常范围的低值，ATG、ATM 在正常范围。研究认为，分化型癌手术后服用患者能耐受的充分抑制剂量的甲状腺激素治疗，对提高其远期疗效具有重要意义。内分泌治疗对髓样癌、未分化癌、鳞状细胞癌等疗效不显著。

二、护理

（一）护理评估

1. 术前评估

（1）健康史。

1）病史及治疗经过。①现病史：详细询问患者此次就诊的主要原因和治疗目的；发现肿物的时间，肿物的部位、生长速度，以及最近是否出现生长加速的现象。②既往史：仔细询问患者发病前的全身健康状况，过去有无外科大手术史及严重的全身疾病如糖尿病、心脑血管疾病等；有无药物过敏史。③治疗情况：询问患者是否接受过治疗，治疗的方式和效果及目前的治疗情况。

2）生活史：重点了解有无烟酒嗜好及不良作息习惯。

（2）身体状况。

1）局部：①肿块与吞咽活动的关系。②肿块的大小、形状、质地、边界和活动度。③肿块的生长速度。

2）全身：①有无压迫症状如声音嘶哑、呼吸困难等。②颈部有无淋巴结肿大。

3）辅助检查：①基础代谢率及血清 T_3、T_4 含量。②核素扫描和 B 超检查结果。③肝肾功能及心电图检查等有无阳性体征。

4）有无合并传染性疾病。

（3）心理 – 社会状况。

1）心理状况：患者常在无意中发现颈部肿块，病史短而且突然，患者及其家属对疾病、手术和预后缺乏认知，尤其是女性患者还会担心术后颈部出现瘢痕，所以患病后会产生担忧、焦虑等不良情绪。护士对患者及其家属应分别做好评估并进行相应的心理疏导和健康教育。

2）社会支持系统：如家庭成员的关系、家庭经济状况、医疗费用的来源和支付方式等。

2. 术后评估

（1）一般情况：包括麻醉方式、手术方式、术中情况、术后生命体征、切口和引流情况等。

（2）生命体征。

1）呼吸：评估患者呼吸的节律，观察呼吸道是否通畅，是否存在呼吸困难。

2）评估患者的血压及心率情况，如发现异常，及时报告医师并采取相应措施，严防患者因血压增高诱发切口出血。

3）观察患者的体温变化，评估是否发生感染。

（3）发声：评估甲状腺术后的发声状况，以利于早期发现并发症。

（4）并发症：评估有无呼吸困难和窒息、喉返神经损伤、喉上神经损伤、手足抽搐、切口感染和乳糜漏等并发症发生。

（二）护理问题

1．焦虑

焦虑与被诊断为肿瘤和缺乏治疗、预后的知识有关。

2．有呼吸道梗阻的危险

有呼吸道梗阻的危险与术前癌肿过大或全身麻醉术后未完全清醒易发生舌后坠而致呼吸道阻塞有关。

3．有感染的危险

有感染的危险与皮肤完整性受损，机体抵抗力下降有关。

4．自理能力缺陷

自理能力缺陷与手术及各种引流管和导管限制活动有关。

5．自我形象紊乱

自我形象紊乱与手术切口瘢痕形成有关。

6．有出血的危险

有出血的危险与手术损伤、术中止血不彻底、剧烈咳嗽和呕吐等因素有关。

7．有手足抽搐的危险

有手足抽搐的危险与手术时甲状旁腺被挫伤或血液供应受损，引起甲状旁腺功能降低，出现低钙血症有关。

8．清理呼吸道无效

清理呼吸道无效与疲乏、咳嗽无力、痰液黏稠、因疼痛而不敢深呼吸和有效咳嗽有关。

9．有引流管滑脱的危险。

（三）护理目标

（1）患者术前能够掌握疾病相关知识及引起恐惧、焦虑的原因，并能进行自我控制，保持良好的心态，积极配合治疗。

（2）患者手术前后呼吸道通畅，无呼吸困难等并发症发生。

（3）切口愈合良好，无出血、感染。

（4）患者接受自身形象改变，自信地参与社会交往。

（5）患者应熟练掌握颈肩部功能康复锻炼的方法。

（四）护理措施

1．术前准备

（1）指导患者练习颈部过伸体位，即将软枕垫于肩部，保持头低、颈部过伸位。

必要时，剃除其耳后毛发，以便行颈淋巴结清扫术。

（2）甲状腺癌引起气管受压的患者应采取半卧位卧床休息，床旁备急救物品，如气管切开包、吸引器、氧气、急救药品等。

2. 术后护理常规

气管切开患者按气管切开护理常规护理。

（五）健康指导

1. 功能锻炼

头颈部在相对制动一段时间后，可开始逐步练习活动，以促进颈部功能恢复。做颈淋巴结清扫术者，斜方肌会不同程度受损，故切口愈合后应开始肩关节和颈部的功能锻炼，以防肩下垂等。功能锻炼应遵循循序渐进的原则，并注意3个月或半年内最好不要进行颈部大幅度的运动如游泳等，以免影响切口的修复，甚至促使切口瘢痕形成。

2. 后续治疗

指导患者遵医嘱坚持按时服用甲状腺素制剂，预防肿瘤复发等。必要时术后遵医嘱按时进行放疗或放射性核素治疗等。

3. 饮食指导

饮食营养要均衡，宜进食高蛋白、低脂肪、高维生素、低碘饮食，少食海带、紫菜、海鱼等。

4. 定期复查

出院后定期复查，检查颈部、肺部及甲状腺功能等。教会患者自行检查颈部的方法，若发现结节、肿块，及时就诊。

5. 注意休息

避免过度劳累，保持充足的睡眠。

（六）并发症的护理

密切监测患者的体温、脉搏、呼吸、血压的变化，观察患者发声和吞咽情况。及早发现术后并发症，并及时通知医师，积极采取救治措施。

1. 呼吸困难和窒息

是最危急的并发症，多发生于术后48小时内。常见原因及护理措施：①切口内出血压迫气管所致，临床特征为颈部肿胀伴呼吸困难。主要由手术时止血不完善、血管结扎线滑脱和凝血功能障碍导致。由于甲状腺与气管相邻，少量的出血即可形成血肿并压迫气管从而引起呼吸困难，因此术后应保持引流管通畅，严密观察切口渗血情况，预防血肿形成。②喉头水肿，可因手术创伤或气管插管导致。③气管塌陷，由于气管壁长期受甲状腺肿物压迫而发生软化，切除甲状腺大部分腺体后，软化的气管壁失去支撑所致。④双侧喉返神经损伤，临床表现为进行性呼吸困难、烦躁、发绀，甚至窒息。对于血肿压迫所致呼吸困难和窒息，须立即进行床边抢救，如剪开缝线，迅速除去血肿，结扎出血的血管。若呼吸仍无改善，则行气管切开、给氧；待病情好转，再送手术室做进一步探查、止血和其他处理。喉头水肿者立即应用大剂量激素如地塞米松 30 mg 静脉滴注。呼吸困难无好转时，行环甲膜穿刺术或气管切开术。

2. 喉返神经损伤

主要是由于手术处理甲状腺下极时，喉返神经被切断、缝扎、钳夹或过度牵拉，少数是由于血肿压迫或瘢痕组织的牵拉引起。钳夹、牵拉或血肿压迫等因素所致的损伤多为暂时性的，经理疗等及时处理后，一般 3 ~ 6 个月可逐渐恢复。一侧喉返神经损伤可由健侧声带向患侧过度内收而代偿，但不能恢复原音色；双侧喉返神经损伤可导致失声或严重的呼吸困难，甚至窒息，需立即行气管切开。

3. 喉上神经损伤

多是在手术处理甲状腺上极时损伤喉上神经。若损伤外支，可使环甲肌瘫痪，引起声带松弛、音调降低；损伤内支，则使喉部黏膜感觉丧失，患者进食特别是饮水时，喉部的反射性咳嗽丧失，易发生误咽或呛咳，一般经理疗可自行恢复。

4. 手足抽搐

由于手术时甲状旁腺被误切除、挫伤或其血液供应受累，导致甲状旁腺功能低下、血钙浓度下降、神经肌肉应激性提高，引起手足抽搐。多数患者症状较轻，仅有面部、唇部或手足部出现针刺感、麻木感或强直感，并且持续时间短，2 ~ 3 周后未受损伤的甲状旁腺增生、代偿，症状可消失。严重者可出现面部和手足伴有疼痛的持续性痉挛，每天发作多次，甚至可发生喉和膈肌痉挛，有引起窒息死亡的风险。因此，症状较重者需要遵医嘱静脉补充钙剂，如 10% 葡萄糖酸钙溶液 10 mL 加 5% 葡萄糖溶液 250 mL 静脉滴注。症状较轻者口服钙片即可，如果长期不能恢复，可加服维生素 D_3，以促进钙在肠道内的吸收。同时要注意适当限制肉类、乳制品和蛋类等食品，因为这些食品含磷较高，会影响钙的吸收。

（陈　伟）

第二章　胸腹部肿瘤护理

第一节　肺癌

一、概述

肺癌亦称支气管肺癌，绝大多数源于支气管黏膜上皮或腺体，是最常见的肺部原发性恶性肿瘤。常有区域性淋巴转移和血行播散。

（一）病理分类

肺癌的生长速度和转移扩散的情况与癌肿的组织学类型、分化程度等生物特征有关。肺癌发病部位以右肺为多见，上叶多于下叶。癌肿可分布于从主支气管到细支气管的各级支气管。

1. 按解剖学分类

（1）中央型肺癌：癌肿位置接近肺门，这种情况称之为中央型肺癌。肿瘤发生在段支气管以上至主支气管，约占肺癌的 3/4，多为鳞状上皮癌和小细胞未分化癌。

（2）周围型肺癌：癌肿位于肺周围部分的称为周围型肺癌。肿瘤多发生在段支气管以下的小支气管和细支气管，以腺癌为多见。

2. 按组织病理学分类

2010 年版的《中国肺癌指南》一书中采用 2004 年 WHO 公布的《肺及胸膜肿瘤组织分类修订方案》，将肺癌分为两大类，即小细胞肺癌和非小细胞肺癌。

（1）非小细胞肺癌：占所有肺癌的 85% 以上，主要包括鳞状细胞癌（鳞癌）、腺癌、大细胞癌等。其中，以鳞癌为最常见，在原发性肺癌中约占50%，男性多见，与吸烟的关系最密切，患者的年龄多在50岁以上，以中央型肺癌为多见。鳞癌细胞生长缓慢、转移较晚，通常先经淋巴转移，手术切除效果较好，但对放疗和化疗的效果不如小细胞癌敏感。腺癌是美国最为常见的肺癌，以女性为多见，也是非吸烟者中发生率最高的类型。腺癌多数起源于较小的支气管上皮，以周边型为主，易侵犯胸膜。腺癌富有血管，早期即可通过血行转移至肝、脑和骨。对化疗、放疗敏感性较差。大细胞癌较少见，恶性程度较高，多为中央型。癌细胞分化程度低，常常在发生脑转移后才被发现，预后很差。细胞呈双向分化或间变，约80%腺样分化，10%鳞状分化，因此与腺癌或鳞癌难以区分。

（2）小细胞肺癌：小细胞肺癌（SCLC）又称小细胞未分化癌，肺癌中其恶性程度最高，多见于男性，患者患病年龄较轻，对化疗、放疗较敏感。近年来，小细胞肺癌的发病率有明显增高趋势，已占肺癌的25%。小细胞肺癌好发于肺门附近的主支气管，倾向于黏膜下生长，引起管腔狭窄，多为中央型；局部外侵较早，生长快，远处转移多见，以淋巴转移为主，常转移至脑、肝、肾、肾上腺等。早期侵犯肺门、纵隔淋巴结及血管。因此，在初次确诊时60%～88%的患者已发生全身转移。

近年来发现，肺癌细胞均来自呼吸道黏膜的干细胞，35%～60%或更多肺癌并非为单一分化的细胞，往往由2种或3种不同分化细胞构成。

（二）临床分期

肺癌分期对确定治疗方案和预后判断很重要。采用国际抗癌联盟（UICC）和国际肺癌研究会（IASLC）公布的第8版肺癌国际TNM分期，见表2-1。

1. T分期

T_x：未发现原发肿瘤，或者通过痰细胞学或支气管灌洗发现癌细胞，但影像学及支气管镜无法发现。

T_0：无原发肿瘤证据。

T_{is}：原位癌。

T_1：肿瘤最大直径≤3 cm，周围包绕肺组织及脏胸膜，支气管镜见肿瘤侵及叶支气管，未侵及主支气管。

T_{1a}：肿瘤最大直径≤1 cm。

T_{1b}：肿瘤最大直径＞1～2 cm。

T_{1c}：肿瘤最大直径＞2～3 cm。

T_2：肿瘤最大直径 > 3 ~ 5 cm；侵犯主支气管（不常见的表浅扩散型肿瘤，不论体积大小，侵犯限于支气管壁时，虽可能侵犯主支气管，仍为 T_1），但未侵及隆突；侵及脏胸膜；有阻塞性肺炎或者部分或全肺肺不张。符合以上任何一个条件即归为 T_2。

T_{2a}：肿瘤最大径 > 3 ~ 4 cm。

T_{2b}：肿瘤最大径 > 4 ~ 5 cm。

T_3：肿瘤最大径 > 5 ~ 7 cm。直接侵犯以下任何一个器官，包括胸壁（包含肺上沟瘤）、膈神经、心包；同一肺叶出现孤立性癌结节。符合以上任何一个条件即归为 T_3。

T_4：肿瘤最大径 > 7 cm；无论大小，侵及以下任何一个器官，包括纵隔、心脏、大血管、隆突、喉返神经、主气管、食管、椎体、膈肌；同侧不同肺叶内孤立癌结节。

2．N 分期

N_x：区域淋巴结无法评估。

N_0：无区域淋巴结转移。

N_1：同侧支气管周围的和（或）同侧肺门淋巴结转移，包括原发肿瘤直接侵及肺内淋巴结。

N_2：同侧纵隔内及（或）隆突下淋巴结转移。

N_3：对侧纵隔、对侧肺门、同侧或对侧前斜角肌及锁骨上淋巴结转移。

3．M 分期

M_x：远处转移不能被判定。

M_0：没有远处转移。

M_1：远处转移。

M_{1a}：局限于胸腔内，包括胸膜播散（恶性胸腔积液、心包积液或胸膜结节）及对侧肺叶出现癌结节（许多肺癌胸腔积液是由肿瘤引起的，少数患者多次行胸液细胞学检查均为阴性，既不是血性也不是渗液，如果各种因素和临床判断认为渗液和肿瘤无关，那么不应该把胸腔积液纳入分期因素）。

M_{1b}：远处器官单发转移灶。

M_{1c}：多个或单个器官多处转移。

表 2-1　IASLC 肺癌 TNM 分期（第 8 版）

分期	N_0	N_1	N_2	N_3	M_{1a}	M_{1b}	M_{1c}
T_{1a}	I_{A1}	II_B	III_A	III_B	IV_A	IV_A	IV_B
T_{1b}	I_{A2}	II_B	III_A	III_B	IV_A	IV_A	IV_B
T_{1c}	I_{A3}	II_B	III_A	III_B	IV_A	IV_A	IV_B
T_{2a}	I_B	II_B	III_A	III_B	IV_A	IV_A	IV_B
T_{2b}	II_A	II_B	III_A	III_B	IV_A	IV_A	IV_B
T_3	II_B	II_A	III_A	III_C	IV_A	IV_A	IV_B
T_4	II_A	II_A	III_A	III_C	IV_A	IV_A	IV_B

（三）临床表现

肺癌的临床表现与肺癌的部位、大小、类型、是否压迫和侵犯邻近器官以及是否伴有转移等有密切关系。多数肺癌患者在就诊时已有症状，仅 5% 无症状。早期肺癌特别是周围型肺癌往往没有任何症状，中晚期肺癌除了有食欲减退、癌症引起的恶病质之外，可出现癌肿压迫、侵犯邻近器官、组织或远处转移时的征象。咳嗽、血痰、胸痛、发热、气促为肺癌常见的五大症状，其中以咳嗽最为常见，而最有诊断意义的症状则为血痰。其常见的症状和体征如下：

1. 由原发性肿瘤引起的症状和体征

（1）咳嗽：为肺癌最常见的早期症状，由于癌肿刺激支气管黏膜而出现阵发性干咳、刺激性呛咳。部分患者往往认为咳嗽乃吸烟所致而忽视了它。肿瘤增大导致支气管狭窄时，咳嗽可带高音调金属音。

（2）咯血：以中央型肺癌多见。肿瘤组织本身血管丰富，常引起持续性痰中带血，侵犯血管可引起断续地少量咯血，大量咯血则少见。

（3）胸闷、气促：多与癌肿阻塞气管及并发肺炎、肺不张或胸腔积液等有关。肿瘤压迫大气管时，出现吸气性呼吸困难。弥漫性细支气管癌（腺癌）病变广泛，气促进行性加重，发绀严重。

（4）发热：多为低热，亦可发生高热，早期为肿瘤引起阻塞性肺炎，晚期由继发性感染、肿瘤坏死所致，抗生素治疗效果多不明显。

（5）体重下降：为肺癌晚期的常见症状。由于肿瘤毒素和慢性消耗的原因，加之感染、疼痛等所致的食欲下降，患者出现消瘦或恶病质。

2. 由肺癌局部扩展引起的症状和体征

（1）胸痛：病变累及胸膜或纵隔时，患者出现持续、不规则的胸部钝痛或隐痛。肿瘤侵犯胸壁或肋骨时，呈现部位较固定和持续性的胸痛。

（2）胸腔积液：病变侵犯胸膜可引起胸腔积液，常为血性。大量胸腔积液可导致患者气促。

（3）声音嘶哑：为肿瘤压迫或转移至纵隔淋巴结及主动脉弓下淋巴结，压迫喉返神经所致。

（4）上腔静脉压迫综合征：肿瘤侵犯纵隔、压迫上腔静脉时，上腔静脉回流受阻，导致头面部、颈部和上肢水肿及前胸部淤血、静脉曲张，引起头痛、头晕或眩晕。

（5）Horner 综合征：见于肺尖部肿瘤，亦称 Pancoast 肿瘤，压迫位于胸廓上口的器官或组织可引起同侧上眼睑下垂、同侧瞳孔缩小、眼球凹陷、额部少汗等交感神经病变的症状。压迫亦会导致胸肩剧烈烧灼样疼痛、上肢水肿、上肢静脉怒张和运动障碍等。

（6）臂丛神经压迫综合征：癌肿侵犯臂丛神经下支第 8 颈神经和第 1、第 2 胸神经时，引起上肢无力和感觉障碍。

（7）吞咽困难：因肿瘤或淋巴结转移压迫食管、侵入纵隔所致。亦可引起气管食管瘘。

3. 由癌肿远处转移引起的症状和体征

（1）淋巴结和皮肤转移：最常见的部位为锁骨上淋巴结转移，可有皮下结节。

（2）肝转移：可有畏食、肝区疼痛、肝大、黄疸和腹水等。

（3）骨转移：可有转移局部的疼痛和压痛，常转移至肋骨、脊柱骨、骨盆等。

（4）脑转移：可表现为头痛、呕吐、眩晕、复视、共济失调、偏瘫、颅内压增高等。

4. 肺癌的肺外表现

肺癌的肺外表现又称副癌综合征，包括内分泌、神经、肌肉或代谢异常的综合征。往往出现在肺部肿瘤出现之前，肿瘤切除后症状可减轻或消失，肿瘤复发后又可出现。

（1）杵状指和肥大性骨关节病：多侵犯上、下肢长骨远端。

（2）异位内分泌病综合征：①异位促肾上腺皮质激素分泌：引起库欣综合征，表现为肌力减弱、浮肿、高血压、尿糖增高等。小细胞肺癌多见。②异位抗利尿激素分泌：引起稀释性低钠血症，有全身水肿、嗜睡、定向障碍、水中毒等症状。多见于小细胞肺癌。③异位甲状旁腺分泌：引起高血钙、低血磷、精神紊乱等，有多尿、烦渴、便秘、心律失常等症状。见于肺鳞癌。④异位促性腺激素分泌：常见于某些类型肺癌，可引起男性乳房发育等。⑤神经肌肉综合征：重症肌无力、小脑性运动失调、眼球震颤及精神改变等。见于小细胞肺癌。

（四）诊断

1. 体格检查

肺癌早期可无阳性体征。癌肿致部分支气管阻塞时，体检可发现单侧局限性哮鸣音和湿啰音。随着病情的进展，患者可出现消瘦，应仔细检查有无气管移位、肺不张、肺炎及胸腔积液等体征。肺癌晚期压迫侵犯邻近器官，可有声音嘶哑、前胸浅静脉怒张、锁骨上及腋窝淋巴结肿大，部分患者有杵状指（趾）、库欣综合征等体征。

2. 影像学检查

（1）X线检查：是诊断肺癌最基本和常用的检查手段。中央型肺癌肺门处可见不规则的半圆形阴影，外围可有阻塞性肺炎和肺不张，并呈现横 S 形的 X 线征象。周围型肺癌显示肺野中有结节或肿块阴影，边缘不规则或有毛刺，个别可见癌性空洞。若有支气管梗阻，可见肺不张。从早期发现肺癌可提高治愈率的角度考虑，对那些由于职业、遗传背景或有吸烟史的高危人群，应每年进行 1 次 X 线检查。

（2）胸部 CT 和 MRI 检查：胸部 CT 可发现更小和特殊部位的病灶，了解病灶对周围脏器、组织侵犯程度，显示纵隔、肺门淋巴结的肿大，有利于肺癌的临床分期。MRI 检查能明确肿瘤与淋巴结或大血管之间的关系，但它对肺内病灶分辨率不如 CT 扫描高。螺旋 CT 连续性扫描速度快，可更好地进行图像三维重建，显示直径小于 5 mm 的小结节。还可显示中央气管内病变和第 6～7 级支气管和小血管。明确病灶和周围气管、血管关系。正电子发射计算机断层显像（PET）有助于肺癌及淋巴结与身体其他部位转移的定性诊断。

（3）放射性核素扫描、支气管或血管造影等检查：了解肿瘤的部位、大小、淋巴结肿大等情况。

3. 脱落细胞学检查

脱落细胞学检查包括痰脱落细胞学检查及胸腔积液肿瘤细胞学检查，是目前诊断肺癌简单方便的非创伤性诊断方法之一。痰脱落细胞学检查阳性率可达 70%～80%，中央型肺癌阳性率 2/3，周围型肺癌 1/3。为提高阳性率，取的痰必须是深部咳出的新鲜痰，标本送检一般应连续 3 次以上，晨起所咳的痰或带血的痰液涂片阳性率较高。

4. 支气管镜检查

支气管镜检查是诊断肺癌最重要的手段，可直接观察到肿瘤大小、部位及范围，如可观察位于气管和主、叶、段或亚段支气管腔、管壁的病变，并可活检或吸取分泌物进行病理诊断，同时估计手术的范围和方式，近端支气管肿瘤诊断的阳性率可达90% ~ 93%。

5. 经皮肺穿刺活检

经胸壁肺穿刺活检主要用于周围型肺癌。在胸部 X 线、CT 或 B 超监视下穿刺容易确定病灶的位置。

6. 其他

有淋巴结活检、经支气管细针穿刺活检、胸腔镜检查、纵隔镜检查、肿瘤标志物检查、开胸肺活检等。

（五）治疗

肺癌的治疗应根据患者全身的状况、肿瘤的病理类型和侵犯范围、发展趋势，结合细胞分子生物学的改变，综合考虑，有计划地制订治疗方案，以最适当的经济费用取得最好的治疗效果，以最大限度提高治愈率和改善患者生活质量。肺癌的合理治疗是采取以手术切除为基础的综合治疗方法，即包含手术、放疗和中医药物疗法。小细胞肺癌多选用化疗＋放疗＋手术；非小细胞肺癌（鳞癌、腺癌、大细胞癌的总称）则先手术，然后放疗和化疗。

1. 外科治疗

手术是治疗肺癌的首选方法。适用于ⅢA期前的非小细胞肺癌。目的是彻底切除肺部原发癌肿病灶、局部和纵隔淋巴结，尽可能保留健康的肺组织。若出现膈肌麻痹、声音嘶哑、上腔静脉阻塞综合征、对侧淋巴结（纵隔、肺门）或锁骨上淋巴结转移或其他远处转移、严重心肺功能不全者则丧失了手术的机会。

（1）手术方式：肺切除手术方式的选择决定于肿瘤部位、大小和肺功能。目前我国肺癌手术切除率为 85% ~ 97%，总的 5 年生存率为 30% ~ 40%。

1）肺叶切除：为肺癌手术的首选手术方式。病灶仅累及一叶肺或肺叶支气管，应考虑行肺叶切除术。对周围型肺癌，一般采用肺叶切除同时加淋巴结切除。

2）单侧全肺切除：肿瘤直接侵犯到肺叶之外，超过肺叶切除的范围时才考虑一侧全肺切除。对中央型肺癌可施行一侧全肺切除加淋巴结切除术。全肺切除对心肺功能的损伤大，术后并发症大大高于肺叶切除术，应严格掌握手术指征。

3）袖式肺叶切除术：适用于肿瘤已侵及主支气管或中间支气管、为避免支气管切端被肿瘤累及而不能实行单纯肺叶切除术者。即为保留正常的邻近肺叶，可切除病变的肺叶并环形切除一段受累及的主支气管，再吻合支气管上下切端。

4）肺段或肺楔形切除：是指切除范围小于一个肺叶的术式，属于局部切除术。采用肺段切除治疗肺癌的指征如下：①心、肺功能差，病灶为周围型，小于 3 cm 者。②对侧已行肺叶切除的肺癌患者，其新病灶为小于 4 cm 的周围型。③有角化的高度分化的肺癌无淋巴结转移者。与肺叶切除相比，行肺段切除术的复发率高，长期生存率减少 5% ~ 10%。

肺癌手术治疗对肺功能的要求：最大通气量（MBC）占预计值应 ≥ 50%，时间肺活量（FEV_1/FVC）≥ 50%，第 1 秒用力呼气量（FEV_1）≥ 1000 mL，动脉血氧分压（PaO_2）≥ 60 mmHg，动脉血二氧化碳分压（$PaCO_2$）≤ 50 mmHg。做全肺切除术的肺功能要求更高些：MBC 占预计值应 ≥ 70%，没有明显的阻塞性肺气肿；FEV_1 在正常范围；PaO_2 ≥ 80 mmHg；$PaCO_2$ ≤ 40 mmHg。

手术禁忌证：胸外淋巴结转移，脑、肾等远处转移，广泛肺门、纵隔淋巴结转移，胸膜广泛转移或心包腔内转移，上腔静脉阻塞综合征，喉返神经麻痹等。

（2）微创外科在肺癌治疗中的应用：电视辅助胸腔镜下（VATS）肺癌的切除术，对老年心肺功能不良的 $T_1N_0M_0$ 的非小细胞肺癌在胸腔镜下做肺楔形切除，既切除了病灶，又具有对肺功能损伤小等优点。

2. 放疗

放疗是肺癌治疗的一种重要手段，主要用于手术后残留病灶的处理和联合化疗的综合疗法。对于不能手术的晚期癌肿患者采用姑息性放疗对控制骨转移性疼痛、脊髓压迫、上腔静脉综合征、支气管阻塞及脑转移引起的症状有较为肯定的疗效。为提高手术切除率，可先通过放疗使肿瘤缩小，从而有可能缩小手术范围，故有些患者可行术前放疗。对于部分非小细胞肺癌，有学者有关于术中放疗的报道，然而一般认为术中放疗应该和术后放疗相结合。

根据治疗的目的，肺癌的放疗可分为根治性放疗、姑息性放疗、术前放疗、术后放疗以及近距离放疗等。放疗对小细胞肺癌效果较好，鳞癌次之，腺癌和细支气管肺泡癌效果最差。放疗的剂量一般为 40 ~ 60 Gy，疗程 4 ~ 6 周，一般在患者术后 1 个月左右，全身情况改善能耐受后开始放疗。

放疗的不良反应包括疲乏、食欲减退、骨髓造血功能抑制、低热、放射性肺炎、肺纤维化和放射性食管炎等。放射性肺炎可用肾上腺糖皮质激素治疗。

3. 化疗

化疗是肺癌的一种全身性治疗方法，它对局部肺内病灶及经血道和淋巴道的微转移病灶均有作用。可分为根治性化疗、姑息性化疗、新辅助化疗、辅助化疗、局部化疗和增敏化疗。小细胞癌对化疗最敏感，最佳联合化疗方案的总缓解率可达80%～90%；鳞癌次之，腺癌效果最差。化疗不可能完全清除癌细胞，可单独用于晚期肺癌以缓解症状，或与手术、放疗综合应用，推迟手术或放疗后的局部复发和远处转移的出现，提高疗效。化疗是小细胞肺癌首选及主要的治疗措施，也可与手术治疗和放疗合并使用，防止肿瘤转移和复发。与手术、放疗并列作为非小细胞肺癌治疗的三大手段之一。

小细胞癌一线化疗的标准方案为 EP 方案，即依托泊苷＋顺铂。其他常用的联合化疗方案包括 IP 方案（伊立替康＋顺铂）、CAV 方案（环磷酰胺＋多柔比星＋长春新碱）等。二线化疗方案可选药物有托泊替康单药或联合用药，如异环磷酰胺、紫杉醇等紫杉类药物、多西他赛、吉西他滨、伊立替康、环磷酰胺、多柔比星、长春新碱、口服依托泊苷等。

非小细胞肺癌的化疗仍以铂类为基础方案。鳞癌可选用 GP 方案（吉西他滨＋顺铂或卡铂）、DP 方案（多西他赛＋顺铂或卡铂）、NP 方案（长春瑞滨＋顺铂）、TP 方案（紫杉醇＋顺铂或卡铂）、氮芥、氨甲蝶呤、洛莫司汀、顺铂、依托泊苷等；非鳞癌可选用 PP 方案（培美曲塞＋顺铂或卡铂）、EP 方案（依托泊苷＋顺铂）、环磷酰胺、氨甲蝶呤、氟尿嘧啶、多柔比星等。

目前采用 2～3 种化疗药物的联合方案居多，每 3～4 周为一周期。应注重个体化化疗，用药后应观察压迫或转移症状有否减轻，病灶的影像有无缩小。大多数化疗药物在杀伤肿瘤细胞的同时，可引起正常细胞的损害，尤其对生长旺盛的正常细胞。

4. 其他治疗方法

（1）局部治疗方法：包括经支气管动脉和肋间动脉灌注加栓塞治疗，经纤维支气管镜行激光或电刀切割肿瘤治疗，经纤维支气管镜内植入放疗源做近距离照射，经纤维支气管镜内置气管内支架等，对缓解症状有较好的效果。

（2）免疫治疗：其与化疗联合应用可以明显延长患者生存时间。卡介苗、短小棒状杆菌、干扰素、白介素 –1、白介素 –2、胸腺素、集落刺激因子等生物制品，或左旋咪唑等药物可激发和增强人体免疫功能。

（3）生物靶向治疗：吉非替尼是肺癌生物靶点治疗中较为成熟的药物，它是一种表皮生长因子受体酪氨酸激酶抑制剂。主要用于接受过化疗的晚期或转移性非小细胞肺癌的治疗。其他靶向治疗的药物，如盐酸厄洛替尼、贝伐单抗、利妥昔单抗、重组人血管内皮抑制素（恩度）等与化疗联合应用，可以提高晚期肺癌的生存率。

（4）中医药治疗：按患者临床症状、脉象和舌苔等辨证论治，部分患者的症状可得以缓解并延长生存期。中医药对增强机体抵抗力、减少化疗和放疗的不良反应亦有一定作用。

（5）肺癌并发症治疗。

1）恶性胸腔积液的治疗：目的是减轻症状，提高生活质量和延长生存期。恶性胸腔积液者，可给予胸穿抽液、注入化疗药物、免疫功能调节药物或胸腔封闭治疗。但在注入药物前，应尽可能抽尽胸腔内液体。有中等量和大量积液时，为避免纵隔摆动和复张性肺水肿，应先经皮置细硅胶管，在24小时内缓慢放净胸腔内液体，然后在胸腔内注入药物后夹管。除博来霉素外，其他药物可2种联合应用，但剂量必须减少1/3。为减少不良反应，可同时应用5 mg地塞米松进行胸腔内注射。每1～2小时变动体位1次，使药物分布均匀，24～48小时后拔管。

2）颅脑转移：有颅脑转移者，如果原发灶已控制、脑内转移只是单个病灶，可考虑手术治疗后行全颅放疗或全颅放疗后结合γ刀治疗。对于多发或弥漫性转移者，可采用全颅放疗。如果脑转移合并其他部位转移或肺原发灶未控制者，可考虑全颅放疗结合化疗。

3）骨转移：外放疗是治疗肺癌骨转移的有效方法。根据影像学转移灶部位，姑息放疗可对有可能危及生命和影响生活质量的骨转移灶产生较好疗效。此外，也可以选择双膦酸盐或降钙素等阻止骨溶解的药物，并产生止痛效果。

4）其他：合并气管或主支气管阻塞者，可经支气管镜局部治疗，或放置内支架后外放疗和（或）后装内放疗。出现上腔静脉阻塞综合征时，可给予脱水药物、糖皮质激素、放疗和化疗，也可考虑放置上腔静脉内支架治疗。肝转移可选用介入治疗、放疗或其他局部（如乙醇和射频）处理。

（6）对症治疗：包括止痛、止血和平喘等缓解症状的治疗。

二、护理

（一）心理－社会支持

患者一般在肺部肿瘤确诊前往往会有猜疑；患者得知自己患肺癌后，会面临巨大的身心应激，有的精神濒于崩溃，充满恐惧或绝望；有许多中晚期肺癌治疗效果不理想，生活能力衰退，情绪可转向抑郁、绝望。家庭主要成员对疾病的认识，对患者的态度，家庭经济情况，亦直接影响和加重患者不良心理反应。

（二）手术的护理

手术的护理包括手术前、后护理，并发症的观察和预防，同时注重手术后的功能锻炼，以期改善和提高患者的生活质量。

1. 术前护理

常规术前护理基本上与一般术前护理相近。应做好手术前指导，包括指导患者腹式呼吸、有效咳嗽和咳痰、戒烟等。

（1）戒烟：指导并劝告患者停止吸烟。因为吸烟会刺激支气管、肺，使支气管分泌物增加，妨碍纤毛的清洁功能，导致支气管上皮活动减少或丧失活力。

（2）教会患者有效的咳嗽与咳痰、做深呼吸、翻身、坐起、在床旁活动的方法，指导患者使用深呼吸训练器，并说明这些活动对促进肺扩张和预防肺部并发症的重要意义。

（3）指导患者练习腿部运动，防止下肢深静脉血栓形成。指导患者进行手术侧手臂和肩膀运动练习，以便术后维持正常的关节全范围的运动和正常姿势。告知患者术后24小时内会经常被叫醒，做深呼吸、咳痰和改变体位，要有一定的心理准备，尽量利用短暂的时间进行休息。介绍胸腔引流的设备及术后留置胸腔引流管的重要性和注意事项。

2. 手术后护理

（1）一般护理：生命体征观察、排尿、伤口局部的护理及疼痛等情况的观察与一般术后护理要求相似。

（2）术后合适的体位：肺切除术后麻醉未清醒时取平卧位，头侧向一边，以免导致吸入性肺炎；清醒后如血压平稳，可采用半坐位（床头抬高30°～45°），这种体位有利于膈肌下降，促进肺扩张和胸腔积液的排出；肺叶切除的患者可允许平卧或侧卧位，并可转向任一侧，但病情较重，呼吸功能较差者，应尽量避免健侧卧位，以免压迫正常的肺，限制其通气；肺段或楔形切除术者，应避免手术侧卧位，尽量选择健侧卧位，以促进患侧肺组织扩张。全肺切除术者，应避免过度侧卧，可采取1/4侧卧位（小幅度的侧卧），以避免纵隔移位和压迫健侧肺组织而导致呼吸循环功能衰竭。有明显的血痰或支气管胸膜瘘管者，应取患侧卧位。尽量避免头低足高仰卧位，以防止横膈上升而妨碍通气。每1～2小时定时给患者翻身1次，加强皮肤护理，预防压力性损伤的发生，同时可避免肺不张或深静脉血栓的形成。协助患者坐起时，要从健侧扶患者正常的手臂和头背部，并注意保护术后患者的体位和各种引流管。

（3）术后呼吸道护理。

1）呼吸的观察。应密切观察患者呼吸情况，即呼吸频率、幅度和节律，胸廓运动是否对称，双肺呼吸音；有无气促、发绀等缺氧征象以及动脉血氧饱和度等。

2）给氧和呼吸支持的护理。肺切除术后，按医嘱给予氧气吸入，一般给予鼻导管吸氧，流量 2 ～ 4 L/min，多数患者术后 2 ～ 3 天能适应肺容量的减少，缺氧症状改善后可间断吸氧。对那些呼吸功能不全，术后需用机械通气治疗，带气管插管者，有条件时常将这些患者安排在重症监护室。患者返回病房时，护士应密切观察导管的位置，防止气管导管的滑脱或移向一侧支气管，防止意外。

3）协助并鼓励患者进行有效的咳嗽、咳痰、深呼吸。咳嗽和深呼吸是简单而有效的呼吸治疗方法，有助于清除肺内分泌物，预防肺不张，促使肺扩张，改善肺部循环；有助于胸膜腔内液体的排出。术前应充分强调其重要性，详细评估患者咳嗽、咳痰的能力和有效性。术后每隔 1 ～ 2 小时 1 次。定时给患者叩击背部。叩击时患者取侧卧位，叩击者双手手指并拢，手背隆起，指关节微屈，从肺底由下向上、由外向内轻叩拍胸壁，促使肺叶、肺段处的分泌物松动并流至支气管。边叩击边鼓励患者咳嗽。患者咳嗽时，固定好胸部伤口，以减轻疼痛。术后最初几天内护士协助固定患者胸部，协助咳嗽和排痰，逐步过渡到教会患者自己或家属固定胸部。实施时先协助患者坐起，支持其胸背部伤口，可采用以下方法：①护士站在患者健侧，伸开双手，双手从胸部前后紧托胸部伤口部位以固定。固定胸部时各指靠拢，压紧伤口又不得限制胸部膨胀。可采用用手指按患者胸骨上切迹上方气管刺激患者咳嗽；也可同时嘱患者慢慢轻咳嗽，再深吸一口气，然后用力将痰咳出。患者咳嗽时略施压力按压其胸部，有助于患者将痰咳出。②护士站在手术侧，一手放在手术侧肩膀上并用力向下压，另一手置于伤口下支托胸部，深呼吸数次后咳嗽。采用正确的固定方法，不应按压胸骨及限制膈肌的正常活动。当患者咳嗽时，护士的头应在患者身后，可保护自己不被咳出的分泌物溅到。有效咳嗽的声音为音调低、深沉且在控制下进行。有些患者做深呼吸时出现一时晕厥，这是由于深呼吸增加胸内压力，阻止静脉血流回心脏，减少心排血量，血压降低导致脑供血不足所致；也由于过度换气时呼出大量二氧化碳，而使血中二氧化碳突然减少，呼吸减慢造成缺氧。一般数分钟后症状可自行缓解，护士要注意保护患者，防止摔倒撞伤。

4）稀释痰液、清除呼吸道分泌物。术后呼吸道分泌物黏稠而不易咳出者，可通过超声雾化吸入或气源启动的高频射流雾化吸入，以达到稀释痰液、解痉、抗感染的目的。常用药物有糜蛋白酶、地塞米松、β_2 受体激动剂、抗生素等。雾化吸入稀释痰液时应鼓励患者配合深呼吸，药液量不宜过多，一般雾化时间以 10 ～ 20 分钟为宜，避免患者过度劳累。

5）机械吸痰。吸痰可帮助术后患者排出呼吸道分泌物并刺激咳嗽。护士需掌握肺部听诊的方法，以评估患者有无吸痰的需要。应采用适时的吸痰技术并控制合适的吸痰频率，即根据痰液情况决定吸痰的时机。应预防吸痰导致的低氧血症，可在吸痰前后提高吸氧浓度，充分给氧，每次吸痰时间不得超过 15 秒，两次间隔应让患者休息 1 ~ 2 分钟。吸痰后护士要评估吸痰效果并记录痰量和性质。

（4）胸腔闭式引流管的护理：肺切除后常规放置胸腔闭式引流管。胸腔闭式引流管护理是肺癌术后的重要部分，应保持有效的胸腔引流，即做到引流管通畅、密闭和合理的固定等。术后的胸腔引流一般在手术室置管。通常放置两根引流管，分别从锁骨中线第 2 肋间和腋中线第 6 ~ 8 肋间放入，前者引流管较细，主要以引流胸腔内气体为主；而后者引流管较粗，主要以引流胸腔内的液体和血液为主。

1）引流装置的位置：胸腔闭式引流主要是靠重力引流，水封瓶应置于患者胸部水平下 60 ~ 100 cm，并应放在专门的架子上，防止被踢倒或抬高。搬运患者时，先用两把止血钳双重夹住胸腔引流管。

2）患者的体位：术后患者通常取半卧位，如果患者躺向插管侧，注意防止压迫胸腔引流管。

3）引流管的长度与固定：引流管的长度以能将引流管固定在床沿，且能使它垂直降到引流瓶为宜。过长时易扭曲，还会增大无效腔，影响通气。过短时患者翻身或坐起时易牵拉到引流管。

4）维持引流系统的密闭：为避免空气进入胸膜腔，所有接头应连接紧密。目前多使用一次性的塑料引流瓶，不易打破，但应注意引流伤口周围用纱布包盖严密。

5）密切观察引流管是否通畅，防止受压、扭曲、堵塞和滑脱。检查引流管是否通畅的方法，是观察是否有气体排出和长管内水柱的波动。正常的水柱上下波动 4 ~ 6 cm。若波动停止，表明该系统被堵塞或肺已完全膨胀，如发现气胸或张力性气胸的早期症状，应怀疑引流管被血块堵塞，应设法挤压引流管。当发现引流液较多时，可按需挤压引流管的堵塞局部，通过挤压引流管可使堵塞管子的血块移动，从而保持引流管通畅。挤压引流管的方法，可用一只手固定引流管，另一只手握紧引流管朝引流瓶方向滑动。由于胸腔引流术是个痛苦的经历，尤其是挤压时产生的负压会让患者感到异常疼痛，故不可将挤压引流管作为常规操作，应通过评估，证实存在血块堵塞时，再进行挤压。

6）密切观察引流液色、质、量：术后第一个 24 小时内引流液量约 500 mL，为正常引流量。若引流量突然增多（每小时 100 ~ 200 mL）且为血性，应考虑出血的可能，应立即通知医师。引流量过少，密切观察引流管是否通畅。

7）胸腔引流管置管期间的各项操作应遵守无菌原则，预防感染。胸腔引流瓶中的液体应为蒸馏水或生理盐水。

8）并发症的观察与预防：全肺切除术后的胸腔引流管一般呈钳闭状态，以保证术后患侧胸腔内有一定量的渗液，以减轻纵隔移位。一般酌情放出适量的气体或引流液，以维持气管、纵隔位于中间位置。每次放液速度宜慢，液量每次不宜超过100 mL，以避免快速大量放液引起纵隔突然移位，甚至导致心搏骤停。应密切观察有无皮下气肿、气管移位等并发症。

9）胸腔引流管拔管的注意事项：肺癌手术患者的胸腔引流管一般安排48～72小时后，如查体及胸片证实肺已完全复张，8小时内引流量少于50 mL，无气体排出，患者无呼吸困难，可拔出胸腔引流管。拔管时患者应取半卧位或坐在床沿，鼓励患者咳嗽。挤压引流管后夹闭。嘱患者深吸一口气后屏住呼吸。患者屏气时拔管，拔管后立即用凡士林纱布覆盖伤口。拔管后，要观察患者有无呼吸困难、气胸和皮下气肿。检查引流口覆盖情况，是否继续渗液等。

（5）疼痛护理。

1）术后常规给予自控式硬膜外持续止痛，并向患者详细介绍自控镇痛给药方法。

2）观察硬膜外持续止痛管的位置及连接是否完好，嘱患者活动时动作宜缓慢，不宜过猛，防止硬膜外止痛管滑脱。

3）定时评估患者疼痛的部位、性质和程度，寻找疼痛原因。如腹带包扎时使胸管受压上翘紧贴患者胸壁引起疼痛，胸液引流不畅引起胸痛，往往在祛除上述诱因后，患者疼痛得以缓解。

4）协助患者咳嗽、咳痰时应用双手压住伤口，以减轻疼痛。

5）如疼痛严重影响患者休息和活动，患者因疼痛影响有效咳嗽，应给予不影响呼吸和咳嗽的止痛药或止痛贴剂。

（6）术后的活动与锻炼。

1）鼓励患者早期下床活动，并制订合适的个体化活动方案：其目的是预防肺不张，改善呼吸循环功能，增进食欲，振奋精神。术后第1天，患者生命体征平稳无禁忌证，应鼓励和协助患者下床或在床旁站立移步。若带有引流管，应妥善固定保护；应严密观察患者病情变化，在活动期间尤其是活动初期，若患者出现头晕、心悸、出冷汗、气促等症状，应立即停止活动。术后第2天起，可扶持患者围绕病床在室内走动3～5分钟，以后根据病情可逐步增加活动量。

2）手臂与肩关节的运动：目的是预防手术侧胸壁肌肉粘连、肩关节强直以及失用性肌萎缩。先进行被动运动，逐步过渡到主动运动。即患者麻醉清醒后，可协助患者进行躯干和四肢的轻微活动。术后第1天开始做肩、臂的主动运动。如抬高肩膀并前后运动；抬举肘部，使肘部尽量靠近耳朵，然后固定肩关节将手臂伸直；将手臂高举到肩膀高度，将手肘弯成90°，然后旋转肩膀而将手臂向前、向后划弧线等。锻炼时患者可先躺着进行，然后可改为坐姿、站姿。可以在患者进行锻炼前，给予适量的镇痛药，协助患者咳出痰液，以便患者能更好地配合。运动量以患者不感到疲乏和疼痛为宜，让患者逐步适应肺切除后余肺的呼吸容量。

（7）术后并发症预防与护理。

1）出血：可能因手术时胸膜粘连紧密，止血不彻底或血管结扎线脱落、胸腔内大量毛细血管充血以及胸腔内负压等因素而导致胸腔内出血。应严密观察生命体征，定时检查伤口敷料以及引流管旁的渗血或出血情况，严密观察胸腔引流液的色、质、量并记录。若术后 3 小时内胸腔引流液量超过 100 mL/h，且呈色鲜红，伴有血凝块，有失血性休克征象，疑为活动性出血，应及时报告医师，在中心静脉压监测下加快输液输血速度，遵医嘱给予止血药，同时保持胸腔引流管通畅，定时挤压胸管。必要时考虑剖胸止血。

2）肺不张：采用保留肋骨的剖胸术，尤其是断肋骨剖胸方法，术后 6 小时患者即能恢复有效的咳嗽，也使得肺不张发生率大大下降。肺不张可能与手术采用全身麻醉方式导致患者膈肌受抑制，术后软弱无力或胸部包扎过紧等有关，从而限制呼吸运动，使患者咳嗽无力。术后患者不能有效排痰，易导致分泌物潴留堵塞支气管，引起肺不张。术后肺不张主要应注重预防，如采用双腔气管插管以防止术中呼吸道分泌物流入对侧呼吸道，手术结束时拔除气管插管前应充分吸痰，术后必要时协助医师行纤维支气管镜下吸痰，病情严重者可行气管切开，以保证呼吸道通畅。

3）支气管胸膜瘘：是肺切除术后严重的并发症之一。可能与下列因素有关：支气管缝合不严密，支气管残端血供不良，支气管缝合处感染、破裂，余肺的表面肺泡或小支气管撕裂，术前放射治疗等。目前肺切除术后早期支气管残端瘘已少见。多发生在术后 1 周内。术后 2 周内仍持续有大量气体从胸腔引流管排出，患者出现发热、刺激性咳嗽、痰中带血或咯血痰、呼吸音减低、呼吸困难。考虑存在支气管胸膜瘘时，可将亚甲蓝注入胸膜腔，患者咳出带有亚甲蓝的痰液即可诊断。支气管胸膜瘘时，支气管分泌物流入胸腔，继发感染可引起脓胸；空气经瘘管进入胸膜腔，可造成张力性气胸、皮下气肿，甚至大量的胸腔积液经瘘孔流入支气管内，导致窒息。一旦发生窒息先兆，应及时报告医师，将患者置于患侧卧位，以防瘘出液流向健侧，并配合抢救，必要时再次剖胸修补瘘孔。

4）术后早期肺功能不全：多发生于术前肺功能不良或肺切除范围超过术前估计范围的患者。对肺功能不良的患者，应用呼吸机支持辅助呼吸，帮助患者顺利度过手术期，一般术后第 5～7 天即可停用呼吸机。随着无创机械通气的广泛应用，术前先用面罩加压机械通气辅助呼吸，同时帮助患者有效的咳嗽、咳痰，有利于防止术后早期肺功能不全。

（三）化学治疗的护理

肺癌化疗护理的特点如下：化疗作为肺癌治疗的主要综合措施之一，应根据患者全身情况、静脉情况、熟悉所用药物的不良反应和所采用的化疗途径等给予个体化疗护理。肺癌的外周静脉途径化疗的总有效率为 40% 左右。介入化疗如支气管动脉灌注（BAD）化疗、支气管动脉与肺动脉双重灌注（DAI）化疗、经皮动脉导管药盒系统（PSC）途径的近期总有效率在 80% 以上，故为许多有适应证肺癌的化疗手段之一。

（1）铂类药物是肺癌联合化疗的基础药物，如顺铂的催吐作用强，应充分做好水化，按医嘱给予对症支持治疗。注意监测 24 小时尿量，观察有无耳鸣、头晕、听力下降等不良反应。

（2）肺癌化疗药物中应用紫杉醇类等抗代谢类药物者居多，该类药物血管毒性强，局部外渗易导致局部组织坏死。另外使用该类药物的患者可出现变态反应，应详细询问过敏史，密切观察患者的脉搏、呼吸、血压的变化，严格掌握剂量和用药时间，尤其在开始用药的第 1 小时内应每 15 分钟测量 1 次脉搏、呼吸、血压，对有可能发生变态反应者，最初 30 分钟内应控制滴速，若出现明显的变态反应，应停止用药，并配合抢救。对化疗前常用的辅助药物如激素等解毒拮抗剂，注意用药的剂量、时间应准确。

（3）肺癌患者化疗次数较多，应合理选择血管。一般化疗不宜选择下肢静脉。然而对出现上腔静脉压迫综合征的患者，应避免患侧上肢静脉注射，宜选择下肢静脉化疗，因为如用上肢静脉注射化疗药物，其静脉血液回流心脏受阻致使药物在局部较长时间滞留而加重局部的刺激作用，此外大量液体可加重上腔静脉压迫综合征症状。

（4）肺癌化疗结合放疗应用，可能导致两者的不良反应更早出现，不良反应的严重程度加剧，应密切观察，及时处理。

（5）对于老年肺癌患者，尤其是大于 70 岁者，化疗的争议较大。由于老年患者代谢慢、机体功能衰退、全身并发症多、化疗对机体损伤大，根据患者的全身耐受情况，多主张单药化疗为好，应紧密观察其不良反应，用最小的剂量达到最大的缓解率，以提高老年患者的生活质量为治疗目的。

（四）放射治疗的护理

急性放射性肺炎是肺癌放射治疗中较多见且危害较大的并发症。肺癌患者正常肺组织接受常规放疗 20 Gy 后即会产生永久性损伤，照射 30 ~ 40 Gy3 ~ 4 周后，所照射的肺即呈现急性渗出性炎症，但多不产生症状，若伴发感染，即出现急性放射性肺炎的表现；照射后 6 个月左右出现肺纤维化改变，到 1 年左右达到最严重地步。

放射性肺炎的形成与受照射面积的关系最大，与剂量及分割也有关，面积、剂量越大，发生放射性肺炎的概率越高。放射性肺损伤发生的另一个重要因素是应用化疗，化疗可加重放疗造成的肺损伤，某些药物本身就会引起药物性肺炎及肺纤维化，更易引起肺损伤。

重症阻塞性肺气肿患者更易并发放射性肺炎。对全身情况很差，伴有严重心、肝、肾功能不全者禁用放疗。

放射性肺炎的主要临床表现为咳嗽、咳大量的黏液痰、气促、白细胞升高，可出现体温升高，严重者可出现呼吸困难，听诊可闻及干湿啰音。X 线摄片显示肺部有与照射野一致的病变范围的肺炎影像。应密切观察患者的体温变化，密切观察放疗期间和放疗后血常规中白细胞的情况；观察呼吸情况，有无咳嗽、咳痰等加重。放疗中应每周检查血常规，如血白细胞明显下降，要暂停放疗。应卧床休息，给予高热量、高蛋白质、易消化饮食；高热者给予物理降温或药物降温；按医嘱给予抗感染、止咳、化痰、平喘等对症处理；一旦急性放射性肺炎诊断明确，应按医嘱及时给予大剂量肾上腺皮质激素治疗，维持数周后逐渐减量直至停止使用激素；根据呼吸困难的严重程度，必要时给予氧疗。

放射性肺炎一旦发生，治疗难度很大，故重在预防。对肺癌患者应精确设野，使正常肺组织受量减至最少，照射容积降至最低；合并应用化疗，应选择适当药物，并与放疗间隔适当时间，以利于正常肺组织恢复；对有长期大量吸烟史及慢性肺病者更应注意，以降低肺损伤的发生率，减轻损伤程度，减少放疗相关死亡。

（五）生物靶向治疗的护理

皮疹、腹泻、畏食、口腔溃疡等为吉非替尼和厄洛替尼常见的不良反应，因而在服用这些药物时应密切观察头面部和躯干的皮肤是否异常，注意保持清洁，用温水轻轻清洗皮肤，勿搔抓，勿使用刺激性清洁剂，注意防日光暴晒。应密切观察腹泻患者的大便次数、量和性状，注意保持肛周皮肤的清洁、完整。腹泻频繁者，必要时按照医嘱使用止泻药物并酌情减量治疗。

厄洛替尼最为严重的不良反应为间质性肺炎，故用药期间应密切观察患者有无咳嗽、胸闷、气促、发绀、发热等症状。应注意休息，适当活动，加强营养，防止受凉感冒，必要时按医嘱给药和氧疗。

（六）营养和液体平衡的护理

提供高热量、高蛋白质、丰富维生素、易消化吸收、多样化、营养丰富的食物，鼓励进食。一般蛋白质 100 ~ 150 g/d，总热量 20 900 ~ 25 080 kJ/d（5000 ~ 6000 kcal/d）。对伴有营养不良者，经肠内或肠外途径补充营养，改善患者的营养状况。

放疗或化疗期间有食欲下降、恶心、呕吐的患者，应注重调配患者喜爱的食物，以适口、清淡为原则，少量多餐。注意调整食物的色、香、味，提高患者的食欲。必要时给予静脉高营养。

肺癌术后严格掌握输液的量和速度，防止左心衰竭、水肿的发生。全肺切除术后应适当控制钠盐的摄入量，24 小时补液量控制在 2000 mL 以内为宜，以维持液体的平衡。同时应注意营养的补充，一般患者意识恢复后且未出现恶心现象，拔除气管插管 4 ~ 6 小时后，如无禁忌证即可开始饮水，逐步过渡到进食流质、半流质饮食，直至普食。术后饮食护理除应遵循上述提供丰富营养的食物外，还应以维持水、电解质平衡，改善负氮平衡，提高机体抵抗力，促进伤口愈合为原则。

（七）康复支持

1. 呼吸功能的康复

早期有效咳嗽、腹式呼吸等为预防术后肺不张、防止胸膜粘连、恢复肺功能的关键措施，进一步的康复锻炼措施如下。

（1）腹式深呼吸：指导患者应用腹式深呼吸以改善与恢复肺癌术后的肺功能，同时可减轻疼痛。采用深长而缓慢的呼吸，即尽量用鼻吸气而用口呼出，每天 4 ~ 6 次，每次 5 ~ 10 分钟，患者可平卧或坐位，两手分别置于胸、腹部，膝关节屈曲，深吸气时腹部尽量隆起，然后缓慢呼气，置于腹部的手向上向后压，以帮助膈肌上移使腹部收缩。可练习吹气球或用深呼吸训练器以促使肺充分膨胀。

（2）不同手术部位的呼吸训练：根据肺癌手术部位的不同，可采取有针对性的局部训练技术，以提高有效咳嗽、腹式呼吸的整体效果。如加强肺上部通气，可双手叉腰，放松肩胛骨，再进行深呼吸；为加强肺下部通气和膈肌运动，可在吸气时尽量抬高双手，使双手高于头部，呼气时手还原。

（3）全身呼吸运动。

1）站立呼吸：双手叉腰，两脚分开与肩同宽，充分放松肩胛骨，进行深呼吸。

2）单拳呼吸：单手握拳并举起，举起时深吸气，放下时缓慢呼气。

3）托天呼吸：双手握拳，有节奏地缓慢举起并放下，举起时吸气，放下时缓慢呼气。

4）蹲站呼吸：双手自然放松，做下蹲动作时吸气，站起时缓慢呼气。

2．康复运动

对长期卧床的患者，应指导患者进行抬臂、抬肩、手达到对侧肩部、举手过头或拉床带活动，可防止患侧肩关节强直，有利于血液循环，防止血栓形成，患者体力恢复时，应尽早下床活动，也有利于防止深静脉血栓形成。患者可根据自身的体质、病情、个人的爱好，结合季节特点，选择适宜自己的康复运动，如散步、打太极拳、钓鱼或登山等，以不过度劳累为原则，并逐步恢复到正常时的活动量。

3．其他的健康指导

（1）宣传吸烟对人体健康的危害，提倡戒烟，并注意避免被动吸烟。力争改善劳动条件和生活环境，对职业性致癌物接触者和高发地区人群，定期进行重点普查。开展防治肺癌的宣传教育，对高危人群做到早发现、早治疗。

（2）尽量少到人多或空气污染的公共场所，避免呼吸道感染。

（3）戒烟：使患者了解吸烟的危害，鼓励患者戒烟。

（4）饮食指导：少吃刺激性食物及生痰伤肺的食物，多吃富含维生素 A 及 C 的食物，以及清肺润肺食物。

（5）对肺癌缓解期患者，指导家属帮助患者切实安排好每天的生活、休息、饮食和活动，最大程度地发挥家庭支持作用，以增强患者的治疗信心，维持较好的生活质量。

（6）若出现伤口疼痛、剧烈咳嗽及咯血等症状，或存在进行性倦怠，应及时到医院复诊。

（7）指导门诊随访知识，掌握下次放疗、化疗的时间，准时就诊，定期复查。

（倪伟慧）

第二节　肝癌

一、概述

肝癌是常见的肝恶性肿瘤，包括原发性肝癌和转移性肝癌。肝肉瘤少见。

（一）原发性肝癌

原发性肝癌是我国常见的恶性肿瘤。本病早期表现隐蔽，如不及时发现和治疗，病程发展快，死亡率高。在我国，肝癌年死亡率占肿瘤死亡率的第二位。年龄大多为

40～50岁，男性比女性多见；东南沿海地区发病率较其他地区高。

1．病因病理

（1）病因：原发性肝癌的病因迄今尚不完全清楚，流行病学、临床和实验研究均表明，其发病与病毒性肝炎、环境污染、饮食、寄生虫、化学物质和遗传等因素有关。

1）病毒性肝炎：肝细胞癌（HCC）的发生与乙型肝炎病毒（HBV）和丙型肝炎病毒（HCV）的感染密切相关。约80%的HCC由HBV和（或）HCV感染引起。

2）水污染：污水中存在水藻毒素等多种致癌或促癌物质。研究表明，长期饮用被水藻毒素污染的水与肝癌发生有密切相关性。

3）饮食：肝癌相对高发的地区，食物被黄曲霉菌及其毒素污染程度高于其他地区；土壤和食物中含硒量低的地区，肝癌发病率高；另外，饮酒是肝癌的重要危险因素之一。

4）寄生虫：血吸虫和肝吸虫感染与肝癌的发病有关。

5）化学物质：腌制的鱼、肉、蔬菜等食物中亚硝胺类化学物质含量较高，长期食用该类食物人群的肝癌发生率高于普通人群。

（2）病理。

1）分类：①肝癌按大体病理形态可分为3型，结节型、巨块型和弥漫型，以结节型为常见，结节大小不一，散在分布，常伴有肝硬化；②按肿瘤大小可分为4型，微小肝癌（直径＜2 cm）、小肝癌（＞2 cm，≤5 cm）、大肝癌（＞5 cm，≤10 cm）和巨大肝癌（＞10 cm）；③按病理组织可分为3型，肝细胞癌、肝内胆管细胞癌和两者同时出现的混合型肝癌，我国肝细胞癌的发病率占肝癌的90%以上。

2）原发性肝癌的转移途径：①常经门静脉系统在肝内播散，容易侵犯门静脉分支，也可形成癌栓阻塞门静脉主干引起门静脉高压的症状；②血行播散肝外转移，最常见的为肺，其次为骨、脑等；③肝癌经淋巴转移，以肝门淋巴结常见；④中晚期患者，肿瘤可直接侵犯结肠、胃或膈肌等邻近器官；⑤癌细胞脱落入腹腔，可发生腹腔种植转移。

2．临床表现

原发性肝癌早期缺乏典型临床表现，进入中、晚期可有明显的临床症状和体征。

（1）症状。

1）肝区疼痛：是原发性肝癌最常见的症状。常见表现为肝区不适或隐痛，随着癌肿的生长，症状进一步加重，出现持续性钝痛、胀痛或刺痛。疼痛是因癌肿迅速生长使肝包膜张力增大所致。疼痛部位与病变位置有密切关系，如位于右半肝顶部的癌肿累及膈肌时，疼痛可牵涉至右肩背部；癌肿破裂，引起腹腔内出血，表现为突发右上腹剧痛及腹膜刺激征的表现。

2）消化道症状：早期症状不明显，无特异性，主要表现为食欲减退、腹胀、恶心、呕吐或腹泻等，易被忽视。

3）全身症状：①乏力、消瘦。早期不明显，往往随病情发展而逐渐加重，晚期体重呈进行性下降，可伴有贫血、腹水、黄疸及恶病质等。②发热。为持续性低热或中度不规则发热，体温为 37.5℃ ~ 38℃，个别可达 39℃，其特点是不明原因、使用抗生素治疗无效。

4）癌旁综合征：部分症状先于肝癌局部症状发生，主要有低血糖症、红细胞增多症、高钙血症和高胆固醇血症；也可有男性乳房发育、类癌综合征、高血压和甲状腺功能亢进等特殊表现。其机制为癌肿本身代谢异常或肝癌产生的一些物质进入血流并作用于远处组织，对机体造成各种影响。

（2）体征。

1）肝大和肝区肿块：为中晚期肝癌最常见的体征。肝呈进行性不对称肿大，质地坚硬，边缘不规则。在右肋缘下或剑突下扪及表面大小不等的结节或肿块，可随呼吸上下移动。偶有因患者本人扪及肿块而就医的情况。如肿块靠近右肝顶部，可使膈肌抬高，出现胸腔积液。

2）黄疸：胆管细胞癌或弥漫性肝癌可出现明显黄疸。如癌肿广泛扩散可引起肝细胞性黄疸，癌肿侵犯肝内主要胆管或肝门外转移淋巴结压迫肝外胆管，可引起阻塞性黄疸。

3）腹水：见于肝癌合并肝硬化、门静脉高压、门静脉或肝静脉内癌栓形成、肿瘤侵犯腹膜等。一般呈草黄色。癌肿破裂出血，腹水可为血性，可有腹膜刺激征表现。

4）其他：肝癌合并肝硬化者，常有肝掌、蜘蛛痣和腹壁静脉曲张等表现。

3. 辅助检查

（1）实验室检查。

1）肿瘤标志物检查：包括甲胎蛋白（AFP）、癌胚抗原（CEA）或糖链抗原（CA19-9）：① AFP。目前 AFP 已被公认为简便而确诊率较高的定性检查，也是普查原发性肝癌的首选方法。若 AFP ≥ 400μg/L，呈持续性升高并能排除妊娠、活动性肝病、生殖腺胚胎源性肿瘤等情况，即可考虑肝癌的诊断。AFP 低度升高者，应做动态观测，并结合肝功能变化及影像学检查进行综合分析判断。② CEA 或 CA19-9。部分胆管细胞癌患者指标升高。

2）血清酶学检查：血清碱性磷酸酶、乳酸脱氢酶等可能升高，但缺乏特异性，且早期患者阳性率极低。

（2）影像学检查。

1）超声检查：具有良好的诊断价值，在短期内可重复检查且是非侵入性的无创检查，因而可作为高发人群普查的首选工具。该检查用于肝癌诊断，可显示肿瘤的部位、大小、数目、形态及肝静脉或门静脉内有无癌栓等，诊断符合率可达90%左右。超声造影可进一步提高肝癌诊断率，并可发现小肝癌或微小肝癌。

2）CT：分辨率较高，诊断符合率高达90%以上。CT动态扫描与动脉造影相结合的CT血管造影（CTA），可提高微小肝癌的检出率。目前多层螺旋CT扫描可捕捉肝癌的血液供应，定位准确；三维CT成像有强大的三维图像处理能力，可明确肝内癌灶与重要血管和胆管的关系，对手术有重要指导意义。

3）磁共振成像（MRI）：鉴别血管瘤优于CT，诊断价值与CT相仿。对肝静脉、门静脉、下腔静脉和胆道重建成像时，可显示管腔内癌栓分布的具体情况。

4）选择性肝动脉造影：为有创检查，必要时才考虑采用。诊断肝癌准确率高达95%，对血管丰富的癌肿，其分辨率低限约0.5 cm。

（3）超声引导下肝穿刺活组织检查：对诊断困难或不适宜手术者，要获得病理诊断，为下一步治疗提供科学依据，可做此项检查。但不能排除肝血管瘤者禁用。

（4）腹腔镜检查：适用于肝表面的肿瘤，通过其他检查无法确诊的患者。

4. 治疗原则

关键是提高肝癌长期治疗效果，需早期诊断和早期采用以手术切除为主的综合治疗。微小肝癌和小肝癌，手术切除预后一般较好。除手术切除外，还有肿瘤消融、放射治疗、经肝动脉和（或）门静脉区域化疗或经肝动脉栓塞化学治疗和全身药物治疗等综合治疗方法。强调个体化治疗。

（1）非手术治疗

1）肿瘤消融：适用于不宜手术或不需要手术的肝癌；也可在术中应用或术后用于治疗转移瘤、复发瘤。具有创伤小、安全性高、患者恢复快、部分治疗效果比较满意等特点。常见肿瘤消融方法有：在超声引导下经皮穿刺行微波、射频、冷冻、无水乙醇（PEI）注射等。

2）放射治疗。适用于：①术后复发的患者；②癌肿较局限、无远处转移，不伴有严重肝硬化，无黄疸、腹水、脾功能亢进和食管静脉曲张等一般情况较好且不适宜手术切除的患者。可采用以放射治疗为主的综合治疗。

3）经肝动脉和（或）门静脉区域化疗或经肝动脉栓塞化学治疗（TACE）。适用于：不可切除的肝癌或肝癌切除术后的辅助治疗；有些不能一期手术切除的巨大肝癌，经治疗后肿瘤缩小，部分患者可重新获得手术切除机会。

4）全身药物治疗：包括生物和分子靶向药物治疗及中医中药治疗。

（2）手术治疗：术前精准评估肝脏的储备功能，对于选择合理的治疗方法，把握安全的肝切除范围，从而降低患者术后肝衰竭的发生率具有重要意义。除静态为主的肝功能生化指标，还有肝功能定量吲哚菁绿（ICG）排泄试验，通常以注射后 15 分钟血清中 ICG 滞留率（ICG-R15）作为量化评估肝功能储备功能的指标。ICG-R15 与 Child-Pugh 分级有较强的相关性，术前可与 Child-Pugh 分级相结合以综合评估肝脏储备功能。

1）部分肝切除。适用于：①无明显心、肺、肾等重要脏器的器质性病变；②肝功能正常或仅有轻度损害，肝功能 A 级；③肝功能 B 级，经短期保肝治疗后肝功能恢复到 A 级；④肝外无广泛转移性肿瘤。目前常用的有传统的开腹手术和腹腔镜手术 2 种方式。根据肿瘤的大小、数目、位置及全身评估等情况，可分根治性肝切除和姑息性肝切除。

2）肝移植。适用于：①肝功能 C 级或长期为 B 级，经护肝治疗不能改善者；②肿瘤 ≤ 5 cm，数目少于 3 个者；③无血管侵犯和远处转移者。按照上述标准选择患者，肝移植治疗肝癌可以获得较好的长期治疗效果。但因供肝严重缺乏，价格昂贵，临床应用受到限制。

（二）转移性肝癌

转移性肝癌又称继发性肝癌。

1. 病因病理

（1）病因：肝是最常见的血行转移器官，许多器官的癌细胞都可转移到肝，多见于来自消化系统的原发肿瘤，如结、直肠癌，胃癌和胰腺癌等。其次是肺癌、乳腺癌、肾癌、卵巢癌、前列腺癌、鼻咽癌等。

（2）病理：消化道及盆腔部位的恶性肿瘤经门静脉转移到肝；肺癌、乳腺癌和鼻咽癌经肝动脉转移到肝；胃癌和胆囊癌可直接蔓延到肝。其病理组织结构与肝外原发癌相似。

根据临床上发现原发癌与转移癌先后时间不同，将转移性肝癌分为 3 种类型：①早发型。即未发现原发癌，而先发现肝转移，这种类型肿瘤恶性程度较高，预后差。②同步型。原发癌与肝转移同时被发现。③迟发型。原发癌手术数月或数年后，发现肝转移癌。

2．临床表现

（1）症状：常以肝外原发癌所引起的症状为主要表现，转移性肝癌结节较小时，一般无症状，往往在影像学检查时发现。

（2）体征：若肝外原发癌切除后出现肝区间歇性不适或疼痛，应考虑有肝转移。随病情发展，患者可有乏力、食欲减退、体重减轻等症状。部分患者有肝大及质地坚硬有触痛的癌结节；晚期患者可出现贫血、黄疸和腹水等。

3．辅助检查

（1）实验室检查：AFP检测常为阴性，肝功能检查多正常。CEA、CA19-9、CA12-5等对消化系统、肺、卵巢等器官癌肿的肝转移有诊断价值。

（2）影像学检查：超声检查、CT、MRI、PET/CT等影像学检查有重要诊断价值，并能判断病变部位、数目、大小。超声检查发现靶环征（又称"牛眼征"），对诊断转移性肝癌有意义。

4．治疗原则

根据患者情况及肝外原发癌肿的病理性质，综合考虑治疗方案。

（1）非手术治疗：不能切除的转移性肝癌，可采用冷冻、微波或射频治疗，或经肝动脉植入皮下埋藏式储药器行肝动脉栓塞化学治疗或肝动脉持续灌注化学治疗。还可选用化学药物和中药进行辅助治疗。

（2）手术治疗：如为单发转移癌或癌肿局限在半肝内，而原发癌可切除，应在切除原发癌的同时切除肝转移癌，是治疗转移性肝癌最有效的办法。

二、护理

（一）护理评估

1．术前评估

（1）健康史。

1）一般情况：了解患者的年龄、性别、婚姻、职业；有无长期进食含黄曲霉菌和亚硝胺类食物的饮食习惯；居住环境水源和土地受污染情况，是否处于肝癌的高发区。

2）既往史：有无肝炎、肝硬化，有无其他系统疾病如肿瘤、糖尿病等和外伤、手术史。

3）家族史：家族中有无肝癌和其他肿瘤患者。

（2）身体状况。

1）症状与体征：①疼痛发生的部位、性质、程度、是否有诱因和周期性；有无消化道症状如食欲减退、腹胀、恶心、呕吐或腹泻等；有无消瘦、发热、恶病质的表现。②右肋缘下或剑突下是否可触及肝脏，其质地是否较硬、表面是否光滑，肿块大小和部位；有无肝浊音界上移、黄疸、腹水等体征。③有无肝性脑病、上消化道出血等。

2）辅助检查：了解肿瘤标志物检查、血液酶学检查、超声、CT、MRI等影像学检查的结果，并评估肝脏储备功能。肝穿刺活组织检查或腹腔镜探查的病理学结果。

（3）心理－社会状况：了解患者对疾病的认知程度。是否有紧张、焦虑、恐惧、悲伤、烦躁等不良情绪。了解患者的家属和朋友是否能给予患者生活、心理和经济等方面的支持。

2．术后评估

（1）术中情况：了解患者麻醉方式、术式，手术是否顺利，出血量及补液量、输血量；术中的各项生命体征。

（2）身体状况：评估患者生命体征是否平稳；意识是否清醒；各种引流管是否通畅及引流液的颜色、性状和量；有无药物的不良反应；饮食营养情况；康复过程中腹腔内是否有出血、感染、胆汁漏、膈下积液及脓肿和肝性脑病等并发症出现；切口愈合情况；肝功能恢复情况。

（3）心理－社会状况：患者是否了解出院后定期复查和随诊的注意事项，护肝药物的应用、康复过程中饮食、运动等注意事项是否掌握。患者出院时是否对身体康复有担心和悲观情绪。患者的家属和朋友是否能给予其生活、心理和经济等方面的支持。

（二）护理问题

1．疼痛

疼痛与肿瘤迅速生长导致肝包膜张力增加，或与手术、穿刺、放疗和化疗等对身体的创伤有关。

2．营养失调：低于机体需要量

营养失调：低于机体需要量与食欲减退、化学治疗引起的胃肠道不良反应及疾病引起机体代谢增加、手术创伤等有关。

3．焦虑／恐惧

焦虑／恐惧与担心手术、疼痛、疾病的预后等因素有关。

4. 清理呼吸道无效

清理呼吸道无效与手术的麻醉方式及术后咳嗽致切口疼痛使患者不愿意咳嗽有关。

5. 潜在并发症

出血、感染、肝性脑病、膈下积液和胆汁漏。

（三）护理目标

（1）患者疼痛减轻或缓解。

（2）患者营养状况改善，体重增加。

（3）患者焦虑与恐惧减轻或消失。

（4）患者能有效咳嗽排痰，保持呼吸道通畅。

（5）患者未发生并发症，或并发症得到及时发现和处理。

（四）护理措施

1. 非手术治疗 / 术前护理

（1）疼痛护理。

1）疼痛评估：包括评估疼痛强度、部位、性质、持续时间、加重和减轻的因素；选择适宜患者的疼痛评分的工具如口诉言词评分法（VRS）或视觉模拟评分法（VAS），采取镇痛措施后，应做好疼痛再评估工作。

2）健康宣教：做好患者和家属入院时、术前、手术当天、术后及出院前疼痛相关知识宣教。教会患者掌握非药物镇痛的方法，如放松法等。

3）镇痛药物护理：遵医嘱使用镇痛药物，并观察药物效果及不良反应。

（2）饮食护理：向患者解释摄取营养物质的重要意义，并采取合理的饮食结构。①多吃高热量、含丰富维生素和清淡、易消化的软食，不宜进食辛辣、粗糙及坚硬的食物；腹水明显者，严格控制水、钠盐的摄入量，记录 24 小时出入水量，记录体重及腹围变化。②采取增加食欲的措施：选择患者喜好的适合病情的食物品种；创造良好的进食环境，及时清理呕吐物；进食前、进食时不做引起疼痛和不适的治疗、护理和检查。③遵医嘱给予助消化药及护肝药。④原发性肝癌合并肝硬化有肝功能损害者，应限制蛋白摄入；必要时可给予肠内外营养支持，输血浆或白蛋白等，以改善贫血、纠正低蛋白血症，提高机体抵抗力。

（3）心理护理：耐心向患者和家属介绍有关病情、检查、治疗和护理措施等方面知识；疏导、安慰患者，鼓励家属与患者多沟通，帮助其树立战胜疾病的信心，主动积极地配合治疗。

（4）呼吸道管理：①重视宣教，提高患者和家属对呼吸道管理重要性的认识；

②术前戒烟，积极治疗呼吸道慢性疾病；③教会患者正确的腹式呼吸和有效咳嗽，咳痰的方法。

（5）用药护理。

1）护肝药物：按时服药，动态监测肝功能。

2）改善凝血功能药物：有出血倾向、凝血酶原时间延长者，补充维生素 K_1 和维生素 C，必要时补充血浆和凝血因子，改善凝血功能。用药期间，应动态监测凝血功能，注意观察皮下出血点是否逐渐消失。

（6）潜在并发症的预防：慎防巨块型肝癌患者肿瘤破裂出血。

1）卧位与活动：嘱卧床休息。避免精神紧张；避免剧烈咳嗽、用力排便等增加腹压的动作；谨慎选择右侧卧位。

2）局部处理：腹部用多头带包扎，防止腹部受外力撞击。

3）病情观察：严密监测生命体征变化，如发现患者腹痛剧烈，且伴腹膜刺激征，及时告知医师，做好抢救准备工作。

（7）术前准备：积极完善各项术前准备，确保手术顺利进行。

1）肠道准备：手术前 1 天给予口服泻药或手术前晚及术晨给予生理盐水清洁灌肠，以减少血氨来源。

2）药物及用物准备：遵医嘱备好充足的血及血制品，并备好各种术中所需物品、药品。

2. 术后护理

（1）体位：全身麻醉清醒血压平稳后取半坐卧位，术后 1～2 天应卧床休息，活动不宜过早、过剧，术后早期应避免快速翻身、仰卧起坐等，以免局部力量过大，导致肝断面或切口撕裂出血。

（2）病情观察：密切观察并记录患者的生命体征、意识、24 小时出入水量；观察全身皮肤黏膜有无出血点及黄疸；观察切口渗血和渗液情况；注意腹部体征，有无腹痛、腹胀及腹膜刺激征。

（3）营养支持：根据患者肠蠕动恢复情况通过不同途径给予营养支持。

1）禁食期间：给予补液，补充白蛋白和血浆等，维持水、电解质及酸碱平衡。

2）肠蠕动恢复后：从流质饮食逐步过渡至普食。宜选择高热量、丰富维生素、适量蛋白、低脂肪饮食。肝功能差的患者应严格控制蛋白质的摄入，避免诱发或加重肝性脑病。

（4）管道护理：①妥善固定各引流管、防止管道受压、扭曲和折叠，做好防管道脱落的标识，确保有效引流；②准确记录引流液的颜色、性状和量，将其作为判断病情变化的依据。

（5）呼吸道管理：①严密观察呼吸情况，保持呼吸道通畅；②体位，全身麻醉清醒后取半卧位，协助和鼓励患者排痰，防止呕吐物误吸；③雾化吸入，稀释痰液，促使痰液有效排出；④指导咳痰，咳嗽时用手轻压切口部位，以减少因切口张力增加所致的疼痛，促进有效咳嗽、咳痰；⑤重视宣教，多与患者沟通，帮助其克服咳嗽引起切口疼痛的顾虑，及时、有效咳嗽、咳痰。

（6）并发症的护理。

1）腹腔内大出血。①原因：多由凝血机制障碍、腹内压力增高及手术缝合不佳引起。②表现：肝周引流管短时间内血性引流液量急剧增多，引流袋内可见血凝块、切口敷料渗湿或腹部膨隆不适；先可见心率或脉搏增快，继而出现脉压变小，血压呈下降趋势，伴四肢湿冷，排除补液不足的情况下，考虑腹腔内大出血性休克。③护理：a. 病情观察。遵医嘱严密监测生命体征，记录 24 小时出入水量，严密观察引流液的颜色、性状和量，保持引流管有效引流。b. 预防出血。手术后患者血压平稳，可取半卧位；术后 1 ~ 2 天应卧床休息，避免剧烈咳嗽和打喷嚏等，以防止术后肝断面出血；严密监测患者的凝血功能和肝功能，如有异常及时纠正。c. 控制出血。若明确为凝血机制障碍性出血，可遵医嘱给予凝血酶原复合物、纤维蛋白原、输新鲜血，纠正低蛋白血症。d. 做好手术准备。一旦确诊为出血，经输血、输液，患者血压、脉搏仍不稳定时，应做好再次手术的准备。

2）膈下积液及脓肿：是肝切除术后的一种严重的并发症，多发生在术后 1 周左右。①原因：术后引流不畅或引流管拔除过早，使残肝旁积液、积血，或肝断面坏死组织及渗漏胆汁积聚造成膈下积液，如继发感染则形成膈下脓肿。②表现：术后持续发热或术后体温正常后再度升高；血常规示白细胞计数增多，中性粒细胞比值明显增高；腹上区或右季肋部胀痛、呃逆、咳嗽、气促、胸痛等。③护理：a. 管道护理。妥善固定各引流管，防止管道受压、扭曲和折叠，做好防管道脱落的标识，确保有效引流。准确记录引流液的颜色、性状和量。b. 高热护理。给予物理降温，必要时采用药物降温，鼓励患者多饮水。c. 协助医师行定位引流。若已形成膈下脓肿，多采用经皮穿刺置管引流术或根据脓肿情况进行手术切开引流。d. 用药护理。遵医嘱合理补液，加强营养支持，使用抗生素控制感染。

3）胆汁漏。①原因：多由手术中胆管损伤、胆管结扎线脱落或肝断面小胆管渗漏所致。②表现：腹腔引流管有胆汁流出，切口敷料有胆汁渗湿，患者心率加快，体温升高，腹部出现压痛、反跳痛等腹膜刺激征。③护理：a. 保持引流通畅，记录引流液的颜色、性状与量变化，一旦发现引流不畅及时告知医师；b. 及时更换伤口敷料，必要时使用皮肤保护粉或皮肤保护膜保护伤口周围皮肤；c. 发生胆汁性腹膜炎，应尽早做好再次手术的准备。

4）肝性脑病。①原因：肝解毒功能降低及手术创伤。②表现：前驱期出现反应迟钝、淡漠少语、情绪改变、行为异常、昼睡夜醒或扑翼样震颤等症状，时隐时现，可持续数日或数周，应警惕肝性脑病继续恶化到昏睡，甚至昏迷，并危及生命。③护理：a. 祛除诱因，如上消化道出血，水、电解质及酸碱平衡紊乱，感染，便秘，用药时应注意药物对肝脏的不良作用，麻醉时避免使用肝毒性药物，慎用镇静催眠药等；b. 手术后 3 ~ 4 天给予持续低流量吸氧，氧流量为 1 ~ 2 L/min，有利于肝脏的修复及再生，保护肝功能；c. 遵医嘱应用肠道不易吸收的抗生素如新霉素或卡那霉素，抑制肠道细菌繁殖，以抑制氨的产生；d. 清洁肠道，可用生理盐水或弱酸性溶液（如食醋 1 ~ 2 mL 加入生理盐水 100 mL），使肠道酸碱度保持酸性，减少氨和其他毒物的产生和吸收，忌用肥皂水；e. 纠正氨基酸失衡，遵医嘱给予富含支链氨基酸的制剂或溶液，以纠正支链 / 芳香氨基酸的比例失调；f. 遵医嘱使用降血氨药物，如盐酸精氨酸、谷氨酸钾或谷氨酸钠静脉滴注；g. 调整饮食结构，减少蛋白质摄入；h. 遵医嘱应用益生菌制剂，含双歧杆菌、乳酸杆菌的微生态制剂可通过调节肠道菌群结构，抑制产氨；i. 监测患者生命体征和意识的变化，注意有无肝性脑病的早期症状，及时发现，及时处理。

（7）加强基础护理：保持口腔、会阴部及皮肤清洁，给予口腔护理、会阴部护理和床上擦浴，定时翻身，预防压力性损伤。

3. 介入治疗护理

（1）介入治疗前准备。

1）了解病情：了解各种实验室检查和影像学检查结果，判断有无禁忌证。了解患者有无碘过敏史。

2）心理护理：向患者说明介入治疗（肝动脉栓塞化学治疗）手术的方式，强调治疗的必要性和优点，帮助患者消除紧张、恐惧心理，取得主动配合，必要时可给予镇静。

3）术前准备：术前禁食 6 小时，以免术中发生呕吐导致窒息。做好穿刺部位皮肤准备，指导患者在床上使用便器的方法。备齐术中所需的药品和物品，如化疗药物、对比剂、栓塞剂、止吐剂、肝素及敷料等。

（2）介入治疗后护理。

1）体位：绝对卧床休息 24 小时，穿刺侧肢体制动 6 小时。

2）穿刺点的观察与处理：穿刺处拔管后局部加压 15 分钟，沙袋加压 1 小时，注意穿刺点出血的情况。保持穿刺点周围皮肤的清洁干燥，避免敷料被浸湿。注意观察足背动脉搏动有无异常，术后 24 小时可解除包扎。若穿刺肢体出现小腿疼痛、感觉障碍、趾端苍白、皮温下降，需考虑是否为包扎过紧压迫血管或下肢动脉血栓。

3）监测生命体征：床旁心电监护 24 小时，严密监测生命体征变化。

4）饮食：术后 2 小时若无不良反应，即可开始进食，饮食宜清淡、易消化，先进食流质、半流质饮食，再过渡到软食、普食。多饮水，以促进对比剂排出。

5）导管护理：妥善固定和正确维护导管，向患者和家属做好健康宣教工作，防止导管脱出；严格遵守无菌原则，每次注药前消毒导管，注药后用无菌纱布包扎，防止逆行感染；注药后用肝素稀释液冲洗导管以防管内血液凝固堵塞导管。

6）化疗栓塞后综合征的护理。①表现：患者行肝动脉栓塞化学治疗后出现发热、肝区疼痛、恶心、呕吐、腹胀、血白细胞计数下降等症状。②护理：a. 一般体温在 38℃左右，无自觉症状者，无须处理。体温在 39℃以上，给予物理降温或使用退热药物降温；b. 肝区疼痛，一般是由栓塞部位缺血性坏死、肝体积增大、包膜紧张所致，遵医嘱合理使用镇痛药物，并观察药物效果及不良反应。

7）肝功能减退或衰竭的护理。①表现：肝动脉化疗栓塞术后患者有一过性的肝功能异常，经护肝治疗后 3 ~ 10 天，大多数可恢复。少数患者可造成严重肝细胞坏死。②护理：注意观察患者行为、意识、黄疸程度，积极给予护肝治疗，及时给予营养支持和维持水、电解质及酸碱平衡，防止肝衰竭。嘱患者多饮水，减轻化疗药物对肾的毒性作用，并记录 24 小时尿量。密切观察生命体征和腹部体征，因胃、胆、胰、脾等动脉栓塞可并发上消化道出血及受累脏器坏死等并发症，应予以警惕。

4. 消融治疗护理

（1）消融治疗前准备。

1）了解病情：了解各种实验室检查和影像学检查结果，无消融治疗禁忌证，无麻醉药过敏史。

2）配合处理并发症：对于肝、肾功能明显异常，高血压和糖尿病及全身情况较差的患者，经治疗和对症处理，目前身体能耐受消融治疗。

3）心理护理：向患者说明消融治疗的手术方式，治疗的必要性和优点，帮助患者消除紧张、恐惧心理。

4）术前用药：遵医嘱给予镇静和镇痛处理。

5）其他：根据患者麻醉方式选择术前禁食时间，做好穿刺部位的皮肤准备，并备好术中所需的物品和药品。

（2）消融治疗后护理。

1）常规护理：按相应麻醉的术后护理常规；禁食、卧床休息24小时；吸氧；多头腹带腹部加压包扎，注意穿刺点有无出血；高热患者予以物理或药物降温。

2）护肝治疗：可出现黄疸、转氨酶一过性增高等肝功能受损的表现，遵医嘱给予护肝治疗，肝功能一般可恢复至术前水平。

3）疼痛护理：根据疼痛评估的结果，选择适宜的镇痛药物。观察药物疗效及不良反应。

4）并发症护理：遵医嘱监测生命体征，观察有无呼吸困难，警惕反应性胸膜炎及胸腔积液的发生；监测凝血功能和肝功能，观察腹部情况，有无腹痛及腹膜刺激征，警惕胆汁性或血性腹膜炎的发生。

5. 健康教育

（1）行为指导：注意预防乙型、丙型肝炎，对于已患有肝炎者应及时就诊。戒烟戒酒、控制血糖、减轻体重，增强体育锻炼。有肝炎、肝硬化病史者和肝癌高发地区人群，应定期做AFP检测或超声检查，以期早期发现。

（2）饮食指导：多吃高热量、富含优质蛋白质、维生素和纤维素的新鲜食物。食物以清淡、易消化为宜。少吃生鱼片、油炸、腌制等食品。花生和花生制品易受黄曲霉毒素污染，也应少吃。若有腹水、水肿，严格控制入水量，限制钠盐的摄入。

（3）复诊指导：遵医嘱每1～2个月复查AFP、肝功能、乙肝定量、超声或CT。若有水肿、体重减轻、出血倾向、黄疸和乏力等症状，及时就诊。

6. 护理评价

（1）患者疼痛是否减轻或缓解。

（2）患者营养状况是否改善。

（3）患者焦虑与恐惧是否减轻或消失。

（4）患者呼吸道是否保持通畅。

（5）患者并发症是否得以预防，或得到及时发现和处理。

（杨思凤）

<h1 style="text-align:center">第三节 胰腺癌</h1>

一、概述

胰腺癌是发生于胰腺外分泌腺的恶性肿瘤。胰腺恶性肿瘤可来自胰腺外分泌腺、内分泌腺或非上皮组织，其中95%为胰腺癌。近20年来胰腺癌发病率逐渐增高，趋势明显，恶性程度高，发现时多为晚期，预后极差。发病年龄以45～70岁为最多见，40岁以下患者＜2%，男女比为1.8∶1.3。

（一）病因和发病机制

胰腺癌的病因和发病机制不明。流行病学调查资料显示，发病危险因素有吸烟、高脂和高蛋白饮食、遗传、糖尿病、慢性胰腺炎、胆石症、嗜酒、饮咖啡、某些化学致癌物、内分泌改变等。分子生物学研究显示，癌基因激活与抑癌基因失活以及DNA修复基因的异常在胰腺癌发生过程中发挥作用。

（二）病理

胰腺癌可发生于胰腺的任何部位，但胰头最多见，占60%～70%，胰体为5%～10%，胰尾为10%～15%，弥漫性病变约为10%。按WHO标准，原发性胰腺外分泌腺恶性肿瘤有导管腺癌、浆液性囊腺癌、黏液性囊腺癌、导管内乳头状黏液癌、腺泡细胞癌、胰母细胞瘤、胰腺实性乳头状癌等，其中85%～90%起源于胰导管上皮细胞。

胰腺癌确诊时，仅有10%的癌灶局限于胰腺，90%已有转移，转移以胰周和腹腔脏器为多，其中50%为肝转移，25%为肠系膜转移，20%侵犯十二指肠。

1. 转移因素

早期发生转移的因素有：①胰腺无真正意义上的包膜；②胰腺血管、淋巴管丰富，肿瘤生长快；③胰腺区域腹膜较薄，癌细胞易于突破。

2. 转移方式

转移方式有直接蔓延、淋巴转移和血道转移。

（1）直接蔓延：胰头癌在早期就压迫并浸润邻近的脏器（胆总管、十二指肠、门静脉、腹膜后组织、结肠）；胰尾癌多见腹膜转移，癌细胞可直接种植于腹腔神经组织。

（2）淋巴转移：胰头癌常经淋巴转移至幽门下淋巴结，也可累及胃、肝、腹膜、肠系膜、主动脉周围，甚至纵隔、支气管周围、锁骨上淋巴结。

（3）血道转移：胰体胰尾癌易早期发生血道转移，转移至肝最为常见。并可经肝静脉侵入肺部，再经体循环广泛转移至其他脏器。

（三）临床表现

1．健康史

询问患者既往是否有高脂和高蛋白饮食、慢性胰腺炎、胆石症、嗜烟及嗜酒等胰腺癌发生的高危因素；近期是否出现无法解释的体重下降 > 10%；出现不能解释的上腹或腰背部疼痛；突发糖尿病而又无遗传、肥胖的诱发因素等。胰腺癌起病隐匿，相对来说胰头癌比胰体胰尾癌出现症状早，但早期仍无特殊表现，即使晚期出现症状，其症状也为非特异性的，难以与胃肠、肝胆疾病鉴别。

2．身体状况

（1）症状。

1）腹痛：60%的患者以腹痛为首发症状，病程中有90%出现腹痛。早期腹痛常位于中上腹，其次为左侧季肋部，后期常伴有腰背部放射性疼痛。胰头癌常向右侧腰背部放射，胰体和胰尾癌则多向左侧腰背部放射。仰卧与脊柱伸展时疼痛加剧，弯腰前倾坐位或屈膝侧卧时可稍缓解。当癌肿压迫或浸润腹膜后神经丛时，可引起严重的持续性腰背痛。

2）黄疸：黄疸是胰头癌的突出症状，可伴有腹痛，也可表现为无痛性黄疸，多由胰头癌压迫或浸润胆总管引起，也可是肝内、肝门、胆总管等淋巴结肿大所致。

3）体重减轻：在黄疸之前常有短期内显著的体重减轻，晚期呈恶病质。

4）其他症状：患者可有不同程度的其他消化道症状（如食欲减退、消化不良、脂肪泻等）。少数患者出现胰源性糖尿病，其可为个别患者的首发症状。部分患者发生游走性血栓性静脉炎或动脉血栓症。下肢深静脉血栓形成时可引起患侧下肢水肿，脾静脉、门静脉血栓形成可致脾大、腹水和食管胃底静脉曲张。少数患者可表现为焦虑、急躁、抑郁、个性改变等精神症状。患者多有持续性或间歇性低热。

（2）体征：早期无明显体征。常见消瘦、黄疸和上腹压痛等体征。黄疸时扪及无压痛的肿大的胆囊，即为库瓦济埃征，是诊断胰腺癌的重要体征。胆汁淤积、肝转移癌可致肝大，胰腺癌压迫脾静脉造成脾大。晚期有腹部包块、腹水、远处转移等征象。

（四）辅助检查

1. 影像学检查

（1）X线钡餐造影：低张十二指肠造影显示肿瘤压迫的间接征象。十二指肠下曲增宽、降部内侧呈"反3"征象。

（2）超声：作为初筛检查，可显示直径＞2 cm的肿瘤病灶、胰管扩张、狭窄或中断等。

（3）CT：是诊断胰腺癌的首选方法，可发现最小直径为1 cm的病灶，特别是高分辨薄层螺旋状CT能获得不同时相的影像，从而清晰地观察到胰腺癌的部位，可协助判断是否侵袭周围组织以及四周血管受累情况，进行较精确的TNM分期，对于预测疑似不可切除的准确性和可切除的准确性较高。

（4）MRI：对胰腺癌的诊断价值与CT相当，而MRCP是通过非侵入性手段了解胆管和胰管情况的好方法。

（5）PET-CT可以发现胰腺病灶，对发现腹腔和远处转移有明显的优势。

（6）选择性腹腔血管造影：显示胰内及胰周血管的状况，判断有无肿瘤侵犯。

2. 内镜检查

（1）ERCP：造影可显示胰管梗阻、狭窄、截然中断，主胰管和胆总管同时截断后呈双管征。ERCP诊断胰腺癌的敏感性为95%，特异性为85%，但并非每个患者都需要做ERCP，病史典型，CT明确诊断者并不需要。早期胰腺癌首先破坏胰管分支，因此仔细辨别胰管分支的残缺或局限性扩张，是诊断早期胰腺癌的关键。

（2）超声内镜（EUS）：EUS诊断的敏感性和特异性均优于CT，可发现＜2 cm的肿瘤。目前认为，CT扫描发现可能切除的病灶后应再行EUS检查，因为后者对有无淋巴结转移和有无门脉血管浸润的敏感性和特异性均高，对TNM分期的准确性明显高于CT。

（3）腹腔镜：直视下可发现癌肿病灶、腹膜和腹腔脏器转移灶。

3. 肿瘤标志物检测

迄今仍无一种血清标志物能早期诊断胰腺癌，多种手段组合可能提高诊断率。

（1）糖抗原（CA19-9）：是目前用来诊断胰腺癌的各项肿瘤标志物中敏感性（86%）和特异性（87%）最高的一项指标，但当胰腺癌＜1 cm时常为阴性，在其他消化道系统肿瘤，如胃癌、胆管癌、大肠癌和良性疾病（肝硬化、胆管炎等）时也可升高。它在监测术后复发和对辅助治疗反应性测定上是十分有用的指标。

（2）癌胚抗原（CEA）：胰腺癌时CEA可能为阳性。

（3）CA50：其诊断胰腺癌的特异性与敏感性与CA19-9类似，阳性还可见于胆囊癌、肝癌、卵巢癌、乳腺癌等。

（4）CA242：唾液酸化的鞘糖脂抗原，是胰腺癌和结肠癌的标志物。

（5）胰液、大便中K-RAS基因突变检查：为诊断提供了新的前景，但仍需进行大量研究工作。

4. 血液、尿液、粪便检查

早期无异常发现。黄疸时结合胆红素明显高于良性梗阻，血清碱性磷酸酶、γ-谷氨酰转肽酶增高。40%的患者有血糖升高或糖耐量试验异常。80%的患者可有胰腺外分泌功能低下。5%的患者早期可有淀粉酶和脂肪酶升高，晚期因胰腺萎缩而降至正常。

5. 病理组织学

十二指肠镜下可直接观察肿瘤在壶腹部有无浸润，通过活检取得病理组织，通过细胞刷得到脱落细胞。腹腔镜直视下可进行活检和收集脱落细胞。CT、EUS定位和引导下行细针穿刺可得到活体组织。

（五）治疗

1. 外科治疗

早期手术切除是治疗胰腺癌最有效的措施，但出现症状后手术切除率在5%～22%。手术禁忌证包括肝、腹膜、网膜、腹腔外转移及肿瘤侵犯或包绕腹腔主要血管。术前进行肿瘤分期对于预测手术切除的可能性很有意义。根治性手术目前主要为Whipple术、扩大根治术等。

在术中发现无根治手术条件的患者，应做相应的姑息性手术，以解除症状。有研究认为，术前放疗、化疗可以提高手术切除率。

2. 放疗和化疗

随着放疗技术的不断改进，胰腺癌放射治疗的疗效有明显提高，能改善症状、延长生存期。主要包括外照射和术中放疗两种方式。无论是单一化疗还是联合化疗，其总体疗效均不能让人满意。

放疗和化疗联合治疗胰腺癌受到关注，术前治疗可以使不能手术的患者转为手术切除，术后治疗可以提高患者的生存率，已有不少医院将术前、术后放疗和化疗联合治疗作为常规治疗手段。

3. 支持治疗

支持治疗对晚期及术后患者均十分重要；对有顽固性腹痛和腰背痛患者，按阶梯止痛治疗，必要时可行腹腔神经丛阻滞，或硬膜外应用麻醉药止痛；对梗阻性黄疸可行金属支架置入术。

二、护理

（一）护理问题

1. 营养失调：低于机体需要量

营养失调：低于机体需要量与食欲下降、恶心、呕吐、吸收不良有关。

2. 活动无耐力

活动无耐力与进食少、营养失调、肿瘤消耗有关。

3. 腹痛

腹痛与疾病过程及手术伤口有关。

4. 有感染的危险

有感染的危险与机体抵抗力降低有关。

5. 恐惧

恐惧与身体日渐衰退、生命受到威胁有关。

（二）护理目标

（1）患者体重不再下降。

（2）患者可以生活自理，能下床活动。

（3）患者自诉疼痛减轻或疼痛可以忍受。

（4）患者未发生感染。

（5）患者情绪稳定，自诉恐惧感减轻，积极配合治疗。

（三）护理措施

1. 非手术治疗的护理

（1）密切观察患者生命体征：①注意有无发热，若体温超过 38.5℃，立即通知医师，予以物理或药物降温，及时为患者更换衣物，保持床单位干燥，注意保暖；鼓励患者多饮水，必要时静脉补液；②密切观察病情变化，加强生命体征监测。

（2）体位：患者应卧床休息，以降低机体代谢率，增加脏器血流量。取俯卧位、弯腰坐位、屈膝侧卧位，以减轻疼痛。

（3）疼痛的护理：遵医嘱应用止痛药物。

（4）皮肤护理：放疗部位皮肤应加强保护，避免感染。皮肤瘙痒者每天用温水擦浴 1~2 次，擦浴后涂止痒剂。出现瘙痒时，可用手拍打，切忌用手抓。瘙痒部位严禁使用肥皂类的清洗剂，瘙痒难忍影响睡眠者，遵医嘱予以镇静催眠药物。

（5）PICC 置管的护理：PICC 置管是患者静脉输注化疗药物的保证。①每天使用前要注意观察局部穿刺点情况并测量臂围；②治疗结束后先用生理盐水冲管，后用肝素液封管，12 小时封管 1 次；③治疗间歇期每 7 天冲管 1 次；④穿刺侧肢体避免负重，经常做握拳、松拳动作，促进肢体血液循环；⑤局部每周更换敷料 1 次。

（6）经皮肝穿刺胆道引流（PTCD）术的护理：①置管前检查和纠正凝血功能；②置管前一晚服缓泻剂或灌肠；③当天晨起禁食水；④术后平卧 4 ~ 6 小时，卧床 24 小时；⑤密切观察腹部情况，穿刺点有无渗血；⑥引流管是否通畅。

2．手术治疗的护理

行胰、十二指肠切除术者，应密切观察腹腔引流管和香烟式引流条内渗出物的量及性状，警惕术后胆漏、胰瘘和腹腔内出血等并发症。行胰体和胰尾切除术者，要注意置于胰腺断面处的引流管内有无清亮、无色的水样胰液渗出，疑有胰瘘时，应立即将引流管持续负压吸引，并涂擦氧化锌软膏，保护引流管口周围皮肤。

3．饮食护理

饮食宜清淡、易消化，富有营养。充分了解患者的饮食喜好，配合医师为患者制订食谱，记录饮食量，并观察进食后消化情况，对于有摄入障碍的患者，根据医嘱给予助消化药物，按医嘱合理安排补液，补充营养物质，纠正水、电解质和酸碱失衡等。按医嘱输入白蛋白、氨基酸、新鲜血、血小板等，纠正低蛋白血症、贫血、凝血机制障碍等。

4．心理护理

应帮助患者消除焦虑及恐惧情绪，鼓励患者说出不安的想法和感受，同时应及时向患者列举术后康复的病例，增强其治愈疾病的信心，鼓励手术患者之间互相探访，加强与家属及其社会支持系统的沟通和联系，解决其后顾之忧，并教会患者减轻焦虑的方法。在治疗过程中，医护人员要表现出真诚，与胰腺癌患者交流，给予患者希望、信任、勇敢求生的良好心理。

（唐玉玲）

第四节 大肠癌

一、概述

（一）病因

大肠癌的流行病学研究显示，社会发展、生活方式改变及膳食结构与大肠癌的发生有密切的关系。

1. 饮食因素

高脂、高蛋白、低纤维素饮食使患大肠癌的概率升高。大肠癌高发的美国人饮食中脂肪含量占总热量的 41.8%，以饱和脂肪酸为主；日本人大肠癌发病率较美国人低 50% 左右，其饮食中脂肪含量占总热量的 12.2%，以不饱和脂肪酸为主。大量的流行病学分析表明，过多摄入脂肪与能量可明显增加患大肠癌的危险。油煎炸食品中可能含有可作用于结肠的致癌物；腌渍食品在制作过程中产生的致癌物使患大肠癌的危险增加。

2. 遗传因素

遗传性家族性息肉病和大肠癌的发病密切相关。有大肠癌家族史者，死于大肠癌的风险比正常人高 4 倍。

3. 疾病因素

患慢性溃疡性结肠炎超过 10 年者，发生大肠癌的危险性较一般人群高 4 ～ 20 倍。出血性溃疡性结直肠炎突变风险更大，病程超过 10 年者，有 50% 发展为癌。

4. 其他因素

胆囊切除后的患者，大肠癌特别是右半结肠癌发生率明显增加。输尿管乙状结肠吻合术后，患者大肠癌发生率比一般人群高 100 ～ 500 倍，多数发生于手术后 20 年左右，肿瘤多生长在吻合口附近。

（二）临床表现

1. 肿瘤出血引起的症状

（1）便血：肿瘤表面与粪便摩擦后出血。低位大肠癌由于粪便干结，故便血较为常见。直肠癌便血最为多见，左半结肠癌其次，右半结肠的大便尚处于半流状态，故出血量相对较少，混于粪便后色泽改变，有时呈果酱状。

（2）贫血：长期失血超过机体代偿功能时可发生贫血。

2. 肿瘤阻塞引起的症状

肿瘤部位因肠蠕动增加而引起腹痛，肠管狭窄时可出现肠鸣、腹痛、腹胀、便秘、排便困难等。直肠病灶可引起大便变细、变形，进一步发展可导致部分甚至完全性肠梗阻。左半结肠癌的肠腔相对较小，以肠梗阻症状多见；右半结肠癌临床特点是贫血、腹部包块、消瘦乏力，肠梗阻症状不明显。

3. 肿瘤继发炎症引起的症状

肿瘤本身可分泌黏液，当肿瘤继发炎症后，不仅使粪便中黏液增加，还可出现排便次数增多及腹痛，肿瘤部位越低，症状越明显。

4. 其他症状

40% 的结肠癌患者在确诊时已可触及肿块。当腹部肿块伴有腹痛时，尤其是肿块压痛明显时，可能为肿瘤穿破肠壁全层引起肠周继发感染或穿孔后引起局限性脓肿或急腹症。直肠癌侵及肛管时可出现肛门疼痛，排便时加剧，易被误认为肛裂。

5. 肿瘤转移引起的症状

直肠癌盆腔有广泛浸润时，可引起腰骶部坠胀感、坐骨神经痛、阴道出血或血尿等症状。癌肿侵及浆膜层，癌细胞可脱落进入腹腔，种植于腹膜面、膀胱直肠窝等部位，直肠指诊可触及种植结节。左锁骨上淋巴结转移为肿瘤晚期表现。

6. 肿瘤穿孔

肿瘤穿孔后，肠腔与腹腔相通，引起弥漫性腹膜炎。癌肿穿透入邻近空腔脏器可形成肠瘘，如横结肠癌穿透入胃、小肠，引起高位小肠结肠瘘，呕吐物可出现粪便样物；直肠癌或乙状结肠癌穿透入膀胱，可引起直肠膀胱瘘、直肠阴道瘘。

（三）诊断

1. 直肠指诊

直肠指诊是诊断直肠癌最主要和最直接的方法，简单易行，可发现距肛门 7 ~ 8 cm 的直肠肿物，如嘱患者屏气增加腹压，则可触及更高的部位。检查时先用示指按住肛门后壁，使肛门括约肌松弛，嘱患者做深呼吸，同时缓慢推进示指。检查时了解肛门有无狭窄，有肿块时注意肿块部位、大小、活动度、硬度、黏膜是否光滑、有无溃疡、有无压痛、是否固定于骶骨或骨盆。了解肿块与肛门的距离有助于选择手术方式。

2. 内镜检查

凡有便血或大便习惯改变，经直肠指诊无异常者，应常规进行乙状结肠镜或纤维结肠镜检查。乙状结肠镜可检查距肛缘 25 cm 以内的全部直肠及部分乙状结肠。距离肛缘 25 cm 以上的结肠癌，纤维结肠镜为最可靠的检查方法。可观察病灶部位、大小、形态、肠腔狭窄的程度等，并可在直视下取活组织进行病理学检查。纤维结肠镜检查是对大肠内病变诊断最有效、最安全、最可靠的检查方法，绝大部分早期大肠癌可由内镜检查发现。

3．实验室检查

（1）大便隐血试验：可作为高危人群的初筛方法及普查手段，持续阳性者应进一步检查。

（2）CEA 测定：不具有特异性的诊断价值，具有一定的假阳性和假阴性，因此不适合作为普查或早期诊断，但对估计预后、监测疗效和复发有帮助。

（3）血红蛋白：凡原因不明的贫血，血红蛋白低于 100 g/L 者应建议做钡剂灌肠检查或纤维结肠镜检查。

4．双重对比造影

相比传统钡剂灌肠 X 线检查，气钡双重对比造影技术大大提高了早期大肠癌和小腺瘤的发现率和诊断准确率。

5．CT 诊断

由于粪便的存在和大肠的不完全性扩张，CT 对结肠黏膜表面异常和 < 1 cm 的病灶难以发现，因此不能作为早期诊断的方法。CT 对诊断结肠癌的分期有重要意义。

6．超声检查

相比常规超声，肠内超声能更准确地诊断出肿瘤所侵犯的部位及大小。

7．磁共振检查

磁共振检查对结直肠癌术后发现盆腔肿块有很高的敏感性，但缺乏特异性。

（四）治疗

手术切除是治疗大肠癌的主要方法，同时辅以化疗、放疗等综合治疗。

1．放疗

（1）直肠癌的放疗：主要用于直肠癌的综合治疗，按进行的先后顺序可分为术前、术中、术后放疗。①直肠癌的术前放疗：对于局部晚期直肠癌，术前放疗能缩小肿瘤体积，减轻肠壁及周围组织的肿瘤浸润，使原来手术困难的直肠癌降期为可能切除，从而提高手术切除率；术前放疗既可杀灭已转移淋巴结内的癌灶，又可通过降低肿瘤细胞活性和闭塞癌组织周围脉管而达到降低淋巴结转移率及局部复发率的目的；术前放疗最重要的进展是低位直肠癌术前放疗 + 保肛手术，可以提高患者生存质量。②直肠癌的术中放疗：为了提高肿瘤组织的照射剂量和减少正常组织的照射不良反应，手术中暴露肿瘤及受累组织，保护小肠等敏感器官，应根据照射组织的厚度选择适当能量的电子线，给予一次性照射（10～25 Gy）肿瘤残留灶及瘤床。③直肠癌的术后放疗：直肠癌的术后局部复发率取决于肠壁浸润深度、直肠周围组织及盆腔淋巴结受累程度等因素，术后放疗可降低直肠癌局部复发率。

（2）结肠癌的放疗：①放射剂量为 45～50 Gy，分 25～28 次照射。②对于距离切缘较近或切缘阳性者可给予追加剂量。③小肠的照射剂量应限制在 45 Gy 之内。④以 5-FU 为基础的化疗与放疗同步给予可进一步提高疗效。

2. 化疗

化疗是大肠癌综合治疗的重要手段之一，可分为晚期大肠癌的化疗、新辅助化疗和术后辅助化疗。

（1）晚期大肠癌的化疗。单一用药：①卡培他滨，又称希罗达，卡培他滨作为一种高选择性的口服氟尿嘧啶药物，无静脉注射带来的不便，有较高的抗肿瘤活性和良好的耐受性，有可能逐渐取代 5-FU 用于单药或联合化疗中。主要的限制性毒性是腹泻和中性粒细胞减少，以及手足综合征。②持续静脉输注 5-FU，5-FU 是治疗结直肠癌最主要的药物。过去 40 年来，5-FU 单独用药的有效率在 20%。5-FU 长时间的静脉输注可使毒性下降，药物剂量增加，5-FU 持续输注的疗效要显著高于 5-FU 一次性静脉注射。③ 5-FU 与亚叶酸钙（CF），CF 可以促进 5-FU 的活性代谢产物（5-氟尿嘧啶脱氧核苷酸）与胸苷酸合成酶共价形成三元络合物，从而加强 5-FU 的抗癌作用。④伊立替康、奥沙利铂也是晚期大肠癌常用的单用化疗药物。

联合化疗：尽管目前出现许多新的对结直肠癌有效的化疗药物，但是单药治疗的效果仍不尽如人意，为了提高疗效，常采用多种细胞毒性药物联合应用。5-FU+CF+伊立替康（CPT-11）已被美国食品药品监督管理局（FDA）批准用于晚期大肠癌的一线治疗；其他常用方案还有卡培他滨 +CPT-11、5-FU+CF+ 奥沙利铂（L-OHP）。

化疗药物与单克隆抗体联合应用。①贝伐珠单抗：是一种重组的人类单克隆抗体 IgG1 抗体，通过抑制人类血管内皮生长因子（VEGF）的生物学活性而起作用。②利妥昔单抗：是针对表皮生长因子受体（EGFR）的单克隆抗体，与其具有高度的亲和力。上述两种靶向治疗药物主要与化疗联合应用于治疗晚期大肠癌，可明显提高化疗效果。

（2）新辅助化疗。奥沙利铂和伊立替康为主的新辅助化疗药物可提高根治性肝转移切除患者的生存率，术前化疗有效可增加手术成功的机会。

（3）术后辅助化疗。大肠癌的术后辅助化疗有 5-FU+LV，FOLFOX 系列的双周方案，卡培他滨口服 14 天、休息 7 天的 3 周方案。大肠癌患者术后总的 5 年生存率在

50% 左右。病变限于黏膜下层，根治术后 5 年生存率可达 90%，如有淋巴结转移，则在 30% 以下。术前 CEA 测定可提示患者预后，CEA 升高者复发率高，预后较 CEA 不升高者为差。术前 CEA 增高者，根治术后 1 ～ 4 个月可恢复正常，仍居高不下者可能残存肿瘤。95% 的肝转移者 CEA 升高。

二、护理

（一）护理要点

1. 术前护理要点

（1）心理护理：指导患者及其家属通过各种途径了解疾病的治疗护理进展，以提高战胜疾病的信心和勇气。对需行造口手术者，可通过图片、模型、实物等向患者及家属介绍造口的目的、功能、术后可能出现的情况及应对方法，同时争取社会、家庭的积极配合，从多方面给患者以关怀和心理支持。

（2）营养支持：指导患者摄入高蛋白、高热量、高维生素、易消化的少渣饮食；遵医嘱纠正水、电解质紊乱，酸碱失衡，给予静脉营养支持，改善患者的营养状况，提高手术耐受力。

（3）充分的肠道准备：肠道准备的方法包括控制饮食、使用药物、清洁肠道三方面。具体措施为：术前 3 天进少渣半流质饮食，术前 2 天起进流质饮食；术前 3 天口服肠道不易吸收的抗生素；术前 2 ～ 3 天给予缓泻药物，术前晚及术晨行清洁灌肠。也可采用等渗电解质溶液行全肠道灌洗、口服甘露醇清洁肠道等方法。

（4）术前阴道冲洗：为减少女性患者术中污染、术后感染，尤其癌肿侵犯阴道后壁时，术前 3 天每晚行阴道冲洗。

（5）术晨留置尿管。

2. 术后护理要点

（1）病情观察：严密观察患者生命体征变化，观察伤口情况、胃肠减压及腹腔引流情况等。准确记录 24 小时出入水量。

（2）体位：全身麻醉清醒前去枕平卧，头偏向一侧，以免呕吐时发生误吸。麻醉清醒后若血压平稳，取半卧位，有利于呼吸和循环；可减少切口张力，减轻疼痛与不适；有利于腹腔渗出液集聚于盆腔，便于引流。

（3）维持有效的胃肠减压和腹腔引流，观察引流液颜色、性状及量的变化。

（4）饮食护理：早期禁食，经静脉输液及营养支持。非造口患者肛门排气、拔除胃管后开始进流质饮食，术后 1 周进少渣半流质饮食，术后 2 周可进少渣软食；造口患者造口开放后进易消化的饮食，注意饮食的清洁卫生，避免食用可产生刺激性气味或胀气的食物及可致便秘的食物。

（5）保持会阴部清洁：对会阴部切口，可于术后 4 ～ 7 天行 0.02% 高锰酸钾液温水坐浴。

（6）做好留置尿管的护理。

3. 患者沟通

帮助患者正视并参与造口的护理。

4. 指导患者正确使用人工造口袋

（1）结肠造口开放时间一般于术后 2 ～ 3 天，根据患者情况及造口大小选择适宜的肛门袋。

（2）及时清洁造口分泌物、渗液和保护造口周围皮肤，及时更换敷料，避免感染。观察造口周围皮肤有无湿疹、充血、水疱、破溃等。

（3）当造口袋内充满 1/3 的排泄物时，需及时更换造口袋并清洗局部皮肤，涂氧化锌软膏保护局部皮肤，防止糜烂。更换时防止排泄物污染伤口。

（4）造口底盘与造口黏膜之间保持适当缝隙（1 ～ 2 mm），缝隙过大时粪便会刺激皮肤引起发炎，缝隙过小时造口底盘边缘与造口黏膜摩擦将会导致不适甚至出血。

（5）如使用造口辅助产品，应当在使用前认真阅读产品说明书，如使用防漏膏，应当按压底盘 15 ～ 20 分钟。

（6）撕离造口袋时注意保护皮肤，由上向下撕离，粘贴造口袋时由下向上。

5. 泌尿系统损伤感染的预防及护理

直肠癌患者术后常有永久性或暂时性神经源性膀胱。可于术前留置导尿管，进行排尿训练。多数患者能在术后 4 周逐渐恢复正常排尿功能。

6. 预防造口狭窄

观察患者是否有腹痛、腹胀、恶心、呕吐、停止排气或排便等肠梗阻症状。永久性造口患者，造口术后 2 ～ 3 个月每 1 ～ 2 周扩张造口 1 次。

7. 靶向治疗的护理

（1）使用西妥昔单抗（爱必妥）的护理：西妥昔单抗注射液必须低温保存（2℃～8℃），禁止冷冻，其物理和化学的稳定性在室温（20℃～25℃）为 8 小时，开启后应立即使用。滴注前后使用无菌生理盐水冲洗输液管，给药期间必须使用 $0.2\mu m$ 或 $0.22\mu m$ 微孔径过滤器进行过滤，联合其他化疗时，必须在本品滴注结束 1 小时之后开始。开始滴注的前 10 分钟，应控制滴速在 15 滴 / 分左右，观察患者无异常反应后再逐渐加快滴速，最大输液速度为 5 mL/min。使用前应进行过敏试验，静脉注射 20 mg 并观察 10 分钟以上，结果呈阳性的患者慎用，因部分变态反应发生于后续用药阶段，因此阴性结果并不能完全排除严重变态反应的发生，故应在心电监护下用药。严重变态反应发生率为 3%，致死率为 2% ~ 3%。其中 90% 发生于第 1 次使用时，以突发性气道梗阻、荨麻疹和低血压为特征。发生轻度至中度输液反应时，可减慢输液速度或服用抗组胺药物；若发生严重的输液反应，需立即停止输液，静脉注射肾上腺素、糖皮质激素、抗组胺药物，并给予支气管扩张剂及输氧等处理。

（2）使用贝伐珠单抗的护理：①贝伐珠单抗首次给药时约 90 分钟内连续静脉滴注，若第 1 次无不良反应，那么第二次的输注时间可以减少到约 60 分钟，如果 60 分钟的输注也可良好耐受，那么以后所有的输注时间都可以减少到约 30 分钟。如果患者在接受 60 分钟的输注时出现不良反应，那么以后输注都应该在约 90 分钟内完成；如果患者在接受 30 分钟的输注时出现不良反应，那么以后输注都应该在约 60 分钟内完成。滴完后用 0.9% 氯化钠溶液冲洗输液管道。建议使用 PICC 输注。②贝伐珠单抗与其他化疗药物联用可能增加肿瘤患者出现胃肠道穿孔的风险。这些在胃壁、小肠和大肠中出现的穿孔可能致死。在贝伐珠单抗治疗过程中，护士应指导患者进食易消化食物，观察有无突发剧烈腹痛等表现。③出血。有两种情况的出血，一种为少量出血，以鼻出血常见；另一种为严重的致命性的肺出血。④高血压。半数的患者舒张压升高超过 110 mmHg（14.6 kPa）。⑤肾病综合征。表现为蛋白尿。⑥充血性心力衰竭。⑦其他，如输液反应、衰弱、疼痛、腹泻、白细胞减少等。此外，至少术后 28 天才能开始贝伐珠单抗治疗，术前 28 天内不能应用贝伐珠单抗，有严重心血管和免疫性疾病的患者慎用。

8. 静脉化疗的护理

化疗药物特殊不良反应及护理。

（1）伊立替康：腹泻为伊立替康的限制性毒性。一旦患者出现第 1 次稀便，应积极补液并立即给予适当的抗腹泻治疗。用药前皮下注射阿托品 0.25 ~ 1 mg 能预防或减轻早期腹泻、晚期腹泻（用药 24 小时后可使用洛哌丁胺治疗）。出现严重腹泻者，应推迟至下周期给药并减量。

（2）奥沙利铂：迟发性外周神经毒性，此为奥沙利铂的特征性毒性反应，表现为手足末梢麻木感，甚至疼痛，影响感觉、运动功能。注射前应用还原型谷胱甘肽，并且每天口服 B 族维生素可能有减轻症状的作用，应避免冷刺激。建议患者戴手套，穿袜子；保持室温在 22℃ ~ 24℃；减少金属物品的放置；床栏上铺床单；避免用冷水洗手洗脸；向患者不断强调保暖和避免冷刺激的重要性。

咽喉部异常感觉主要表现为呼吸困难、吞咽困难、喉痉挛等。一旦出现症状，应立即给氧；遵医嘱给予镇静剂、抗组胺药及支气管扩张剂；稳定患者情绪；保暖；化疗前指导患者避免进食冷食，用温水刷牙、漱口，水果用热水加温后食用。

（3）卡培他滨：手足综合征分为 3 度。Ⅰ度：麻木、瘙痒、无痛性红斑和肿胀；Ⅱ度：疼痛性红斑和肿胀；Ⅲ度：潮湿性蜕皮、溃疡、水疱和重度疼痛。发生手足综合征者遵医嘱给予维生素 B_6 静脉滴注，各级手足综合征的处理如下：Ⅰ度手足综合征时指导患者保持受累皮肤湿润，防寒防冻，避免接触冷水；穿软暖合适的鞋袜、戴手套，鞋袜不宜过紧，以防出现摩擦伤；避免剧烈运动；避免接触洗衣粉、肥皂等化学洗涤剂。Ⅱ度手足综合征时指导患者睡觉时用枕头适当垫高上、下肢体，促进肢体静脉回流。Ⅲ度手足综合征时指导患者不要搔抓局部皮肤及撕去脱屑，给予柔软纱布保护；避免涂刺激性药物及乙醇、碘酒；局部皮肤出现水疱后要避免水疱破裂，水疱已破裂者给予清洁换药处理，直至创面痊愈；指导患者外出时避免阳光照射。

9. 放疗的护理

（1）放射性直肠炎的护理：早期为放射性黏膜炎，表现为大便次数增加、腹痛、腹泻，严重者可有血便。遵医嘱给予止泻剂，指导患者进食无刺激性、易消化饮食。后期可有肠纤维化、肠粘连、肠营养吸收不良，较严重的会出现肠穿孔。

（2）放射性膀胱炎的护理：放射性膀胱炎表现为尿频、尿急、尿痛等膀胱刺激征，指导患者多饮水，并告诉患者膀胱功能在放疗结束后可以恢复正常。

（3）指导盆腔放疗后骨盆疼痛者遵医嘱检查骨质密度。如放疗后发生骨盆疼痛，指导患者活动时避免骨盆沉重，动作缓慢，以防止发生病理性骨折。

（4）盆腔放疗者可能出现勃起障碍和性交痛，应做好配偶的思想工作，如症状不能缓解，则请泌尿科或妇产科医师会诊。

（二）健康教育

1. 做好大肠癌的三级预防

在肿瘤发生之前，消除或减少大肠黏膜对致癌物质的暴露，抑制或阻断上皮细胞的癌变过程。积极预防和治疗各种结肠癌的癌前病变，如结直肠息肉、腺瘤、溃疡性结肠炎等；多食新鲜蔬菜、水果等高纤维食物。对结肠癌的高危人群进行筛查，一旦发现无症状的癌前病变，应早期诊断、早期治疗，提高生存率，降低死亡率。

2. 永久性结肠造口患者健康教育

（1）造口术后 2～3 个月每 1～2 周扩张造口 1 次。若发现腹痛、腹胀、排便困难等造口狭窄表现，及时就诊。

（2）有条件者参加造口患者协会，学习、交流经验和体会，使患者重拾信心。

（3）指导患者学会结肠造口自我护理方法：让患者观看护理全过程 1 ~ 2 次，之后让患者逐步参与到造口护理中，直至患者能够完全自我护理。指导患者选择自己不过敏的造口袋，使用前用生理盐水彻底清洁造口及周围皮肤。

（4）定时反复刺激以养成良好的排便习惯：应用定时结肠灌洗及造口栓，能定时排便、减少异味及降低对造口周围皮肤的刺激。待患者完全掌握后再独立操作。造口栓隐蔽性好，可提高患者在社交活动及性生活中的生活质量。

（5）适当掌握活动强度，6 周内不要提举超过 6 kg 的重物，进行中等强度的锻炼（如散步），增加耐受力，避免过度增加腹压，防止人工肛门结肠黏膜脱出。

（6）气味的处理：气味较大时，可使用带有炭片的造口袋或在造口袋内放入适量清新剂。

3．大肠癌随诊

治疗结束后每 3 个月体检 1 次，共 2 年；然后每 6 个月 1 次，共 5 年。监测 CEA，每 3 ~ 6 个月 1 次，共 2 年；然后每 6 个月 1 次，共 5 年。3 年内每年行腹、盆腔 CT 检查。术后 1 年内行肠镜检查，以后根据需要进行。

（唐玉玲）

第三章　妇科肿瘤护理

第一节　宫颈癌

一、概述

宫颈癌是最常见的妇科恶性肿瘤，是女性除乳腺癌以外居第 2 位的恶性肿瘤。原位癌高发年龄为 30 ～ 35 岁，浸润癌为 50 ～ 55 岁。宫颈癌有较长的癌前病变阶段，近 40 年来由于宫颈癌筛查方法得到普遍应用，宫颈癌和癌前病变得以早期发现、及时治疗，故其发病率和死亡率呈现明显的下降趋势。

（一）病因

宫颈癌真正的病因目前尚不十分清楚。目前的研究认为，引发宫颈癌的因素有生物学因素、行为因素、遗传因素三个方面。

1. 生物学因素

生物学因素包括各种微生物感染。人乳头瘤病毒（HPV）感染是宫颈癌的主要致病因素。目前已知 HPV 有多种亚型，高危型 HPV-16、高危型 HPV-18 可以导致宫颈上皮细胞周期控制失常而发生癌变。90% 以上宫颈癌伴有高危型 HPV 感染。此外，慢性宫颈炎、淋病、艾滋病、单纯疱疹病毒 Ⅱ 型、巨细胞病毒、滴虫等，也可增加机体对 HPV 的易感性，从而与宫颈癌发生有一定关系。

2. 行为因素

行为因素包括性行为、怀孕和分娩的次数、口服避孕药、吸烟等。

（1）性相关因素：初次性生活年龄低于 16 岁、早年分娩、多产等，与宫颈癌发生密切相关。青春期宫颈发育尚未成熟，对致癌物较敏感。分娩次数增多，宫颈创伤概率也增加，分娩及妊娠期内分泌和营养也有改变，患宫颈癌的危险性增加。孕妇免疫力较低，HPV-DNA 检出率很高。与有阴茎癌、前列腺癌或其性伴侣曾患宫颈癌的高危男子性接触的妇女也易患宫颈癌。

（2）其他：长期口服避孕药、吸烟等易患宫颈癌。

3．遗传因素

有家族史者患病概率比正常人高 4.7 ～ 7 倍，一旦感染 HPV，更容易发生癌变。

在诱发宫颈癌的三个危险因素中，各种微生物感染是关键因素，其中 HPV 感染最为主要。宫颈癌的发生最终可归纳为致癌因子、性行为和易感（包括未成熟的）上皮三个环节。致癌因子可以通过性行为接种到宫颈易感上皮（如未成熟或病变的宫颈上皮），发生宫颈癌前病变（CIN），最终导致癌变。

（二）病理

宫颈癌以鳞状上皮细胞癌为主，占 80% ～ 85%；腺癌占 15% ～ 20%；腺鳞癌占 3% ～ 5%。最初，肿瘤仅局限于子宫颈黏膜上皮层内，没有浸润，称为原位癌。当肿瘤侵入黏膜下间质时，称为浸润癌。原位癌时宫颈大致正常，早期浸润性癌的病变常限于宫颈某一处，稍隆起，横径多在 1 cm 以下，发红、发硬，触之易出血。若发生在宫颈管内，一般不易发现，当宫颈癌进一步发展到一定程度，外观表现可有如下四种不同类型：菜花状或乳头状型（最多见）、内生型、宫颈管型和溃疡型。不论何种类型，晚期均可产生溃疡，由于肿瘤组织大块坏死与脱落，此时宫颈原形大部分或全部消失，呈火山口样。宫颈癌的转移途径主要为直接蔓延及淋巴转移，血行转移极少见。

（三）临床表现

宫颈癌早期常无明显症状和体征，宫颈管型患者因宫颈外观正常易漏诊或误诊。随病变发展，可出现以下表现：

1．症状

（1）阴道流血：早期多为接触性出血，晚期多为不规则阴道流血。出血量根据病灶大小、侵及间质内血管的情况而不同，若侵蚀大血管可引起大出血。老年患者常表现为绝经后不规则阴道流血，年轻患者可表现为经期延长、月经量增多。

（2）阴道排液：多数患者阴道有白色或血性、稀薄如水样或米泔状、有腥臭的渗出液。晚期患者因肿瘤组织坏死伴感染，可有大量米汤样或脓性恶臭白带。

（3）其他症状：晚期根据肿瘤累及范围不同，出现不同的继发症状，如尿频、尿急、便秘、下肢肿痛等；肿瘤压迫或累及输尿管时，可引起输尿管梗阻、肾盂积水及尿毒症；晚期出现贫血、恶病质等全身衰竭症状。

2. 体征

原位癌及微小浸润癌可无明显病灶，宫颈光滑，随病情发展可出现不同体征。菜花状或乳头状型宫颈癌宫颈可见息肉状、菜花状赘生物，常伴感染，质脆、易出血；内生型宫颈癌表现为宫颈肥大、质硬、宫颈管膨大；晚期癌组织坏死脱落，形成溃疡或空洞伴恶臭。阴道壁受累时，可见赘生物生长或阴道壁变硬；宫旁组织受累时，双合诊检查、三合诊检查可扪及宫颈旁组织增厚，呈结节状，质硬或形成"冰冻骨盆"。

（四）治疗

采用以手术和放疗为主、化疗为辅的综合治疗方案。

1. 手术治疗

手术治疗主要用于早期宫颈癌（I_a ~ II_a期）患者，优点在于年轻患者可保留卵巢及阴道功能。可根据患者年龄、有无生育要求等情况，选择宫颈锥切术、子宫切除术、根治性子宫切除术及盆腔淋巴结切除术等不同的手术方式。

2. 手术和放疗

病灶较大时，可以先行术前放疗，使病灶局限后再进行手术。

3. 放疗

放疗适用于II_b ~ IV期或不能耐受手术的患者，或作为手术治疗后病理检查发现有高危因素患者的辅助治疗。

4. 化疗

化疗主要用于晚期或复发转移的患者。

二、护理

（一）护理评估

1. 病史

详细了解患者有无接触性出血、异常阴道流血情况；评估患者有无患病的高危因素，如慢性宫颈炎病史及是否有 HPV、巨细胞病毒或滴虫等的感染；婚育史、性生活史、高危男性性接触史等；了解疾病的发病及诊治过程；有无药物过敏史。

2．身体评估

（1）症状：评估患者有无妇科检查或性交后的接触性出血及阴道出血的时间、量、质、色等；阴道排液的性状、气味；有无邻近器官受累的症状；有无疼痛，疼痛的部位、性质、持续时间等。全身有无贫血、消瘦、乏力等恶病质表现。

（2）体征：评估妇科检查结果，如宫颈有无异常，如糜烂或赘生物、出血、肥大、质硬、宫颈管外形呈桶状等。

（3）辅助检查。

1）宫颈刮片细胞学检查：宫颈癌筛查的主要方法。

2）宫颈和宫颈管活组织检查：是确诊宫颈癌及宫颈癌前病变的最可靠依据。宫颈有明显病灶，可直接在癌灶取材；宫颈无明显癌变可疑区时，可在宫颈 3、6、9、12 点四处取材或在碘试验、阴道镜下取材做病理检查。所取组织应包括间质及邻近正常组织。宫颈刮片阳性，但宫颈光滑或宫颈活检阴性，应用小刮匙搔刮宫颈管，刮出物送病理检查。①碘试验。正常宫颈或阴道鳞状上皮含有丰富的糖原，可被碘液染为棕色，而宫颈管柱状上皮、宫颈柱状上皮异位及异常鳞状上皮区（包括鳞状上皮化生、不典型增生、原位癌及浸润癌的区域）均无糖原存在，所以不着色。临床上用阴道窥器暴露宫颈后，擦去表面黏液，以碘液涂抹宫颈及阴道穹隆，在不着色区取活组织送病理检查。②阴道镜。阴道镜可协助选择进行宫颈活体组织检查的部位。在阴道镜的协助下取活体组织进行检查，早期宫颈癌的诊断准确率可达到 98% 左右。但阴道镜检查不能代替宫颈刮片细胞学检查及宫颈和宫颈管活体组织检查，也不能发现宫颈管内病变。

3）宫颈锥切术：在宫颈和宫颈管活体组织检查不能肯定有无浸润癌时，可进行宫颈锥切术。但目前诊断性宫颈锥切术已很少采用。

3．心理 – 社会评估

了解患者及其家属对于患病及治疗的心理反应，评估患者和家属是否具备良好的应对机制。找出具体问题，对问题出现的原因进行详细的分析。

（二）护理问题

1．恐惧

恐惧与确诊为恶性肿瘤有关。

2．知识缺乏

知识缺乏与缺少宫颈癌术前、术后相关知识有关。

3．有感染的危险

有感染的危险与腹部伤口、留置导尿管、引流管有关。

4．自我形象紊乱

自我形象紊乱与手术摘除子宫或卵巢导致雌激素分泌不足等引起的性别认同感下降有关。

（三）护理措施

1．心理护理

大多数宫颈癌能够被早期发现，早期得到治疗。但是宫颈癌作为一种恶性肿瘤，仍会引起患者及其家属较为强烈的心理反应。护士应对患者疾病的总体情况进行详细评估，分析原因，告知患者宫颈癌相应的诊疗和护理过程、可能出现的不适，指导患者掌握有效的应对措施（如向家属、朋友倾诉及培养兴趣爱好，以转移对疾病的过多关注等）。与患者家属沟通，获得其支持与配合。可以介绍性格乐观、治疗效果好的患者与其交谈，增强其战胜疾病的信心。

2．医护配合

（1）按照常规做好患者术前的各项护理和功能锻炼指导。菜花状或乳头状型宫颈癌患者术前应行阴道低压冲洗，动作轻柔以免损伤宫颈癌组织而引起大出血。

（2）术后注意观察患者生命体征、切口情况，做好各种引流管的护理，指导患者正确安置体位、恢复饮食及适度运动。

（3）手术是治疗宫颈癌首选的治疗方案。当手术涉及范围较大时，可能会损伤支配膀胱的神经组织，造成神经性膀胱麻痹，影响膀胱正常张力，使膀胱功能恢复受到影响，所以术后应保留导尿管 1 ~ 2 周，有的可达 3 周。应指导患者进行缩肛运动，在拔导尿管前 3 天开始夹尿管锻炼膀胱肌肉，减少拔导尿管后尿潴留的发生。拔导尿管后，应鼓励患者饮水、排尿，3 次正常排尿后测膀胱内残余尿量，低于 100 mL 为合格，大于 100 mL 或不能自主排尿的患者，需重新留置导尿管，保留 3 ~ 5 天后，再拔导尿管并排出残余尿液，直至残余尿量少于 100 mL。

（4）对术前进行放疗或癌症晚期进行化疗的患者，做好放疗、化疗等相应的护理。

（5）对晚期癌症患者做好症状护理，注意观察病情的变化，发生阴道大出血的应及时报告医师进行抢救；有大量米汤样或恶臭脓样阴道排液的患者，可用 1：5000 高锰酸钾溶液擦洗阴道。擦洗时动作应轻柔，以避免引起大出血；有持续疼痛者可选用止痛剂；出现全身恶病质表现的患者，应加强护理，预防肺炎、口腔感染、压力性损伤等并发症的发生。

（四）健康教育

1. 术后随访指导

50% 的宫颈癌患者在治疗后 1 年内复发，75% ~ 80% 的宫颈癌患者在治疗后 2 年内复发。治疗后 2 年内应密切监测，每 3 个月复查 1 次；3 ~ 5 年内每 6 个月复查 1 次；第 6 年开始每年复查 1 次。随访内容包括盆腔检查、阴道刮片细胞学检查、胸部 X 线摄片及血常规检查等。术后半年禁止性生活。

2. 防癌的宣教

结合宫颈癌的致病因素，对健康人群做好防癌的宣教，早期发现并及时诊治宫颈癌的癌前病变，阻断宫颈癌的发生。

（1）开展性卫生教育，注意性卫生，避免进行无保护措施性生活。

（2）积极治疗宫颈慢性炎症和各种性传播疾病。

（3）HPV 阳性患者应每年至少随访 1 次。

（4）重视高危人群（如发生性行为年龄过早、性生活紊乱、有多个性伴侣、高危男性性伴侣等），有异常症状者及时就医。

（5）对发生性行为时间不少于 3 年的女性进行宫颈癌筛查，以期早发现、早诊断、早治疗。

（杨　雪）

第二节　卵巢肿瘤

一、概述

卵巢肿瘤是女性生殖器官常见的肿瘤，可以发生于任何年龄。由于卵巢位于盆腔的深部，至今也缺乏有效的早期诊断方法，病变不易被发现，恶性卵巢肿瘤一旦出现症状，多属晚期，预后差，死亡率居妇科恶性肿瘤的首位，5 年生存率在 30% 左右，严重威胁妇女的生命和健康。其发病可能与家族史、高胆固醇饮食、内分泌等因素有关。

（一）分类

卵巢虽小，但其组织成分非常复杂，是全身各脏器原发性肿瘤类型最多的器官。不同类型卵巢肿瘤的组织学结构和生物学行为都存在很大的差异，其对于肿瘤的治疗和预后也是至关重要的。世界卫生组织（WHO）1973年制定的卵巢肿瘤的组织学分类法是目前普遍采用的卵巢肿瘤分类法。主要组织学类型有卵巢上皮性肿瘤、性索间质肿瘤、生殖细胞肿瘤及转移性肿瘤，每种类型中又有良性、恶性和（或）交界性之分。交界性肿瘤是一种低度恶性肿瘤，临床表现为生长缓慢、转移率低、复发迟。

1. 卵巢上皮性肿瘤

卵巢上皮性肿瘤占原发性卵巢肿瘤的50% ~ 70%，其恶性类型占卵巢恶性肿瘤的85% ~ 90%，为最常见的卵巢肿瘤。来源于卵巢表面被覆的生发上皮，若向输卵管上皮分化则形成浆液性肿瘤，若向宫颈黏膜分化则形成黏液性肿瘤，若向子宫内膜分化则形成子宫内膜样肿瘤。卵巢上皮性肿瘤多见于中老年妇女，很少发生在青春期前女性和婴幼儿。未产、不孕、初潮早、绝经迟等是卵巢上皮性肿瘤的危险因素，多次妊娠、哺乳和口服避孕药是保护因素。

2. 性索间质肿瘤

性索间质肿瘤占卵巢肿瘤的4.3% ~ 6%。性索间质来源于原始体腔的间叶组织，可向男女两性分化。性索向上皮分化形成颗粒细胞瘤或支持细胞瘤，向间质分化形成卵泡膜细胞瘤或间质细胞瘤。此类肿瘤常有内分泌功能，故又称为卵巢功能性肿瘤。

3. 生殖细胞肿瘤

生殖细胞肿瘤占卵巢肿瘤的20% ~ 40%。生殖细胞在其发生、移行及发育过程中，均可发生变异而形成肿瘤。生殖细胞有分化为所有组织的功能。未分化者为无性细胞瘤，胚胎多能者为胚胎癌，向胚胎结构分化为畸胎瘤，向胚外结构分化为内胚窦瘤、绒毛膜癌。生殖细胞肿瘤可以发生于任何年龄，包括胎儿，但多发生于年轻女性及幼女，青春期前的患者占60% ~ 90%，绝经后的患者仅占4%。

4. 转移性肿瘤

转移性肿瘤占卵巢肿瘤的5% ~ 10%。由原发于卵巢外的恶性肿瘤播散至卵巢所致，其原发部位以胃肠道、乳腺和子宫最多见。治疗原则是缓解和控制症状。如果原发瘤已经切除且无其他转移和复发迹象，转移瘤仅局限于盆腔，可进行肿瘤细胞减灭术，术后配合化疗或放疗，预后很差。

卵巢恶性肿瘤的主要转移途径为直接蔓延及腹腔种植。淋巴转移也是重要的途径，横膈为常见转移部位。血行转移少见。

（二）临床表现

1. 卵巢良性肿瘤

（1）症状：肿瘤体积较小，多无症状，常在妇科检查时偶然发现。肿瘤增大时，可感到腹胀或腹部扪及肿块。肿瘤继续长大占满盆腔、腹腔时，可出现尿频、便秘、气急、心悸等压迫症状。

（2）体征：检查见腹部膨隆，包块活动度良好，叩诊呈实音，无移动性浊音。双合诊检查和三合诊检查可在子宫一侧或双侧触及圆形或类圆形肿块，多为囊性，表面光滑，活动，与子宫无粘连。

2. 卵巢恶性肿瘤

（1）症状：早期常无症状。晚期主要症状为腹胀、腹部肿块及胃肠道症状。肿瘤向周围组织浸润或压迫，可引起腹痛、腰痛或下肢疼痛；压迫盆腔静脉可出现下肢水肿；具有内分泌功能的肿瘤可引起不规则阴道流血或绝经后阴道流血等表现。可有消瘦、贫血等恶病质表现。

（2）体征：三合诊检查可在直肠子宫陷凹处触及质硬结节或肿块，肿块多为双侧，实性或囊实性，表面凹凸不平，活动差，与子宫分界不清，常伴有腹水。有时可在腹股沟、腋下或锁骨上触及肿大的淋巴结。

3. 卵巢肿瘤并发症

（1）蒂扭转：约10%卵巢肿瘤可发生蒂扭转，表现为体位改变后突然发生一侧下腹剧痛，常伴恶心、呕吐甚至休克，为常见的妇科急腹症。好发于蒂较长、中等大、活动度良好、重心偏于一侧的肿瘤，常在体位突然改变或妊娠期及产褥期子宫大小、位置改变时发生。囊性畸胎瘤（又称皮样囊肿或良性囊性畸胎瘤）是最容易发生蒂扭转的一种卵巢生殖细胞肿瘤。

（2）破裂：约3%卵巢肿瘤会发生破裂。有自发性破裂和外伤性破裂。自发性破裂常因肿瘤发生恶性变，卵巢肿瘤蒂扭转导致肿瘤快速、浸润性生长穿破囊壁。外伤性破裂则在腹部受重击、分娩、性交、妇科检查及穿刺后引起。患者可出现轻微腹痛、剧烈腹痛伴恶心、呕吐等，也可导致腹腔内出血、腹膜炎及休克。

（3）感染：较少见。多继发于肿瘤扭转或破裂。患者可有发热、腹痛、腹部压痛及反跳痛、腹肌紧张、腹部肿块及血白细胞计数升高等表现。

（4）恶变：肿瘤在短时间内生长，特别是双侧性卵巢肿瘤，应考虑有恶变的可能。

（三）治疗

1. 卵巢良性肿瘤

一旦明确诊断，应进行手术治疗。根据患者年龄、生育要求及对侧卵巢情况决定手术范围。

（1）怀疑为卵巢瘤样病变且直径小于 5 cm 者，可进行短期随访观察。

（2）双侧良性卵巢肿瘤者，可行肿瘤剥除术。

（3）年轻卵巢肿瘤患者、单侧良性卵巢肿瘤者，可行患侧卵巢剥除术或患侧卵巢切除术。

（4）老年卵巢肿瘤患者可行单侧附件切除术或子宫全切及双侧附件切除术。

手术中切下的卵巢肿瘤标本应剖开观察，判断其性质，怀疑恶性时需进一步做病理检查以确诊。

2. 卵巢恶性肿瘤

卵巢恶性肿瘤治疗原则是手术为主、辅以化疗和放疗等综合治疗措施。疾病预后与分期、病理类型及分级、年龄等有关。手术－病理分期越早，预后越好；残存肿瘤越少，预后越好。

3. 卵巢肿瘤并发症

①蒂扭转：一经确诊，应立即手术。②破裂：疑卵巢肿瘤破裂时，应立即进行剖腹探查手术，彻底清洗盆腹腔，收集清洗液并行涂片细胞学检查，切除的标本送病理学检查。③感染：抗感染治疗后手术。④恶变：怀疑恶变时应尽早手术。

二、护理

（一）护理评估

1. 病史

评估患者一般状况、月经史、婚育史，有无家族史、高胆固醇饮食、内分泌异常等危险因素。卵巢良性肿瘤一般无自觉症状，患病时间稍长；卵巢恶性肿瘤短期内即可表现出严重的全身症状。

2. 身体评估

（1）症状：卵巢肿瘤体积较小或发病初期常无症状。产生激素的卵巢肿瘤在发病初期可以引起月经紊乱。随着卵巢肿瘤体积增大，患者会有腹胀感，继续长大可出现尿频、便秘等压迫症状。晚期卵巢肿瘤患者出现消瘦、贫血、恶病质等表现。

（2）体征：评估患者妇科检查结果，注意有无腹围增大、有无腹水、卵巢肿瘤的性质、肿瘤的部位及其大小等情况。

（3）辅助检查：对 B 型超声、CT、肿瘤标志物等检查结果进行评估，了解患者的疾病进展和治疗情况。

1）超声检查：B 型超声检查可以明确卵巢肿瘤的大小、位置、形态、内部结构、来源等，诊断符合率可达 90%，但不易测出直径小于 1 cm 的实性卵巢肿瘤。

2）肿瘤标志物：目前认为 CA12-5 是对卵巢上皮肿瘤较为敏感的标志物，阳性率可达 80% ~ 90%，但特异性不高。90% 以上患者 CA12-5 水平与病情缓解或恶化相关，故 CA12-5 可用于病情监测。甲胎蛋白（AFP）是诊断生殖细胞内胚窦瘤的特异性肿瘤标志物。

3）腹腔镜检查：可直接观察盆腔、腹腔脏器，明确有无卵巢肿瘤及卵巢肿瘤的具体情况。对肉眼不能识别诊断者，可以在可疑部位取组织进行活组织检查。

4）细胞学检查：腹腔或后穹隆穿刺时及手术中，可抽取腹水（或腹腔冲洗液）和胸腔积液，进行细胞学检查。一般囊性包块不宜进行穿刺检查，因其有引起囊液外漏及癌细胞扩散的可能。

5）其他检查：腹部 X 线、CT、MRI 等检查，可协助诊断和分期。

3. 心理 - 社会评估

评估患者及家属对疾病的心理反应，了解患者家庭经济状况，评估社会支持系统。

（二）护理问题

1. 恐惧

恐惧与确诊为恶性肿瘤有关。

2. 知识缺乏

缺乏手术前后医疗和护理相关知识。

3. 有感染的危险

有感染的危险与手术后腹部伤口、留置尿管或引流管有关。

4. 自我形象紊乱

自我形象紊乱与子宫、卵巢摘除，或放疗及化疗导致的患者形象改变有关。

（三）护理措施

1. 一般护理

提供安静、舒适、整洁的环境，避免各种刺激。鼓励进食高蛋白、高热量、富含维生素、易消化的食物，必要时静脉补充营养，如输血、白蛋白、氨基酸等。若卵巢肿瘤过大或伴有大量腹水，指导患者采取舒适的体位（如侧卧位、半卧位），并提供优质的生活护理。

2. 心理护理

在卵巢肿瘤性质未明确时，需要做各种检查以明确诊断，这些检查将对患者和家属造成极大的心理压力。确诊后，有的患者可能生存时间极为短暂，有的患者可能因治疗导致生育状态和生活方式改变，使患者及其家属长时间处于焦虑、恐惧的状态。不同的家庭、个体表现出不同的反应。护理人员应注意评估患者及其家属的心理状态，提供相关的信息支持和专业指导，减缓焦虑和恐惧心理。安排患者及其家属与康复的病友见面，增强其信心。鼓励家属照顾患者，增强家庭的支持作用。

3. 医护配合

（1）在疾病诊断和治疗的过程中，协助患者完成各项辅助检查，指导患者如何进行相应的配合。需抽取腹水治疗者，备好腹腔穿刺物品，协助医师完成操作。每次缓慢抽取腹水 3000 mL 左右，一般 1000 mL/h，不宜过多、过快，以免腹压骤降而发生虚脱，抽取腹水后用腹带包扎腹部。

（2）手术患者应做好围术期护理。

（3）采用放疗及化疗作为辅助治疗方法的患者，应按照常规做好相应的护理。

（四）健康教育

1. 随访指导

（1）怀疑卵巢瘤样病变且直径小于 5 cm 者，需每 3 ~ 6 个月定期随访，并详细记录。

（2）卵巢良性肿瘤手术后 1 个月常规复查。

（3）卵巢恶性肿瘤手术后易复发，应长期随访和监测。时间：手术后第 1 年每 3 个月复查 1 次；第 2 ~ 5 年每 4 ~ 6 个月复查 1 次；5 年后每年随访 1 次。

2. 预防指导

（1）30 岁以上女性，每 1 ~ 2 年进行 1 次妇科检查。

（2）年龄大于 65 岁、月经初潮早（小于 12 岁）、绝经晚、未孕或超过 30 岁生育、应用促排卵药物患者以及有家族癌症病史者，均为患卵巢恶性肿瘤的高危人群。针对高危人群，不论年龄大小，最好每半年检查 1 次。40 岁以上有卵巢恶性肿瘤家族史的患者，可预防性地切除卵巢。

（3）母乳喂养；口服避孕药；输卵管结扎或子宫切除；多食蔬菜、水果，少食高脂肪食物，尤其是动物性脂肪，可以降低患上皮性卵巢肿瘤的危险。

（4）卵巢肿瘤直径大于 5 cm 患者，应及时进行手术切除。

（5）盆腔肿物诊断不明确或经治疗后无效者，应及早进行腹腔镜检查或剖腹探查术，以明确诊断。

（杨　雪）

第三节 原发性输卵管腺癌

一、概述

原发性输卵管腺癌，简称输卵管癌，是女性生殖器官中最少见的一种恶性肿瘤。自 Raymond（1847）首例报告、Orthmann（1888）首次对本病详加描述后，文献中散见少数病例报道。国外文献报告其发生率占女性生殖器官恶性肿瘤的 0.1% ~ 1.8%。

（一）病因

发病原因和其他肿瘤一样，尚不明了。不少研究人员观察到约 70% 输卵管癌与慢性输卵管炎、盆腔粘连并存，50% 有不育史，因而提出炎症可能是发病的诱因。但有人认为输卵管炎可能是肿瘤组织坏死、感染而引起的继发性改变。在个别病例中，输卵管结核与输卵管癌并存，亦无证据说明结核是其致病因素。但应注意结核所引起的输卵管黏膜高度腺瘤样增生，偶可被误为肿瘤。此外，有人提出疑问，输卵管和子宫均来源于米勒管，但为何输卵管癌的发生率远低于子宫内膜癌。一般认为输卵管内膜细胞具有相对的稳定性，随月经周期仅有轻度改变，细胞内极少见到分裂象。而子宫内膜与卵巢内分泌关系密切，随月经周期变化较大，细胞内更常见分裂象，当细胞分裂速率增加时，增生的细胞对异常刺激更敏感，易于发生癌变。

（二）临床分期

迄今原发性输卵管癌尚无统一的国际分期标准，鉴于本病的临床过程及治疗方法与卵巢癌相似，不少人主张采用国际妇产科联合会的卵巢癌分期法作为输卵管癌的分期标准。但输卵管为有腔器官，癌肿原发于内膜，其发展必然经历由内膜、肌层达浆膜的过程；而卵巢癌为实质性器官的肿瘤，其生长的规律有所不同，且常合并腹水，因此，卵巢癌分期法并不完全适用于输卵管癌。Schiller 等（1971）强调输卵管壁被癌肿侵蚀深度的重要性，特别是病变累及浆膜层者预后差，并提出与 Dulas 的结肠和直肠癌类似的分期法比较简单、实用。现介绍如下：

0 期原位癌（癌瘤局限于输卵管黏膜层内）。

Ⅰ期癌瘤扩展至黏膜下和（或）肌层，但未穿透输卵管系膜。

Ⅱ期癌瘤侵蚀输卵管系膜层。

Ⅲ期癌瘤直接蔓延至卵巢和（或）子宫内膜。

Ⅳ期癌瘤扩散超出生殖器官，如其他盆腔脏器、盆腔软组织、腹膜及腹腔脏器等。

北京协和医院在 Erez 等建议的分期方法的基础上加以补充，提出的分期标准如下，可供临床参考：

Ⅰ期病变局限于一侧输卵管，未穿出浆膜。

Ⅱ期病变穿出输卵管浆膜层或扩散到邻近盆腔器官。

Ⅱ$_a$病变穿出浆膜层（包括自然破裂）。

Ⅱ$_b$病变扩散至卵巢、子宫或包括双侧输卵管。

Ⅱ$_c$病变侵犯直肠、膀胱或其他盆腔组织。

Ⅲ期病变超出盆腔范围，但仍局限于腹腔。

Ⅳ期腹腔外转移。

（三）临床表现

1. 好发年龄

据国外资料统计，原发性输卵管癌多数发生于 40 ~ 60 岁，平均年龄 52 岁。有报道指出患者年龄最小 18 岁，最大 87 岁。北京协和医院 21 例患者发病年龄为 32 ~ 65 岁，其中 81%（17 例）年龄在 40 ~ 59 岁。多数资料表明，其好发年龄高于子宫颈癌，低于外阴癌，而与子宫内膜癌相近。

2. 不孕史

原发性输卵管癌患者的不孕率显然比一般妇女高。未生育者占半数以上。不育症、输卵管炎与原发性输卵管癌之间可能存在关联关系。

3. 症状

早期常无症状，当癌肿发展时，主要出现阴道排液、阴道流血、腹痛和盆腔肿块。

（1）阴道排液：是最常见、最有临床意义的症状。其发生率为 30% ~ 75%，多数为 50% 以上。排出的液体常为淡黄色水样或血清样，有时呈血性，其排出量多少不一，有人报道每天最大排液量可达 1500 mL。间歇性排液为本病的重要临床特征，当输卵管伞端闭锁时，来自输卵管上皮的癌组织渗液及坏死脱落物积累，通过输卵管的收缩等作用，流入宫腔经阴道排出。在此过程中，有的患者表现为一阵剧烈下腹疼痛发作后阴道大量排液，随即腹痛减轻，盆腔肿块缩小甚至消失，此即所谓"外溢性输卵管积水"。亦有人认为，间歇性阴道排液并非输卵管癌所特有，输卵管积水等病例亦可偶见此种现象。

（2）阴道流血：不规则阴道流血，也是本病常见的症状之一，一般出血量不多，与排液并存，亦可仅有出血而无排液者。其出血原因可能是由于癌瘤坏死或侵蚀血管引起的，少数病例系肿瘤侵犯子宫内膜所致。

（3）腹痛：将近半数患者有下腹痛。文献报道其发生率为 33%～47.5%，常表现为患侧耻区持续性钝痛，伴有间歇性绞痛。疼痛起因可能与肿瘤的发展，输卵管膨大，分泌物积聚，或癌瘤的侵蚀、压迫及邻近腹膜转移受到刺激有关。阴道大量排液前输卵管痉挛收缩，可出现剧烈的腹痛，并有可能并发输卵管破裂、腹腔内出血和继发感染引起腹膜炎。

（4）下腹肿块：晚期患者可能自己摸到腹部肿块。

4. 体征

盆腔检查常可触及一侧或两侧附件区肿块，为实性或囊实性，呈腊肠形或形状不规则，活动受限或完全固定。此外，少数病例可合并腹水，亦有报告腹腔积血或积脓者。腹水的产生可能与晚期癌瘤侵蚀盆腔脏器浆膜层及腹膜转移有关。

（四）诊断

本病少见，临床表现亦不典型，被认为是最难确诊的恶性肿瘤之一，不仅手术前诊断率低，甚至在剖腹探查时仍难以识别病变的性质。文献报道，本病术前准确诊断率仅为 0.5%～6.5%。Jones 统计的 780 例患者中，术前确诊者只有 10 例。北京协和医院 21 例中，有 4 例术前诊断为输卵管癌。漏诊和误诊的主要原因是对本病认识不足、警惕性不高和疏忽。临床医师如能对其保持一定的警惕，联想到本病的临床特征，并及时进一步做辅助检查，有可能提高术前诊断率。原上海医科大学妇产科医院（1990）报道，49 例患者中术前诊断为输卵管癌者 21 例，术前诊断率达 42.9%。

1. 临床特征

多年来即有人提出将所谓输卵管癌"三联症"作为诊断依据，但阴道排液、腹痛和下腹肿块 3 项典型症状同时存在的机会并不高（11%～19%），其原因在于有腹痛者不多，且症状常不典型。因此，有人将传统的"三联症"改为阴道排液和下腹肿块两项症状的"二联症"，认为其阳性率和诊断价值可能更高些。凡遇中年以上妇女出现阴道排液或绝经后流血，伴有下腹疼痛和附件区触及长圆形或腊肠形肿块者，应想到输卵管癌的可能，并做必要的辅助检查以协助确定诊断。

2. 辅助检查

辅助检查包括阴道细胞学检查、诊断性刮宫、B 型超声扫描及腹腔镜检查等。

（1）阴道细胞学检查：由于输卵管和子宫腔直接连通，输卵管腔内的癌细胞远较卵巢癌更容易经宫腔排出。对有上述症状者，如阴道涂片检查见到不典型腺上皮纤毛细胞，特别是找到腺癌细胞，而宫颈和子宫内膜检查又无癌瘤存在时，应高度怀疑输卵管癌。但其阳性率不足 50%。可能与涂片检查次数少及腺癌细胞在脱落和排出过程中易被破坏有关。有人认为直接宫腔吸液甚至输卵管吸液检查脱屑细胞，可提高准确诊断率。

（2）诊断性刮宫：对阴道细胞学阳性者，有必要进行 1 次全面的分段诊刮和仔细探查宫腔，以排除颈管和宫腔内的癌瘤及可能引起阴道排液的黏膜下肌瘤等。若分段诊刮的病理组织学检查阴性，应疑为输卵管癌；若子宫内膜活检阳性，则首先考虑子宫内膜癌，但亦不能排除输卵管癌转移而来的可能性。

（3）子宫镜检查：当阴道细胞学或宫腔吸液检查反复阳性，而又难以确定病变部位时，应行子宫镜检查，除外子宫内膜癌。

（4）B 型超声扫描：可协助确定肿块的部位、大小、形状和病变性质，并能了解有无腹水等。

（5）腹腔镜检查：通过腹腔镜检查，可在直视下了解盆腹腔内病变的情况，对可疑病例有助于除外卵巢或宫体的恶性肿瘤。

（6）X 线检查：子宫输卵管碘油造影，有一定诊断价值。但难以鉴别癌肿或炎症，而且有引起癌细胞扩散之危险，故一般不宜采用。

（7）CT 或 MRI 检查：必要时可采用，有助于确定病变的部位、大小及性质。

3. 剖腹探查

对上述有关辅助检查仍诊断不明，但临床又不能排除本病者，可考虑剖腹探查，必要时术中做快速切片病理学检查。

（五）治疗

目前尚无理想的治疗方案。鉴于输卵管癌的扩散与复发多局限于盆腔和腹腔，远处转移少见，因此，治疗方法和卵巢癌基本相同。多数主张以手术切除为主，术后辅以化疗和（或）放疗。

1. 手术治疗

手术治疗为首选的最根本的治疗方法。手术范围应视病变范围、患者年龄及全身情况综合考虑。最常用的术式为经腹全子宫加双侧附件切除，主要适用于肿瘤局限于输卵管的Ⅰ期患者。

若癌瘤已侵蚀输卵管系膜层或扩散到盆腹腔，应适当扩大手术范围，包括全子宫、双侧附件、大网膜、阑尾，并尽可能全部切除种植和转移的肿瘤。遇有肿瘤和后腹膜粘连种植时，为减少术后复发，应游离输尿管，将有肿瘤粘连部分的后腹膜一并切除。若肿瘤仅侵及直肠或乙状结肠系膜层，可行剥除术。若病变侵蚀肠壁深层，则应行肠道局部切除及肠吻合或造瘘术。

若是Ⅳ期恶性病变，腹腔内广泛种植和转移，不可能将癌灶一一切除时，应行肿瘤缩减术，重点切除体积大的肿瘤，尽可能使残留癌灶直径＜2 cm。残存的癌块越小，术后化疗或放疗的效果越好。

关于输卵管癌腹膜后淋巴结切除问题，尚有不同的看法，一般不主张行盆腔淋巴结清除术，因早期患者极少有盆腔淋巴结转移，而晚期病例手术难以彻底，淋巴结清除并不能改善预后。近年来随着卵巢癌手术治疗的发展，对淋巴转移的认识不断提高。对输卵管癌Ⅱ、Ⅲ期病例，若盆腹腔内转移癌灶切除彻底，应同时行腹膜后盆腔淋巴结和腹主动脉旁淋巴结清除，对提高存活率可能有一定的价值，有待进一步临床观察证实。

2. 化疗

由于本病少见，根据现有的资料尚难肯定术后化疗的确实效果，亦无成熟的化疗方案，其药物选择及给药途径和卵巢上皮性癌基本相同。一般认为，烷化剂和抗代谢类药物有一定疗效；多柔比星和顺铂等较新的抗癌药物亦已试用于输卵管癌。近年来多数主张采用腹腔内注射和全身用药联合化疗，认为联合化疗比单一途径用药效果好。常用的药物及治疗方案如下：

（1）噻替哌（TSPA）：0.2 mg/（kg·d），静脉注射，每天1次，连用5天；间隔4周重复。

（2）环磷酰胺（CTX）：1～2 g/m²，静脉注射，3周重复1次。

（3）苯丙氨酸氮芥（PAM）：每次2 mg，每天2次，连服10天，间隔3周重复；或0.2 mg/（kg·d），连服5天，间隔4周。

（4）TF方案：北京协和医院采用噻替哌与5-氟尿嘧啶交替腹腔内注射疗法。以TSPA 40 mg与5-FU 19交替注入，每周2～3次，6～8次为一疗程。总量为TSPA 120～160 mg，5-FU 3～4 g；化疗期间加用胶体³²P 12×3.7×10⁷ Bq（12 mci），1次腹腔注射；血常规恢复正常，即开始另一疗程的全身化疗，采用TSPA 20 mg，肌内或静脉注射，每周2次，总量200～300 mg。

（5）TFM三联序贯方案：第1天TSPA 30 mg，加入生理盐水30 mL，静脉注射。第2天5-FU 500 mg，静脉注射或加入5%葡萄糖溶液静脉滴注。第3天MMC 4 mg加入生理盐水20 mL，静脉注射。第4天同第1天。如此依次循环，每种药用5次，15天为一疗程。间隔2～3周重复使用。

（6）其他：如 PC 方案、CF 方案和 PAC 方案等，可参照卵巢癌化疗方案。

3. 放疗

放疗为术后的辅助疗法之一，其效果尚不能肯定。有报道指出术后放疗未能提高患者存活率，但亦有资料报道术后加用放疗，可达到完全缓解，其效果与卵巢癌疗效相似。Fogh 采用手术加放射综合治疗，使输卵管癌患者的 5 年生存率由 30% 提高到 60% 以上。我们认为术后放疗作为综合治疗的一项措施，不能忽视，但应有针对性地选择应用。随着当今放疗技术的日益发展，术后辅以放疗有可能提高疗效和改善预后。

（1）腹腔内灌注放射性核素：对术后盆腹腔内无明显残留病灶或仅有微小残余癌，应用放射性胶体 ^{32}P（或 ^{198}Au）$12 \times 3.7 \times 10^7$ Bq（12 mci）腹腔内注入，对控制肿瘤发展和防止腹水再生有较好效果，有条件者值得一试。

（2）体外照射：为术后放疗的主要手段，对盆腔内或腹主动脉旁小的残留癌灶进行区域性照射，可能获得一定的效果。盆腔照射总剂量为 40 ~ 60 Gy/5 ~ 6 周。

4. 激素治疗

近来研究表明，输卵管癌瘤中含有孕激素受体。有人报道应用长效孕激素——醋酸甲羟孕酮（MPA）治疗有一定疗效。其剂量与用法同子宫内膜癌。

二、护理

（一）病情观察

1. 生命体征监测

密切观察患者的生命体征，如体温、脉搏、呼吸、血压等，以及腹部症状和体征，如腹痛、腹胀等。

2. 引流液观察

对于接受手术治疗的患者，应观察引流液的颜色、性质和量，及时发现异常情况并通知医师处理。

3. 定期检查

定期进行血常规、血生化、肿瘤标志物等检查，以了解患者的身体状况和肿瘤的发展情况。

（二）心理护理

1. 情感支持

原发性输卵管腺癌患者可能会面临手术、化疗等治疗，同时对疾病的预后存在担忧。护理人员应给予患者心理支持，鼓励患者表达自己的情绪，提供相关信息和指导，帮助患者树立战胜疾病的信心。

2. 心理干预

可以通过心理咨询、心理治疗等方式，帮助患者缓解焦虑、恐惧等不良情绪，提高患者的心理适应能力。

（三）生活护理

1. 饮食护理

患者应多吃富含优质蛋白的食物，如鸡蛋、牛奶等，以及富含维生素的食物，如新鲜蔬菜和水果，以补充身体所需营养。避免食用高脂肪、高胆固醇、煎炒油炸类等燥热性食物，以及辛辣刺激、肥甘厚腻、烧烤、腌制品等食物。保持饮食规律，避免暴饮暴食。

2. 运动与休息

患者应适当进行体育锻炼，如散步、慢跑等，以增强体质，促进身体新陈代谢。注意劳逸结合，避免过度劳累，保证充足的睡眠时间。

3. 个人卫生

保持会阴部清洁干燥，勤换内裤，避免发生不洁的性生活。避免盆浴，以免导致脏水进入阴道，引起感染。

（四）并发症预防

1. 预防感染

保持伤口清洁，按时更换敷料，避免感染的发生。化疗期间注意观察药物不良反应，如骨髓抑制、恶心、呕吐等，及时给予相应的护理和支持。

2. 静脉血栓预防

遵医嘱合理应用抗凝药物，如下肢深静脉血栓者可遵医嘱应用低分子量肝素钙皮下注射，避免在下肢静脉输液，注意水、电解质平衡的观察，及时补液以防止血液黏稠度升高。

（五）健康指导

1. 康复锻炼

在患者病情稳定后，护理人员应指导患者进行康复锻炼，如适当的运动、气功等，以促进身体康复。

2. 定期复查

指导患者定期进行复查，包括肿瘤标志物检查、影像学检查等，以便及时发现和处理问题。

（杨　雪）

第四节　绒毛膜癌

一、概述

绒毛膜癌简称绒癌，是一种高度恶性的滋养细胞肿瘤，对妇女生命威胁很大。绝大多数绒癌继发于正常或不正常妊娠之后，称继发性绒癌或妊娠性绒癌。主要发生于生育年龄的妇女，少数绒癌可发生于未婚、绝经后妇女及男性，常和生殖细胞肿瘤或纵隔、腹膜后肿瘤同时存在，称为原发性绒癌或非妊娠性绒癌。这两种绒癌从病理形态上看似无明显差异，但从发生学和组织来源看则有明显不同。继发性绒癌来自下一代的滋养细胞，是具有男方成分的异体细胞形成的肿瘤，有较强的抗原性。而原发性绒癌来自本代的滋养细胞，与其他肿瘤一样，是自体细胞形成的肿瘤，抗原性较低。由于原发性绒癌极为少见，在此主要叙述妊娠性绒癌。文献上均认为，绒癌的发病率在欧美国家罕见，为15万次分娩中有1次发病；但在东南亚国家则较为常见。

（一）病因

目前尚不明确，有以下几种可能：

（1）与营养缺乏、多次分娩、近亲结婚有关。尚缺乏足够证据。

（2）病毒学说。尚未得到进一步的证明。

（3）染色体异常。可能是病变的后果，尚难以肯定是病因。

（4）免疫学方面的异常，与本病的发生有一定关系，但亦有待于寻找更多的证据。

（二）病理

绒癌的病理特点为增生的滋养细胞侵犯大部分子宫肌层和血管，常伴有远处转移，见不到绒毛状结构。

1. 肉眼检查

妊娠性绒癌始发于子宫。子宫不规则增大、柔软，表面可见一至数个紫蓝色结节。剖视可见瘤细胞呈暗红色，伴出血、坏死及感染。由于间质消失，且其由坏死组织和凝血块组成，故质软而脆。术前经化疗的病例，子宫病变多较局限，切面呈棕黄色。

2. 显微镜下观察

典型的病变为增生和分化不良的滋养细胞，排列成片状，侵入子宫肌层，伴大量出血和坏死。瘤组织常排列紊乱。增生的滋养细胞较正常绒毛滋养细胞增大 2～3 倍，有明显核仁（常为 2～3 个），有时还形成多核的瘤巨细胞。细胞滋养细胞胞质较疏松，核仁染色质分布均匀，呈网状。合体滋养细胞胞质均匀，常有空泡，核仁染色质丰富且粗。在这些细胞中，可见到中间型滋养细胞，其胞质由染色较深的网状结构逐步过渡为均匀红染的形式，核仁染色质也变粗变深，渐次移行为合体滋养细胞。滋养细胞中的合体滋养细胞具有显著的吞噬能力，细胞内可见被吞噬的白细胞、细胞滋养细胞、断裂的肌纤维以及退化的物质等。合体细胞的吞噬能力与其侵袭力有一定关系。绒癌组织在侵入血管和正常组织时，最常见的是成排或成团的合体滋养细胞变成狭长形，伸入组织纤维或细胞间隙，并引起出血和坏死。不同的绒癌病例上述各种细胞组成比例各不相同，个别病例瘤组织几乎全由细胞滋养细胞组成。从病理形态上看，容易误诊为鳞状上皮癌或肉瘤。这些病例需结合病史、临床表现和血（或尿）内 hCG 测定才能做出准确诊断。偶尔血（或尿）内 hCG 也测不出，则诊断更为困难，北京协和医院曾遇到 5 例这种情况。

在一些比较晚期的绒癌中，常见原发灶已消失，而继发灶继续发展甚至致死。子宫原发灶和转移瘤在病理形态上常无很大差别。

（三）临床分期

根据多年临床资料分析，宋鸿钊提出绒癌临床分为 4 期。第一期病变局限于子宫，无转移灶。第二期病变转移至近处，又分为 A、B。ⅡA 为转移至宫旁组织或附件；ⅡB 为转移至阴道。第三期为肺转移，也分为 A、B 两度。ⅢA 为肺球形阴影，直径小于 3 cm 或为片状阴影，不超过一侧肺之半；ⅢB 为肺转移超过ⅢA。第四期为全身转移，病变转移至脑、肝、肾或肠等器官。

（四）临床表现

1. 葡萄胎妊娠史

绒癌来自异常和正常妊娠，但至少50%有明显葡萄胎病史。北京协和医院414例绒癌有明确前次妊娠史者，直接来自前次妊娠为葡萄胎者占56.8%；前次妊娠为流产或足月产，但有葡萄胎史者，计为来源于葡萄胎，则绒癌来源于葡萄胎者概率为69.1%，葡萄胎的绒毛潜存于母体内已毋庸置疑。葡萄胎滋养细胞的恶变率远较妊娠滋养细胞为高。根据协和医院报道，流产中有过葡萄胎史日后发展为绒癌者为16%（12/75）；足月妊娠有过葡萄胎史者占35%（35/100）。这说明有葡萄胎史的潜在危险性。

2. 阴道流血

在产后或流产后，特别是在葡萄胎流产后有不规则阴道流血。流血可紧接于产后或流产后，也可间隔一段时间。极少数患者甚至可在妊娠期间出血。血量可多可少。产后或流产后子宫不能如期复旧，甚至有的还增大。有的阴道出血来自阴道结节。阴道流血是绒癌最早、最常见的症状。但也有少数无出血症状者。流血时间长，出血量多者必然出现贫血、消瘦等症状。

3. 腹部包块

病程长而子宫增大较明显者，或在阔韧带内形成转移性大血肿者，可出现腹部包块。个别原发在卵巢或输卵管者，也可出现下腹部包块。

4. 腹痛

腹痛系因癌侵蚀子宫壁或宫腔积聚血块所致。急性腹痛可能因子宫绒癌穿溃至腹腔或肝转移癌出血所致。

5. 转移灶

（1）常见的为肺部转移：患者可有咯血症状，也可因其他病症就诊行胸透或肺部摄片而查出。X线肺片表现为3型：①片状棉絮状型，为多发性播散，大小不等，边缘不甚清楚，这种转移瘤有出血性改变，乃由肺小动脉中充满滋养上皮细胞，破坏血管形成肺泡出血所致；②球状结节型，单发或多发，病灶一般较大，边缘清楚，密度均匀一致，呈圆形或椭圆形，周围肺组织无侵蚀，出血较少，压迫附近肺组织而造成萎缩，鲜有互相融合的倾向；③空洞型，由于肺转移灶营养血管供应不足，产生坏死而形成空洞。在肺片上表现为壁厚、边缘不整齐而轮廓清楚的空洞。以后空洞逐渐消失，整体密度变淡，边缘变模糊，可能系因肿瘤将空洞填充并继续破坏血管引起出血所致。

以上各型的分布部位皆以两肺中下部为多；外侧部又较内侧为多。

有人在 40 例绒癌肺转移患者的 X 线中发现 4 例患者第 1 次和第 2 次照片上显示两侧肺纹理增强，有密度增高之细小点状阴影，日后即在该部位出现明显转移瘤。故对青壮年患者肺部摄片所显示的肺纹理增强，并有密度增高之细小点状阴影者，应视为肺部早期转移征象。

个别伴有胸腔积液，1959 年有人报告的绒癌的第一个体征即为胸腔积液。如为广泛转移，可造成心肺功能障碍并致死。心肺功能障碍可逐渐形成，主要表现为肺型高血压及动脉绒癌栓子栓塞症。

（2）阴道、外阴转移结节：在妇科检查时很易查见，呈圆形或长圆形，直径 1 cm 至数厘米，阴道下部前壁较多，有时破溃出血，少数会造成大量阴道流血。阴道、外阴转移结节大体不易与恶性葡萄胎者相鉴别。

（3）脑转移也不时发生：可为脑实质转移或穿透蛛网膜形成蛛网膜下腔出血。患者出现头痛及占位性病变，如某肢体瘫痪等。出血多时，则出现昏迷，甚至即刻死亡。有的患者突然发生昏迷死亡，尸检证实为脑绒毛膜上皮癌，而子宫并无原发病灶。追询病史，始知在若干年前曾有葡萄胎或有流产、足月产。有的甚至可能发生于绝经期后。

（4）视网膜转移：在文献记载中至少有 12 例因脉络膜转移而致视力障碍，有的双侧视网膜均受侵犯。1969 年有人报道有经治疗恢复健康者，但未提及患者视力是否完全恢复。

（5）腹部转移性病变。

1）肝转移：肝区疼痛、肝大，可误诊为胆囊炎或阿米巴肝脓疡。

2）黄疸：为肝广泛转移的结果。

3）腹腔内出血：发生急性腹痛。内出血可来自肝、脾、子宫或输卵管等转移灶的破溃。突然大量内出血往往使患者陷入休克，甚至死亡。

4）肠出血：上消化道出血表现为黑便、油墨样便，转移灶距肛门近者则为新鲜出血。常伴有腹痛、贫血等。

6. 闭经

个别绒癌病例不仅不发生子宫出血，反而有闭经症状。如 1966 年有人报告 2 例子宫绒毛膜上皮癌合并广泛转移者分别有 7 个月及 10 个月闭经。其原因不明。

（五）诊断

1. hCG 测定

在诊断上很重要。不论采用任何方法测定，其妊娠试验阳性者，表示身体内有活跃的滋养细胞，如发现肺部阴影，又无妇科症状、体征，往往作为肺癌而手术，后经病理切片证实为绒癌。术前忽略问妇科病史，特别是有过葡萄胎史者，总应想到有绒癌可能，做一普通妊娠试验，就会诊断为绒癌，经化疗治疗而肺阴影逐渐消退者，可完全肯定为肺绒癌。大、小产后，hCG 持续在高浓度，尤其伴有阴道出血者，也应怀疑有绒癌存在，并进一步做其他检查。

2. 诊刮

如果经病史、体征及妊娠试验能确诊者，不必进行诊刮，因为诊刮可造成大出血甚至子宫穿孔。绒癌在壁间与宫腔不沟通或子宫根本无原发病灶存在者，诊刮并不能得到阳性结果。中华医学会妇产科学会 1957 年综合 157 例绒毛膜上皮癌的报道指出，在怀疑为绒癌而行内膜病理检查的病例中，内膜检查和手术或尸检标本同为阳性者 40 例，同为阴性者 7 例；两者相符者 47 例；内膜检查阴性而手术或尸检标本阳性或内膜检查阳性而手术或尸检标本阴性，两者不符合的亦有 27 例之多。所以诊刮并不是诊断子宫绒毛膜上皮癌必要的或无害的方法。

但如怀疑有葡萄胎不全流产或有胎盘残留可能者，应在做好剖腹及输血准备的条件下进行刮宫。

3. X 线检查

（1）胸部正、侧位 X 线检查：为绒癌诊断必不可少的步骤。不仅可发现转移灶而导致准确诊断，并可对确诊为绒癌者，了解其病变范围，还可作为疗效观察的一个有力指标。

（2）盆腔动脉造影术：恶性葡萄胎及绒癌易侵蚀子宫肌层，造成肌壁破坏，使血运增加，形成动静脉瘘，静脉期早出现，延缓排泄等，还可显示子宫病灶大小和位置。

（3）直接股动脉插管法：术前 1 天进行少渣饮食，晚上进行清洁灌肠。

（4）计算机体层扫描和磁共振成像检查：可检查以脑转移为突出临床表现者。鉴别脑出血或脑瘤者，可实行 CT 或 MRI 检查。结合病史、体征和 hCG 检查，可确诊。这两种检查较为昂贵，用其他方法可确诊者，不一定要实行。

4. 病理检查

如有手术标本（如阴道结节、子宫、肺叶等），应做病理组织切片检查，可进一步明确诊断。

5. 鉴别诊断

（1）恶性葡萄胎：只发生于葡萄胎后，而绒癌可发生于葡萄胎、产后或流产后。如病史中无葡萄胎，则只考虑绒癌。葡萄胎后持续不规则阴道流血、妊娠试验阳性，或在葡萄胎排出后半年以内出现肺及其他部位转移灶者，恶性葡萄胎的可能性较大；超出1年者几乎皆为绒毛膜上皮癌。有表浅转移灶者，可将其整个剜出并做病理学检查。

（2）合体细胞子宫内膜炎：产后、流产或葡萄胎后子宫内膜有滋养上皮细胞，主要是合体细胞浸润，同时有显著炎性浸润。临床表现有不规则出血，子宫复旧不良。妊娠试验多呈阴性反应。子宫内膜诊刮活检有上述组织学征象。经抗感染治疗或彻底刮宫后，逐渐恢复正常。

（3）肺部其他肿瘤：注意绒癌肺部影像片的特点，结合病史、体征及妊娠试验不难与肺部其他肿瘤或转移瘤鉴别。

仔细询问产后、流产后情况，特别是有无葡萄胎史。妊娠试验阳性反应大大有助于诊断恶性滋养上皮病变。

（六）治疗

恶性滋养细胞肿瘤化疗效果较好，所以其治疗以化疗为主。恶性葡萄胎的疗效较之绒癌更好。据宋鸿钊报道，恶性葡萄胎经化疗后基本上已无死亡；绒癌经化疗其死亡率亦下降至20%以内。青年妇女单纯化疗可以痊愈，日后可以怀孕、分娩健康孩子。

1. 化疗

（1）药物的选择：国内常用治疗恶性滋养细胞肿瘤药物为5-氟尿嘧啶（5-FU）和放线菌素D（KSM）；国外以氨甲蝶呤（MTX）为主。此外，尚有环磷酰胺、硝卡芥（AT-1258）和长春碱（VLB）等，在联合用药中选用。5-FU及KSM疗效好，不良反应少。MTX毒性则较大，中毒后可用四氢叶酸缓解，MTX 1 mg，四氢叶酸0.1 mg。

单一用药和复合用药可根据病情来实行。病情较轻者可单一用药，病情较重者可复合用药。复合用药中有双联和三联之分，可同时应用或序贯应用。国内多选用5-FU为单一用药，复合用药常为5-FU和KSM。

5-FU是嘧啶类抗代谢药物。用药途径为口服、静脉滴注、动脉注入、腔内或瘤内注射，主要选用静脉滴注。药物吸收后分布于全身，除脑外对全身转移皆有效，因为药物通过血-脑屏障差，故对脑转移治疗效果差。

放线菌素D是我国发展的新的抗癌抗生素，与国外放线菌素D在化学结构上相似。其作用在于干扰蛋白质的合成，从而影响癌细胞分裂。

5-FU是细胞周期特异性药物，KSM是细胞周期非特异性药物，两者合用可提高疗效。患者有多处转移，或两种药效不佳者，可采用两种以上药物或换另一种药。

MTX 亦属抗代谢药，可干扰叶酸的代谢。人体内合成嘌呤核苷酸或嘧啶核苷酸时，必须有叶酸参与。MTX 主要是二氢叶酸还原酶抑制剂。MTX 使叶酸不能改变为四氢叶酸。四氢叶酸形成受干扰，则人体不能合成嘌呤核苷酸和嘧啶核苷酸。MTX 可以口服、肌内注射、静脉注射及鞘内注射、腔内或瘤内注射。

环磷酰胺、AT-1258 皆为烷化剂，不单独应用于治疗恶性滋养细胞肿瘤，可与主要药物联合应用。VLB 为用于主要抗滋养细胞肿瘤治疗过程中间或末尾阶段的药物，可附加一个剂量。

（2）用药剂量及疗程：各药用量应达到患者最大耐受量才能获得满意疗效，尤其是前两个疗程更为关键。如果用药剂量不足，滋养细胞肿瘤得不到控制，反而使机体对有效药物产生耐药，造成机体损害，即使更换其他药物，也会影响治疗效果。

5-FU 单独用药剂量为 28 ~ 30 mg/（kg·d），日总量溶于 500 mL 5% 葡萄糖溶液中，在 6 ~ 8 小时内静脉滴注完毕，即用头皮针，每分钟进 25 ~ 28 滴，每天总量在 1500 mg。短期静脉推注不良反应大，且疗效差。10 天为一疗程。间隔 2 周。

5-FU 与 KSM 联合应用，每天剂量可减至 25 mg/（kg·d），日总量约为 1250 mg，8 天为一疗程。间隔 3 周。

动脉用药亦为点滴用药，其日总量可减至 25 ~ 26 mg/（kg·d），滴速同静脉滴注。动脉给药不如静脉方便，在某些情况下效果亦不优于静脉注入，但在肝转移、脑转移等特定情况可采用动脉给药，目前静脉滴注应用更为广泛。动脉给药作为器官灌注，可使局部药量浓度加大。如肝转移，可经肝动脉插管；脑转移用颈动脉插管给药。

胸腹腔内用药，一般为 1000 mg 溶于 5% 葡萄糖内，5 ~ 7 天给药 1 次。大量胸腹腔积液存在时，应先抽出较多胸腹腔积液后再注入。

KSM 单独使用日总量为 8 ~ 10 μg/kg，溶于 500 mL 5% 葡萄糖溶液中，静脉滴注，2 ~ 4 小时完成，10 天为一疗程。与 5-FU 合并应用日总量为 300 μg，8 天为一疗程。KSM 局部刺激性较大，静脉穿刺时应注意避免外溢，否则会发生局部疼痛硬结。

MTX 对增生细胞敏感，为细胞周期特异性药物，主要作用于 S 期及 G_1/S 交界时期。可动脉注射、静脉注射或滴注、肌内注射、鞘内注射及口服给药。单次静脉注射每天为 20 ~ 25 mg，或 0.4 mg/kg。静脉滴注每天 10 ~ 15 mg，4 小时滴完，5 天为一疗程。疗程间隔 7 ~ 10 天。一般以静脉滴注为好，这样药物浓度持续时间长，药物生物效应好。静脉注射后血药浓度迅速升至最高，但下降迅速。虽可用较大剂量，但生物效应不如静脉滴注。

MTX 与 KSM 联合应用，可交替使用或连贯使用，效果较好，不易产生抗药性。MTX 15 ~ 30 mg/d，静脉滴注 5 天；KSM 500μg/d，静脉滴注 5 天。共 10 天为一疗程。MTX 鞘内注射治疗脑转移，将 MTX 10 mg 溶于 4 mL 注射水中，每 1 ~ 3 天注射 1 次，4 次为一疗程。为了防止脑疝发生，应用细针穿刺。脊髓腔给药时，静脉给药量减半。甲酰四氢叶酸（CVF）为 MTX 的解毒药。

国外有人用超大剂量 MTX 和 CVF 治疗绒癌，获得良好效果。用法为每天每千克体重肌内注射 MTX 1.0 ~ 1.5 mg，连续 4 次。注射 MTX 次日肌内注射 1/10 量的 CVF，即每千克体重肌内注射 CVF 0.1 ~ 0.25 mg。一个疗程为 8 天。

对临床 III_B 及 IV 期或对 5-FU 耐药者，血清 β-hCG 大于 50 000 mU/mL 或 24 小时尿 hCG 大于 100 000 U 者，可考虑用 MTX、KSM 及环磷酰胺三联治疗（MAC）。每天 MTX 10 ~ 15 mg 静脉滴注或肌内注射，KSM 10 ~ 12μg/kg 静脉滴注，环磷酰胺 3 ~ 5 mg/kg 静脉注射。5 天为一疗程。如身体条件允许，疗程相间为 10 ~ 14 天。效果判定及用药注意事项同其他化疗。

5-FU、KSM 和环磷酰胺三联疗法中环磷酰胺用量同上。8 天为一疗程。指征同 MAC 方案。

（3）治疗中的监护：观察治疗效果及药物不良反应。开始用药后起效，血和尿 hCG 含量下降一般在用完一个疗程后 2 周出现。肺转移阴影吸收，阴道、外阴结节缩小，子宫病灶缩小，阴道流血减少。这表示病变对所用药物敏感。如果效果不明显，应进行第二个疗程治疗，再观察病变对药物的反应。评定一种药物有无效果，至少要用 2 个疗程。如连续两三个疗程仍未见效，则必须加用药物或换药。

有时开始应用的药有明显效果，但至两三个疗程后，病情未见继续好转，也应换药或增加药物。

在治疗期间应每周测定 hCG 或 β-hCG 浓度，白细胞计数和分类。白细胞计数小于 $3 \times 10^9/L$，大单核及多核细胞少于 $1.5 \times 10^9/L$，血小板少于 $100 \times 10^9/L$，肝功不正常，则不应开始新的疗程。

hCG 或 β-hCG 浓度降至正常后，应再做一到两个疗程以巩固疗效。然后每周检查 hCG 浓度，连续 3 次正常，称为治愈。所谓正常，即红细胞聚集抑制试验 hCG < 100 U/L；血清放免测定 hCG < 15μg/mL、β-hCG < 20 mg/mL。整个治疗一般需要五到六个疗程。

2. 手术治疗

单纯手术治疗已不足以治疗绒癌，其手术指征参考恶性葡萄胎一节。

3．放疗

以往曾对孤立肺转移或脑部转移进行放疗，自从有效化疗开展以来，已不再辅助实行放疗。

二、护理

绒毛膜癌的护理是一个综合性的过程，涵盖心理、饮食、生活、用药及病情监测等多个方面，以下是具体的护理措施。

（一）心理护理

1．情感支持

绒毛膜癌属于恶性疾病，患者可能会出现焦虑、恐惧等不良情绪。家属应给予患者更多的关心与支持，耐心倾听患者的倾诉，帮助其消除不良情绪，树立战胜疾病的自信心。

2．心理咨询

可以通过与心理咨询师面谈、团体辅导等形式为患者提供情感上的理解和支持，帮助患者应对压力和情绪波动。社会支持能缓解患者的身心压力，提高生活质量，从而辅助改善预后。

（二）饮食护理

1．术后饮食

对于已经接受手术的绒毛膜癌患者而言，术后 6 小时内禁食，之后可逐渐开始进食流质食物，如米汤、鱼汤等。待胃肠道功能恢复良好后，则可以适当摄入牛奶、鸡蛋等高蛋白类食物，以及新鲜水果和蔬菜等富含维生素的食物，从而为身体提供充足的营养物质，促进机体恢复。

2．营养补充

患者可摄入富含营养且易消化的食物，如瘦肉粥、蔬菜泥、坚果、鱼类、全麦面包、麦片等。避免辛辣刺激性食物和豆制品等可能加重病情的食物。

3．糖类食物

放疗可能会导致糖的代谢受损，出现糖原含量下降。可以适量补充一些含糖量较高的食物，如巧克力、蜂蜜、白糖和红糖，以提供足够的热量。

（三）生活护理

1. 作息规律

保持规律作息习惯，保证足够的睡眠时间，避免过度劳累。

2. 注意保暖

随天气变化增减衣物，以免因受凉而影响病情恢复。

3. 避免过敏

避免接触已知变应原，如花粉、动物皮屑等，以减少呼吸道及皮肤不适。

4. 穿着舒适

穿着宽松透气的棉质衣物，有利于舒适度提升，又不会对皮肤造成摩擦或刺激。

（四）用药护理

1. 化疗药物

若绒毛膜癌患者正在使用化疗药物，则需要严格按照医嘱来执行，不可自行随意更改剂量或者停药，以免降低治疗效果或导致严重的不良反应。

2. 定期复查

建议每 3 ~ 6 个月进行 1 次全面体检，包括血液检查、影像学评估等，以便及时发现复发或转移迹象。

（杨　雪）

第四章 儿科肿瘤护理

一、概述

白血病是造血系统的恶性增生性疾病。其特点为造血组织中某一血细胞系统过度增生，进入血液并浸润到各组织和器官，从而引起一系列临床症状。白血病是最常见的小儿恶性肿瘤。任何年龄均可发病，但多见于学龄前和学龄期儿童。小儿白血病中90%以上为急性白血病，尤以急性淋巴细胞白血病多见，慢性白血病仅占5%。

（一）分类和分型

急性白血病的分类或分型对于诊断、治疗和判断预后都有一定意义。

根据增生的白细胞种类的不同，可分为急性淋巴细胞白血病（急淋）和急性非淋巴细胞白血病（急非淋）两大类，前者在小儿中的发病率较高。目前，常采用形态学（M）、免疫学（I）及细胞遗传学（C），即MIC综合分型，更有利于指导治疗和判断预后。

1. 急性淋巴细胞白血病

（1）形态学分型（FAB分型）：根据淋巴母细胞形态学的不同，分为3种类型。①L_1型，以小细胞为主；核仁染色质均匀，核形规则，核仁一个或无，很小；胞质少，胞质空泡不明显。②L_2型，以大细胞为主，大小不一；核仁染色质不均匀，核形不规则，核仁一个或数个，较大；胞质量中等，空泡不定。③L_3型，以大细胞为主，

125

细胞大小一致、核仁染色质呈细点状，均匀，核形规则，核仁一个或多个；胞质量中等，空泡明显。上述 3 型中以 L_1 型多见，占 80% 以上；L_3 型最少，占 4% 以下。

（2）免疫学分型：应用单克隆抗体检测淋巴细胞表面抗原标记，可了解淋巴细胞白血病细胞的来源和分化程度，为诊断、鉴别诊断、治疗和判断预后提供重要依据。一般可将急性淋巴细胞白血病分为 T、B 两大系列。

（3）细胞遗传学改变：急性淋巴细胞白血病的染色体畸变种类繁多，主要有：①染色体数目异常，如小于 45 条的低二倍体等；②染色体核型异常，如 12 号和 21 号染色体易位即 t（12；21）等。

（4）临床分型：分型标准尚无统一意见，根据全国小儿血液病会议（1998）提出的标准可分为高危型急性淋巴细胞白血病（HR-ALL）和标危型急性淋巴细胞白血病（SR-ALL）两种类型。

2. 急性非淋巴细胞白血病

（1）FAB 分型。可分为：①原粒细胞白血病未分化型（M_1）；②原粒细胞白血病部分分化型（M_2）；③颗粒增多的早幼粒细胞白血病（M_3）；④粒 – 单核细胞白血病（M_4）；⑤单核细胞白血病（M_5）；⑥红白血病（M_6）；⑦急性巨核细胞白血病（M_7）。

（2）免疫学分型：急性非淋巴细胞 M_1 ~ M_5 型可有 CD3、CD13 等髓系标志中的一项或多项阳性；M_6 可见血型糖蛋白 A 阳性；M_7 可见血小板膜抗原 II_b/III_a 阳性等。

（3）细胞遗传学改变：常见的核型改变有 t（9；22）、t（8；21）等。

3. 特殊类型白血病

如多毛细胞白血病、浆细胞白血病等，在儿科罕见。

（二）临床表现

各型急性白血病的临床表现基本相同，主要表现如下：

1. 早期表现

大多起病较急，少数缓慢。早期症状有面色苍白、精神不振、乏力、食欲低下、鼻出血或齿龈出血等；少数患儿以发热和类似风湿热的骨关节痛为首发症状。

2. 发热

多数患儿起病时有发热，热型不定，可为低热、不规则发热、持续高热或弛张热，一般不伴寒战。发热原因之一是白血病性发热，多为低热且抗生素治疗无效；另一原因是感染，常见者为呼吸道炎症、齿龈炎、皮肤疖肿、肾盂肾炎、败血症等。

3. 贫血

出现较早，并随病情发展而加重，表现为面色苍白、虚弱无力、活动后气促等。贫血主要是由于骨髓造血干细胞受到抑制所致。

4. 出血

以皮肤和黏膜出血多见，表现为紫癜、瘀斑、鼻出血、齿龈出血、消化道出血和血尿。偶有颅内出血，为引起死亡的重要原因之一。出血主要原因是骨髓被白血病细胞浸润，巨核细胞受抑制使血小板生成减少。血小板质的改变、功能不足，也可加剧出血倾向。白血病细胞浸润肝脏，纤维蛋白原、凝血酶原和第 V 因子等生成不足，亦与出血的发生有关。感染和白血病细胞浸润会使毛细血管受损，也可导致出血倾向。此外，当并发弥散性血管内凝血时，出血症状更加明显。在各类型白血病中，以 M_3 型白血病的出血最为显著。

5. 白血病细胞浸润引起的症状和体征

（1）肝、脾、淋巴结肿大：白血病细胞浸润多发生于肝、脾而造成其肿大，这在急性淋巴细胞白血病尤其显著。肿大的肝、脾质软，表面光滑，可有压痛。全身表浅淋巴结轻度肿大，但多局限于颈部、颌下、腋下和腹股沟等处，其肿大程度以急性淋巴细胞白血病最为显著。有时因纵隔淋巴结肿大引起压迫症状而发生呛咳、呼吸困难和静脉回流受阻。

（2）骨和关节浸润：小儿骨髓多为红骨髓，已被白血病细胞侵犯，故患儿骨、关节疼痛较为常见。约 25% 患儿以四肢长骨、肩、膝、腕、踝等关节疼痛为首发症状，其中部分患儿呈游走性关节痛，局部红肿现象多不明显，并常伴有胸骨压痛。骨和关节痛多见于急性淋巴细胞白血病。骨痛的原因主要与骨髓腔内白血病细胞大量增生，压迫和破坏邻近骨质以及骨膜浸润有关。骨骼 X 线检查可见骨质疏松、溶解，骨骺端出现密度减低横带和骨膜下新骨形成等征象。

（3）中枢神经系统浸润：白血病细胞侵犯脑实质和（或）脑膜时即引起中枢神经系统白血病（CNSL）。由于近年联合化疗的进展，使患儿的寿命得以延长，但因多数化疗药物不能透过血－脑屏障，故中枢神经系统便成为白血病细胞的"庇护所"，造成 CNSL 的发生率增高，这在急性淋巴细胞白血病中尤其多见。浸润可发生于病程中任何时候，但多见于化疗期间，常见症状为颅内压增高，出现头痛、呕吐、嗜睡、视盘水肿等；浸润脑膜时，可出现脑膜刺激征；浸润脑神经核或根时，可出现脑神经麻痹；脊髓浸润可引起横贯性损害而致瘫。此外，也可有惊厥、昏迷。检查脑脊液可以确诊：脑脊液色清或微浊，压力增高；细胞数 $> 10 \times 10^6$/L，蛋白 > 0.45 g/L；将脑脊液离心沉淀做涂片检查时发现白血病细胞。

（4）睾丸浸润：白血病细胞侵犯睾丸时即引起睾丸白血病（TL），表现为局部肿大、触痛，阴囊皮肤可呈红黑色。由于化疗药物不易进入睾丸，在病情完全缓解时，该处白血病细胞仍存在，因而常成为导致白血病复发的另一重要原因。

（5）绿色瘤：是急性粒细胞白血病的一种特殊表现，白血病细胞浸润眶骨、颅骨、胸骨、肋骨或肝、肾、肌肉等，在局部呈块状隆起而形成绿色瘤。此瘤切面呈绿色，暴露于空气中时绿色迅速消退，这种绿色素的性质尚未明确，可能是光紫质或胆绿蛋白的衍生物。绿色瘤偶由急性单核细胞白血病局部浸润形成。

（6）其他器官浸润：少数患儿有皮肤浸润，表现为丘疹、斑疹、结节或肿块；心脏浸润可引起心脏扩大、传导阻滞、心包积液和心力衰竭等；消化系统浸润可引起食欲缺乏、腹痛、腹泻、出血等；肾脏浸润可引起肾肿大、蛋白尿、血尿、管型尿等；齿龈和口腔黏膜浸润可引起局部肿胀和口腔溃疡，这在急性单核细胞白血病中较为常见。

（三）治疗

1. 支持疗法

（1）防治感染：在化疗阶段，保护性环境隔离对防治外源性感染具有较好效果。用抗生素预防细菌性感染，可减少感染性并发症。并发细菌性感染时，应根据不同致病菌和药敏试验结果选用有效的抗生素治疗。长期化疗常并发真菌感染，可选用抗真菌药物如制霉菌素、氟康唑等治疗；并发疱疹病毒感染者可用阿昔洛韦治疗；怀疑并发卡氏肺囊虫肺炎者，应及早采用复方新诺明治疗。

（2）输血和成分输血：明显贫血者可输给红细胞；因血小板减少而致出血者，可输浓缩血小板。有条件时可酌情静脉输注丙种球蛋白。

（3）集落刺激因子：化疗期间如骨髓抑制明显者，可给予 G-CSF、GM-CSF 等集落刺激因子。

（4）高尿酸血症的防治：在化疗早期，由于大量白细胞破坏分解而引起高尿酸血症，导致尿酸结石梗阻、少尿或急性肾衰竭，故应注意多喝水以利尿。为预防高尿酸血症，可口服别嘌呤醇。

（5）其他：在治疗过程中，要增加营养。有发热、出血时应卧床休息。要注意口腔卫生，防止感染和黏膜糜烂。并发播散性血管内凝血时，可用肝素治疗。

2. 化学药物治疗

化学药物治疗目的是杀灭白血病细胞，解除白血病细胞浸润引起的症状，使病情缓解，以至治愈。急性白血病的化疗通常按下述次序分阶段进行。

（1）诱导缓解治疗：诱导缓解治疗是患儿能否长期无病生存的关键。需联合数种化疗药物，最大限度地杀灭白血病细胞，从而尽快达到完全缓解。柔红霉素（DNR）和门冬酰胺酶（L-ASP）是提高急性淋巴细胞白血病（ALL）完全缓解率和长期生存率的两个主要药物，故大多数 ALL 诱导缓解方案均为包含这两种药物的联合化疗，如 VDLP 等，而阿糖胞苷（Ara-C）则对治疗急性非淋巴细胞白血病至关重要。

（2）巩固治疗：强力的巩固治疗是在缓解状态下最大限度地杀灭微小残留白血病细胞（MRLC）的有力措施，可有效地防止早期复发，并为后续维持治疗创造尽可能少的 MRLC 状况，从而提高患者的长期生存率。ALL 一般首选环磷酰胺（C）、Ara-c（A）及 6- 巯基嘌呤（M），即 CAM 联合治疗方案；ANLL 常选用有效的原诱导方案治疗 1 ～ 2 个疗程。

（3）预防髓外白血病：由于大多数药物不能进入中枢神经系统、睾丸等部位，如果不积极预防髓外白血病，则中枢神经系统白血病（CNSL）在 3 年化疗期间的发生率可高达 10%；睾丸白血病（TL）的发生率在男孩中亦可达 5% ～ 30%。CNSL 和 TL 均会导致骨髓复发、治疗失败。对 ALL 通常首选大剂量氨甲蝶呤 – 四氢叶酸钙（HDMTX+CF）方案，配合氨甲蝶呤（MTX）、阿糖胞苷（Ara-C）、地塞米松三联药物鞘内注射预防 CNSL。

二、护理

（一）护理问题

1. 体温过高

体温过高与大量白细胞浸润、坏死和（或）感染有关。

2. 活动无耐力

活动无耐力与贫血致组织缺氧有关。

3. 有感染的危险

有感染的危险与中性粒细胞减少，免疫功能下降有关。

4. 潜在并发症

潜在并发症包括出血、药物不良反应。

5. 疼痛

疼痛与白血病细胞浸润有关。

6. 营养失调：低于机体需要量

营养失调：低于机体需要量与疾病过程中消耗增加，抗肿瘤治疗致恶心、呕吐、食欲下降，摄入不足有关。

7. 预感性悲哀

预感性悲哀与白血病久治不愈有关。

8. 有执行治疗方案无效的危险

有执行治疗方案无效的危险与治疗方案复杂、时间长，患儿和（或）家长难以坚持有关。

（二）护理措施

1. 维持正常体温

监测体温，观察热型、热度；遵医嘱给予降温药或冰敷，但忌用安乃近和酒精擦浴以免降低白细胞和增加出血倾向；注意观察降温效果。

2. 休息

白血病患儿常有乏力、活动后气促等现象，需卧床休息，但一般不需绝对卧床。长期卧床者，应常更换体位，预防压力性损伤。

3. 防治感染

感染是导致白血病患儿死亡的主要原因之一。因此，防治感染尤为重要。白血病患儿免疫功能低下，化疗常致骨髓抑制，使成熟中性粒细胞减少或缺乏，机体免疫功能进一步下降，极易发生感染。具体措施如下：

（1）保护性隔离：白血病患儿的病室应阳光充足、空气新鲜，房间定时通风换气，每天消毒。且应与其他病种患儿分室居住，以免发生交叉感染。粒细胞数极低和免疫功能明显低下者应住单间，有条件者住空气层流室或无菌单人层流床。限制探视者人数和次数，禁止感染者探视。接触患儿前认真洗手，必要时用消毒液洗手。

（2）注意个人卫生：保持口腔清洁，进食前后以温开水或漱口液漱口；选用软毛牙刷或海绵，以免损伤口腔黏膜及牙龈，导致出血和继发感染，有黏膜真菌感染者，可用氟康唑或依曲康唑涂擦患处。保持大便通畅，便后用温开水或盐水清洁肛周，以防肛周脓肿；肛周溃烂者，每天坐盆。勤换内裤，每天沐浴，利于汗液排泄，减少皮肤感染。

（3）严格无菌操作：进行护理操作时应严格执行无菌操作技术，遵守操作规程。

（4）避免有关接种：免疫功能低下者，避免使用麻疹、风疹、水痘、流行性腮腺炎等减毒活疫苗和脊髓灰质炎糖丸预防接种，以防发病。

（5）注意有无感染先兆：监测体温变化，观察有无牙龈肿痛，咽红、咽痛，皮肤有无破损、红肿，肛周、外阴有无异常。如发现感染迹象，及时遵医嘱应用抗生素。

监测血常规结果，中性粒细胞很低者，遵医嘱皮下注射集落刺激因子（CSF），使中性粒细胞合成增加，增强机体抵抗力。

4. 防治出血

出血是白血病患儿又一主要死亡原因。参见本章原发性血小板减少性紫癜护理措施。

5. 正确输血

白血病患儿常有贫血、出血，在治疗过程中，常需输血（成分血）。输注时应严格遵守输血制度，观察疗效及有无输血反应。

6. 应用化疗药物的护理

（1）熟悉化疗药物的药理作用和特性，正确给药。

1）化疗药物多为静脉给药，因有较强的刺激性，故应注意保护血管，并尽量选择大血管，确认静脉通畅后方可注药，以免药液渗漏导致局部疼痛、红肿甚至坏死。如发现渗漏，立即停止输液，并做局部处理。

2）光照可使某些药物（VP16、VM26）分解，静脉滴注时应避光。

3）某些药物（如ASP）可致变态反应，用药前应询问用药史及过敏史，用药过程中应注意观察有无变态反应。

4）鞘内注射时，浓度不宜过大，推药速度宜慢，术后应平卧4～6小时，以减少不良反应的发生。

5）配药及使用过程中护士要注意自我保护。

（2）密切观察及处理化疗药物的毒性反应。

1）绝大多数化疗药物均可导致骨髓抑制而引起患儿感染，应监测血常规，及时防治感染，观察有无出血倾向和贫血。

2）恶心、呕吐严重者，用药前半小时给其止吐药。

3）可能导致脱发者，应先告知家长及年长儿童，脱发后可戴假发、帽子或围巾。

4）环磷酰胺可致出血性膀胱炎，应保证液量摄入，并尽量在白天完成，以免影响休息。

5）应用糖皮质激素可出现满月脸及情绪改变等，应告知家长及年长儿停药后症状会消失，勿嘲笑或讥讽患儿。

6）加强口腔护理。有溃疡者，宜给清淡、易消化的流质或半流质饮食；疼痛明显者，进食前可给局部麻醉药或敷以溃疡膜、溃疡糊剂等。

7. 减轻疼痛

提高诊疗技术，尽量减少因治疗、护理而带来的痛苦。及时发现镇痛需要，运用适当的非药物性止痛技术或遵医嘱用止痛药，以减轻疼痛，并评价止痛效果。

8. 加强营养，注意饮食卫生

给予高蛋白、高维生素、高热量的饮食。鼓励患儿进食，不能进食者，可静脉补充营养。食物应清洁、卫生，水果应洗净、去皮，食具应消毒。

9. 提供情感支持和心理疏导

（1）热情帮助、关心患儿，让年长儿和家长认识本病及了解国内外的治疗进展。如目前已认为白血病不再是不治之症，如急性淋巴细胞白血病完全缓解率达 95% 以上，5 年无病生存率达 70% 左右；急性非淋巴细胞白血病的初治完全缓解率也已达 75% 左右，5 年无病生存率达 40% ~ 60%。让年长患儿认识到珍惜生命的重要意义，帮他们树立战胜疾病的信心。

（2）进行各项操作前，告知家长及年长儿童其意义、操作过程、如何配合及可能出现的不适，以减轻或消除其恐惧心理。阐述化疗是白血病治疗的重要手段。让家长了解所用的化疗方案、药物剂量及可能出现的不良反应。明确定期化验（血常规、骨髓、肝功能、肾功能、脑脊液等）的必要性，及患儿所处的治疗阶段。详细记录每次治疗情况，使治疗方案具有连续性。

（3）定期召开家长座谈会或病友联谊会，为新老患儿家长提供相互交流的机会，让患儿、家长相互交流成功配合治疗的经验和教训，如何采取积极的应对措施以渡过难关等，从而提高家长及患儿对疾病的应对能力，增强治愈的信心。

（三）保健指导

（1）讲解白血病的有关知识及化疗药的作用和不良反应。向家长及年长儿阐明白血病完全缓解后，患儿体内仍有残存的白血病细胞，这是复发的根源，让其明确坚持定期化疗的重要性。化疗间歇期可酌情参加学校学习，以利其生长发育。

（2）教会家长进行家庭护理，预防感染，若出现感染及出血征象，及时就诊。

（3）鼓励患儿参与体格锻炼，增强抗病能力。

（4）定期随访，监测治疗方案执行情况。重视患儿的心理状况，正确引导，使患儿在治疗疾病的同时，保持良好的心理活动。

（曾秋英）

第二节　霍奇金淋巴瘤

一、概述

霍奇金淋巴瘤（HL）又称霍奇金病（HD），是一种以多型淋巴细胞浸润伴恶性多核巨细胞为特征的淋巴瘤。1832 年由霍奇金首先对本病在解剖学水平进行描述，并以此命名。该病主要累及淋巴结和脾脏，浸润细胞有多样性，多数为形态正常的反应性细胞，其中的 R-S 细胞由相对成熟的生发中心 B 淋巴细胞恶性转化而来。2014 年美国和儿童癌症数据统计显示，0 ～ 14 岁儿童 HD 的新发病例为 380 例；上海市肿瘤登记系统显示有关我国 HD 的报道，1986—1992 年间 0 ～ 14 岁组儿童的年发病率为 2.39/100 万，男女比为 2.3 ：1。流行病学调查提示疱疹病毒 6、巨细胞病毒、EB 病毒感染可能与本病的发病有关。目前国内外均采用 WHO 2008 年分型标准将其分为 5 个亚型：①经典型；②结节硬化型；③富含淋巴细胞型；④混合细胞型；⑤淋巴细胞消减型。

（一）临床表现

儿童 HD 的临床表现与成人相似，主要表现如下：

1. 全身症状

非特异性全身症状包括发热、乏力、畏食、轻度消瘦、瘙痒等。原因不明的 38℃以上发热或周期性发热、6 个月内体重减轻 10% 以上、大量盗汗被定义为 HD 的全身症状，又称为 B 症状，与不良预后相关。

2. 淋巴结肿大

淋巴结肿大最常见为无痛性锁骨上、颈部或其他部位淋巴结肿大，淋巴结质硬有橡皮样感觉。当患者出现不同程度的纵隔淋巴结浸润时，可引起咳嗽等气管 - 支气管受压症状。

3. 合并免疫功能紊乱

合并免疫功能紊乱如合并免疫性溶血性贫血，有贫血、黄疸、网织红细胞升高、Coomb＇s 试验阳性。合并免疫性血小板减少症时，有血小板减少、出血倾向、血小板相关抗体增高、骨髓巨核细胞成熟障碍等症状。

（二）诊断与临床分期

1. 诊断标准与流程

HD 必须通过病理检查确诊，目前尚无其他可替代的确诊方法，并应包括病理亚型诊断。当发现无痛性淋巴结肿大怀疑 HD 时，应及时行肿块病理活检，针吸或细针穿刺标本量少，常不足以明确诊断及分型。通过全面仔细的体格检查，胸部、腹部、盆腔等影像学检查，骨髓活检及涂片检查，进行分期评估，并以此为依据选择相应的治疗方案。

2. 临床分型诊断

即有无全身症状：①A 型，无任何 B 症状；②B 型，体重减少＞10% 或反复无原因发热＞38.0℃或夜间盗汗（B 症状）。

3. 分期诊断

采用 Ann Arbor 分期标准（表 4-1）进行分期。常规分期检查包括以下项目：全身体格检查、骨髓活检及涂片、胸腹盆腔影像学检查（以增强 CT 检查为主），疑有骨骼浸润时进行全身骨扫描。通过以上检查确定肿瘤浸润范围并据此做出临床分期。

表 4-1　Ann Arbor 分期

分期	标准
Ⅰ期	侵犯一个淋巴结区域（Ⅰ）或者侵犯一个单一的结外器官（I_E）
Ⅱ期	横膈的单侧有≥2 个淋巴结受累（Ⅱ），或者还有一个结外器官受累（II_E）
Ⅲ期	横膈双侧有淋巴结受累（Ⅲ），或外加局限性侵犯一个结外器官（III_E）或脾（III_S）或者二者均受侵犯（III_{ES}）
Ⅳ期	弥散性侵犯一个或多个结外器官，伴或不伴淋巴结受累

（三）治疗原则

HD 的主要治疗手段为化学治疗和放射治疗，手术的主要目的为进行病理活检以明确诊断。

1. 放疗

HD 对放疗敏感，成人 HD 普遍采用放疗，儿童的放疗模式也来自成人。由于放疗的远期不良反应，应用于儿童时有试图进一步减少剂量或缩小放疗野的倾向。目前对生长期儿童Ⅲ、Ⅳ期 HD 以全身化疗为主，而对青少年局灶性病变的标准治疗为化疗联合肿瘤浸润野的低剂量放疗（1500～2500 cGy）。

2. 化疗

化疗是儿童 HD 的首选治疗方法。国际上 HD 化疗方案相对一致，应用 COPP、

MOPP、ABVD 最为多见。其中 ABVD 至今仍为标准治疗方案，根据不同分期治疗时间以 4 ~ 9 个疗程为宜，过长的维持治疗并不能改善预后。MOPP 方案对成人与儿童的晚期 HD 有 50% 的治愈率。ABVD 方案仍可使 50% 的 MOPP 方案耐药者得到缓解。治疗过程中应注意蒽环类药物累积剂量，在儿童中一般不超过 320 mg/m²，以免导致对心脏的远期不良反应，出现慢性难治性心功能不全。儿童 HD 常用化疗方案见表 4–2。

表 4–2 儿童 HD 常用化疗方案

方案	药物组成	剂量及用法
MOPP	氮芥	6.0 mg/m²，第 1、8 天，静脉注射
	长春新碱	1.4 mg/m²，第 1、8 天，静脉注射
	丙卡巴肼	100 mg/m²，第 1 ~ 14 天，口服
	泼尼松	40 mg/m²，第 1 ~ 14 天，口服
COPP	环磷酰胺（代替 MOPP 中的氮芥）	600 mg/m²，第 1、8 天，静脉注射
COMP	氨甲蝶呤（代替 COPP 中的丙卡巴肼）	40 mg/m²，第 1、8 天，静脉注射
ABVD	多柔比星	25 mg/m²，第 1、15 天，静脉注射
	博来霉素	10 U/m²，第 1、15 天，静脉注射
	长春碱	6 mg/m²，第 1、15 天，静脉注射
	达卡巴肼	375 mg/m²，第 1、15 天，静脉注射
COPP/ABV	环磷酰胺	600 mg/m²，第 1 天，静脉注射
	长春新碱	1.4 mg/m²，第 1 天，静脉注射
	丙卡巴肼	100 mg/m²，第 1 ~ 7 天，口服
	泼尼松	40 mg/m²，第 1 ~ 14 天，口服
	多柔比星	35 mg/m²，第 8 天，静脉注射
	博来霉素	10 U/m²，第 8 天，静脉注射
	长春碱	6 mg/m²，第 8 天，静脉注射
VAMP	长春碱	6 mg/m²，第 1、15 天，静脉注射
	多柔比星	25 mg/m²，第 1、15 天，静脉注射
	氨甲蝶呤	20 mg/m²，第 1、15 天，静脉注射
	泼尼松	40 mg/m²，第 1 ~ 14 天，口服

（四）预后

HD 在合理的治疗下预后良好，治愈率可达 80% ~ 90%，分期和有无全身症状影响预后，反复复发的晚期广泛病变预后不良。远期死亡者死于治疗相关并发症多于疾病本身。儿童常见的与放疗、化疗相关并影响远期生活质量的并发症有放疗部位的软组织、骨骼发育不良及畸形，放疗野内脏器功能障碍、心肺功能障碍、不育和第二肿瘤等。

二、护理

（一）预防感染

1. 增强免疫力

霍奇金淋巴瘤患者免疫力较低，容易感染。因此，要增强自身免疫力，可以通过合理饮食、适量运动、充足睡眠等方式来实现。

2. 个人卫生

保持个人卫生，勤洗手，避免去人多的公共场所，避免接触感冒患者，以减少感染的风险。

3. 口腔护理

饭前饭后漱口，保持口腔清洁，避免口腔感染。

4. 肛门护理

便后清洗肛门，避免肛门感染。

（二）饮食护理

1. 清淡易消化

化疗期间，患者应进食清淡、易消化的食物，如稀饭、面条等，以减轻胃肠道负担。

2. 富含优质蛋白

化疗间歇期，患者可以进食富含优质蛋白的食物，如鸡蛋、牛奶、瘦肉等，有助于身体恢复。

3. 避免刺激性食物

避免食用辛辣、生冷、过硬的食物，以免刺激胃肠道，加重病情。

4. 多吃新鲜蔬果

多吃新鲜蔬菜和水果，以补充维生素和矿物质，但需注意洗净，避免农药残留。

（三）心理护理

1. 保持乐观心态

患者可以适当培养兴趣爱好，保持乐观心态，避免情绪过度激动、紧张等。家属和医护人员应给予患者足够的关心和支持，帮助患者树立战胜疾病的信心。

2. 心理干预

如有需要，可以寻求心理咨询师的帮助，进行心理干预，以缓解患者的焦虑、恐惧等不良情绪。

（四）生活护理

1. 作息规律

保持规律的作息时间，按时就寝，不可熬夜，保证充足的睡眠时间。

2. 适度运动

根据身体状况，适当进行运动，如散步、瑜伽等，有助于增强体质，提高免疫力。但需注意避免剧烈运动，以免加重病情。

3. 避免接触有害物质

避免接触放射性物质及有毒化学物质等致癌物质，以减少病情恶化的风险。

（五）病情监测与并发症处理

1. 密切观察病情

患者应密切观察自己的身体状况，如出现新的症状或原有症状加重，应及时就医。

2. 并发症处理

如并发糖尿病等疾病，应注意控制饮食，避免高糖饮食。对于其他并发症，如贫血、心功能不全等，也应及时就医处理。

（六）健康指导

1. 定期复查

患者应定期进行复查，以了解病情的发展情况，及时调整治疗方案。

2. 遵医嘱用药

患者应遵医嘱按时服药，不可随意更改剂量或停药。

3. 健康生活方式

保持健康的生活方式，包括合理饮食、适量运动、充足睡眠等，以促进身体康复。

（曾秋英）

第三节　非霍奇金淋巴瘤

非霍奇金淋巴瘤（NHL）是恶性淋巴瘤的一种，，起源于增生分化过程中的淋巴细胞，其扩散方式与相应的正常淋巴细胞移行方式相似。由于儿童 NHL 涉及全身各处的淋巴细胞，其在发病部位和蔓延速度上类似于儿童白血病，因此倾向于将其归类为全身性疾病。

一、概述

（一）流行病学特点及病因

儿童淋巴瘤的发病率依年龄不同而有所不同，儿童淋巴瘤在 20 岁以下人群恶性肿瘤中占 15%。10 岁以下的儿童中 NHL 比霍奇金病更为常见，15 ～ 19 岁的青少年中霍奇金病发病率几乎是 NHL 的两倍。NHL 的病因尚不明确，遗传或获得性免疫缺陷综合征或接受免疫抑制治疗的患者中，NHL 的发病率增高。在 Burkitt 淋巴瘤中，免疫球蛋白基因正常重排程序发生错误，并通过易位导致 c-myc 基因的功能失调，使细胞的增生与分化失衡，最终导致细胞发生癌变。

（二）病理分型

根据 WHO 2008 年分类标准，儿童 NHL 主要有 4 个重要类型：①成熟 B 细胞肿瘤，包括 Burkitt 淋巴瘤 / 成熟 B 细胞白血病、弥漫大 B 细胞淋巴瘤、纵隔大 B 细胞淋巴瘤和未能进一步分类的 B 细胞淋巴瘤；②成熟或外周 T 细胞及自然杀伤细胞（NK）肿瘤，主要包括间变性大细胞型淋巴瘤（ALCL）和 NK 细胞淋巴瘤；③前体 B 细胞肿瘤，主要为前体 B 淋巴母细胞型白血病 / 淋巴瘤；④前体 T 淋巴母细胞型白血病 / 淋巴瘤。

（三）临床表现

1. 全身症状

常见非特异性全身症状包括发热、表浅淋巴结肿大、盗汗。晚期患者出现消瘦、贫血、出血倾向、发热、肝脾大、浆膜腔积液、恶病质等症状和体征。

2. 呼吸系统症状

当肿瘤位于前或中纵隔时可压迫气管、上腔静脉以及心肺组织。临床表现为胸痛、刺激性咳嗽、气促、平卧困难，重者出现上腔静脉压迫综合征。

3. 消化系统症状

原发于腹部的肿瘤可出现腹痛、腹部膨隆、恶心、呕吐、大便习惯改变、肝脾大、腹水等症状。有时可表现为肠套叠、胃肠道出血、阑尾炎样表现，甚至少数患者发生肠穿孔等急腹症。

4. 中枢神经系统症状

当肿瘤浸润脑膜、脑神经、脑实质、脊髓、脊髓旁硬膜外时，可出现头痛、呕吐、面瘫、感觉障碍、肌力改变、截瘫等颅内压增高或神经受损症状。

（四）诊断与临床分期

1. 诊断标准

NHL 的诊断必须依据病理（细胞）形态学、免疫学和细胞/分子遗传学。病理（细胞）形态学满足 NHL 的基本诊断，并进行形态学分型。病理免疫组化已成为当今 NHL 诊断及分型的必需手段，可明确免疫亚型。有条件时应尽可能进行相关亚型的分子生物学特征检测，如 Burkitt 淋巴瘤常存在与 c-myc 断裂相关的 t（8；14）及其变异型，而间变大细胞淋巴瘤常存在 t（2；5）及其变异型，使诊断更为可靠。

2. 分期诊断

分期标准为国际儿童 NHL 分期系统（IPNHLSS）（表 4-3）。常规分期检查包括以下项目：全身体格检查、眼底检查、骨髓涂片和（或）活检、胸腹盆腔影像学检查（以增强 CT 检查为主）、脑脊液离心甩片找肿瘤细胞，疑有中枢占位性浸润时行增强头颅 MRI 或 CT，疑有骨骼浸润时行全身骨扫描。通过以上检查确定肿瘤浸润范围并据此做出临床分期。

表 4-3　国际儿童 NHL 分期系统（IPNHLSS）

分期	肿瘤侵犯范围
Ⅰ期	单个肿瘤（淋巴结、结外骨或皮肤），除外纵隔或腹部病变
Ⅱ期	单个结外肿瘤伴区域淋巴结侵犯 膈肌同侧为 2 个淋巴结区域侵犯 原发于胃肠道肿瘤（常在回盲部）± 相关肠系膜淋巴结受累，肿瘤完全切除 如果伴随恶性腹水或肿瘤扩散到邻近器官，应定为Ⅲ期
Ⅲ期	膈肌上和（或）膈肌下＞2 个结外肿瘤（包括结外骨或结外皮肤） 膈肌上下为 2 个淋巴结区域侵犯 任何胸腔内肿瘤（纵隔、肺门、肺、胸膜或胸腺） 腹腔内或腹膜后病变，包括肝、脾、肾和（或）卵巢，不考虑是否切除 任何位于脊柱旁或硬脑膜外病变，不考虑其他部位是否有病变 单个骨病灶同时伴随结外侵犯和（或）非区域淋巴结侵犯
Ⅳ期	任何上述病变伴随中枢神经系统侵犯（Ⅳ期 CNS），骨髓侵犯（Ⅳ期 BM）或中枢和骨髓侵犯（Ⅳ期 BM+CNS） 采用常规形态学方法检测

3. 诊断方法

血清乳酸脱氢酶（LDH）的水平能够反映肿瘤负荷大小，并和预后相关。当肿瘤负荷过大时，可发生心、肝、肾等重要脏器的浸润而导致功能不全，因此治疗前应仔细评估肝肾功能。高负荷的 NHL 在治疗前以及初始治疗的一周内易发生肿瘤细胞溶解综合征，因此应定时进行肾功能、血电解质监测，如尿酸含量、血钾、血磷、血钙等。患儿进行增强 CT 检查前应先核实肾功能情况，有肿瘤细胞溶解综合征或肾功能不良时，应避免进行增强 CT，因对比剂可能加重肾功能不全。外周血常规检查如存在贫血、血小板减少，常提示为晚期或有骨髓浸润。骨髓涂片检查可除外骨髓浸润。浆膜腔液体沉渣涂片检查结合免疫表型检查有助于诊断、鉴别诊断和肿瘤浸润状态的评估。行全身的影像学检查以评估肿瘤浸润范围，肿块常无钙化、无明显包膜。常用方法包括增强 MRI、CT 和 B 超。

（五）治疗原则

治疗以化疗为主。根据病理形态学及免疫分型，分别采用成熟 B 细胞型 NHL（非淋巴母细胞型，代表性疾病为 Burkitt 淋巴瘤）或淋巴母细胞型 NHL（免疫表型为前驱 T 或前驱 B）治疗方案，根据临床分期及分组确定化疗强度。成熟 B 细胞型 NHL 的化疗原则是短程、强烈，以烷化剂和抗代谢性药物（主要是氨甲蝶呤和阿糖胞苷）为主，化疗强度根据临床分组或分期而定。较多中心对间变型大细胞淋巴瘤采用类似 B-NHL 的治疗方案。而对前驱 T 或 B 淋巴母细胞型 NHL，化疗原则与急性淋巴母细胞型白血病（ALL）一致。化疗方案见表 4-4 至表 4-6。

放疗及手术为辅助治疗。化疗后局部存在残留病灶、出现中枢浸润、脊髓压迫等症状时可考虑施行放疗。手术治疗一般用于取肿瘤组织活检或因肿瘤造成的肠套叠、肠梗阻等急腹症。

表 4-4　B 细胞型 NHL 治疗方案化疗剂量与时间安排

方案	药物	剂量	给药时间（第 X 天）
诱导治疗 P（3～7 天接 A 方案）	环磷酰胺	300 mg/m^2，静脉滴注 2 小时	1
	长春新碱	1.5 mg/m^2，静脉注射（最大量 2 mg）	1
	泼尼松	45 mg/（m·d），分 3 次口服	1、2、3、4、5、6、7
	IT		1
A 方案	环磷酰胺	800 mg/m^2，静脉滴注 2 小时	1
	长春新碱	200 mg/m^2，静脉滴注 2 小时	2、3、4
	多柔比星	1.5 mg/m^2，静脉注射（最大量 2 mg）	1、8、15
	阿糖胞苷*	20 mg/m^2，静脉滴注 2 小时	1、2
	泼尼松	500 mg（1500 mg）/m^2，静脉滴注 2 小时，每 12 小时 ×2 次	1
			1、2、3、4、5、6、7
	IT	60 mg/（m^2·d），分 3 次口服	1（R1 组）
			1（R2 组，第 1 个疗程第 8 天加 1 次）
			1、8（R3 组）

续 表

方案	药物	剂量	给药时间（第 X 天）
B 方案	异环磷酰胺	1200 mg/m² ，静脉滴注 2 小时	1、2、3、4、5
	美司钠	300 mg/m² ，静脉注射，第 0、3、6、9 小时	1、2、3、4、5
	依托泊苷		1、2、3
	氨甲蝶呤△	60 mg/m² ，静脉滴注 2 小时	1
	长春新碱	300 mg/m² ，静脉滴注 3 小时	8
	泼尼松	1.5 mg/m² ，静脉注射（最大量 2 mg）	1、2、3、4、5、6、7
	IT	60 mg/（m²·d），分 3 次口服	1
BB 方案	异环磷酰胺	1200 mg/m² ，静脉滴注 2 小时	1、2、3、4、5
	美司钠	300 mg/m² ，静脉注射，第 0、3、6、9 小时	1、2、3、4、5
	依托泊苷		1、2、3
	氨甲蝶呤**	60 mg/m² ，静脉滴注 2 小时	1
	四氢叶酸钙	3000 mg/m² ，静脉滴注 24 小时	
		15 mg/m² ，静脉注射，第 42 小时起每 6 小时 1 次 ×4	8
	长春新碱	1.5 mg/m² 静脉注射（最大量 2 mg）	1、2、3、4、5、6、7
	泼尼松	60 mg/（m²·d），分 3 次口服	1、8
	IT		
CC 方案	顺铂	100 mg/m² ，静脉滴注 2 小时	1
	地塞米松	12.5 mg/m² ，分 3 次口服	1、2、3、4、5
	依托泊苷	100 mg/m² ，静脉滴注 2 小时	3、4、5
	多柔比星	30 mg/m² ，静脉滴注 2 小时	1
	IT		1、8

注：

（1）除了长春新碱类和鞘内注射（IT）外，所有药物剂量根据体表面积调整。

（2）*：第 2 疗程起增加至 1500 mg/m²。

（3）**：10% 静脉注射 0.5 小时，42 小时后用四氢叶酸（CF）解救，剂量根据氨甲蝶呤血药浓度调整，42 小时 MTX 浓度应 < 1μmol/L，1 ~ 2μmol/L 时 CF 剂量为 30 mg/m²，每 6 小时 1 次；2 ~ 3μmol/L 时 CF 剂量为 45 mg/m²，依此类推；72 小时 MTX 浓度应 < 0.1μmol/L，0.1 ~ 0.2μmol/L 时 CF 剂量为 30 mg/m²，0.2 ~ 0.3μmol/L 时 CF 剂量为 45 mg/m²，依此类推，直至 < 0.1μmol/L。

（4）△：42 小时 MTX 浓度检测，如 > 0.1μmol/L，需解救，原则同上。

（5）R1 组：手术已完全切除肿块的 I、II 期（完全缓解），乳酸脱氢酶（LDH）正常；R2 组：LDH 小于正常 2 倍的 I、II 期，手术未完全切除；R3 组：III、IV 期，或 LDH 大于正常 2 倍；R4 组：2 个疗程未获完全缓解者。

（6）IT：鞘内化疗。剂量见表 4-5。

表4-5 鞘内化疗剂量

年龄 / 月	氨甲蝶呤 /mg	阿糖胞苷 /mg	地塞米松 /mg	生理盐水 /mL
< 12	6	15	2.5	6
12 ~ 36	9	25	2.5	8
≥ 36	12.5（max）	35	5.0	10

表 4-6 儿童淋巴母细胞型 NHL 化疗药物剂量与时间安排

药物	剂量	用药时间（第 X 天）
诱导方案 I		
泼尼松	60 mg/（m²·d），分 3 次口服	1 ~ 28，29 ~ 35 减量至停药
长春新碱	1.5 mg/m²（最多 2 mg），静脉注射	8、15、22、29
柔红霉素△	30 mg/m²，静脉滴注 2 小时	8、15、22（29）
门冬酰胺酶	6000 U/m²，肌内注射或静脉滴注	9、12、15、18、21、24、27、30
环磷酰胺	1000 mg/m²、静脉滴注 2 小时	36 ~ 64
美司钠	400 mg/m²，第 0、4、8 小时	36 ~ 64
阿糖胞苷	75 mg/（m²·d），皮下	38 ~ 41、45 ~ 48、52 ~ 55、59 ~ 62
6- 巯基嘌呤	50 mg/（m²·d），口服	36 ~ 63
IT		1、15、29（脑脊液阳性，加 8、22）
方案 M		
6- 巯基嘌呤	25 mg/（m²·d），睡前空腹口服	1 ~ 56
氨甲蝶呤*	5 g/m²，静脉滴注 24 小时	1、15、29、43
IT		1、15、29、43
再诱导 Ⅱ（Ⅰ + Ⅱ期不用）		
地塞米松	10 mg/（m²·d），分 3 次口服	1 ~ 7，15 ~ 21
长春新碱	1.5 mg/m²（最多 2 mg），静脉注射	1、8、15、22
多柔比星	30 mg/m²，静脉滴注 2 小时	1、8、15（29）
门冬酰胺酶△	10 000 U/m²，肌内注射或静脉滴注	1、3、5、7、9、11、13、15
环磷酰胺	1000 mg/m²，静脉滴注 2 小时	36
美司钠	400 mg/m²，第 0、4、8 小时	1
阿糖胞苷	75 mg/m²，皮下	38 ~ 41、45 ~ 48
6- 巯基嘌呤	50 mg/（m²·d），睡前空腹口服	36 ~ 49
IT		38、45
维持治疗		至 104 周停药

续　表

药物	剂量	用药时间（第 X 天）
氨甲蝶呤	20 mg/（m² · 周），口服	
6- 巯基嘌呤	50 mg/（m² · d），睡前空腹口服	
长春新碱	1.5 mg/m²，每 8 周用 1 次，静脉注射	
地塞米松	6 mg/（m² · d），每 8 周用 5 天，分 3 次口服	
IT		每 8 周 Ⅰ、Ⅱ期达到总次数 11 次，Ⅲ、Ⅳ期达到 17 次，脑脊液阳性达到 20 次

注：

（1）除了长春新碱类和鞘内注射（IT）外，所有药物剂量根据体表面积调整。

（2）△：患者条件允许，第 29 天加 1 次。

（3）*：10% 静注 0.5 小时，42 小时后用四氢叶酸（CF）解救，剂量根据氨甲蝶呤血药浓度调整，42 小时 MTX 浓度 < 1 μmol/L，1 ~ 2 μmol/L 时 CF 剂量为 30 mg/m²，每 6 小时 1 次；2 ~ 3 μmol/L 时 CF 剂量为 45 mg/m²，以此类推；72 小时 MTX 浓度应 < 0.1 μmol/L，0.1 ~ 0.2 μmol/L 时 CF 剂量为 30 mg/m²，0.2 ~ 0.3 μmol/L 时 CF 剂量为 45 mg/m²，依此类推，直至 < 0.1 μmol/L。

（六）预后

影响 NHL 预后的主要因素是初诊时肿瘤的负荷。LDH 水平超过正常值的 2 倍、存在中枢浸润和（或）骨髓转移时，提示肿瘤负荷高，预后相对不良。肿瘤对治疗早期的反应也常预示着预后，治疗反应不佳，治疗 42 ~ 60 天未能获得完全缓解者预后不良。治疗结束时进行全面评估，以后第 1 年每月随访 1 次，第 2 ~ 3 年每 3 个月随访 1 次，第 4 ~ 5 年每 6 个月随访 1 次。随访时进行常规体格检查、血常规检查及相关影像学检查。

二、护理

1. 心理护理

多与患者交流，告知他们非霍奇金淋巴瘤大多数情况下是可以治愈的，即使不能治愈，也能够延缓病程。帮助患者树立治疗信心，平复不良情绪，使他们能更好地配合治疗。多数患者治疗期间会有抑郁、易怒、暴躁、激动等情绪波动，心理护理应贯穿整个治疗过程。

2. 饮食护理

鼓励患者荤素搭配，多补充白蛋白，避免盲目进补或忌口。建议患者多食能提高免疫功能的食物，如西红柿、胡萝卜、香菇、木耳等。化疗期间，患者可能出现恶心、呕吐、食欲下降的情况，此时应给予清淡、易消化的食物，如流质食物，避免油腻、辛辣、生冷食物。

3. 治疗护理

化疗期间，患者可能出现骨髓抑制，白细胞数量减少，容易发生感染。此时应做好口腔和肛周的护理工作，每天用漱口水清洁口腔，同时用高锰酸钾溶液坐浴，预防肛周感染。化疗还可能导致便秘，应给予麻仁润肠丸、通便灵等药物缓解。放疗期间，应注意保护照射部位的皮肤，避免摩擦和刺激。

4. 预防感染

注意个人卫生，勤洗手，避免去人员密集、空气不流通的场所。化疗导致粒细胞缺乏、血小板减少时，需进行日常护理以预防感染，如漱口、戴口罩。尽量避免前往人群密集区，避免食用生、冷、硬食品。

5. 定期复查

按照医师建议定期进行血常规、肝肾功能、影像学等检查，以便及时发现病情变化。定期进行淋巴瘤疗效评估，如做增强 CT、PET/CT 等。

6. 作息与运动

保证充足睡眠，避免劳累和熬夜，有助于提高免疫力。适当运动，如散步、练瑜伽等，有助于缓解压力，提高身体素质。

7. 遵医嘱治疗

严格按照医师制定的治疗方案进行化疗、放疗或免疫治疗等。常用药物有利妥昔单抗、环磷酰胺、长春新碱等，治疗期间如有不适，应及时就医。

8. 环境护理

保持室内空气流通，避免长时间处于封闭环境中。保持床铺整洁，定期更换床单、被罩等。

（曾秋英）

第四节　神经母细胞瘤

神经母细胞瘤（NB）起源于交感神经节或双侧肾上腺，它是儿童期最常见的颅外实体瘤。

一、概述

（一）流行病学特点及病因

NB 是最常见的儿童颅外实体肿瘤，占儿童肿瘤的 8% ~ 10%。每 7000 个活体婴儿中就有 1 例患有神经母细胞瘤。有证据显示，在发达国家中 NB 发病率基本一致。男女发病比例约为 1.1 ：1。美国儿童肿瘤协作组大样本资料提示，该病诊断时中位年龄为 19 个月，其中 36% 为 < 1 岁婴儿，89% 年龄 < 5 岁，98% < 10 岁。神经母细胞瘤多为散发病例，偶见家族性病例，流行病学研究提示下列因素可能促进神经母细胞瘤的发生：①早产儿和低体重儿；②母亲怀孕前或怀孕中使用性激素；③母亲怀孕期间每天饮酒史；④父母从事与电子相关的职业。

（二）形态学和组织学分型

1. 形态学分类

依据神经母细胞的分化程度可将其分为：①神经母细胞瘤；②神经节母细胞瘤；③神经节细胞瘤。

2. 组织学分型

神经母细胞瘤的组织学分型方法甚多，但 Shimada 的组织学分型，按照间质成分、细胞分化，结合年龄、分裂指数（MKI）进行分型，被认为较为合理。

MKI：随机计数 5000 个神经母细胞瘤，MKI < 100 为低度，MKI > 200 为高度，MKI 介于 100 ~ 200 为中度。

（1）预后良好型 < 1.5 岁，弱分化或中分化的神经母细胞瘤，并且 MKI 为低度或中度；1.5 ~ 5 岁，中分化的神经母细胞瘤，并且 MKI 为低度；神经节母细胞瘤，混合型（Schwannian 间质丰富）；神经节细胞瘤（Schwannian 间质优势）。

（2）预后不良型 < 1.5 岁，未分化的或高度 MKI 神经母细胞瘤；1.5 ~ 5 岁，未分化或弱分化神经母细胞瘤，或中度或高度 MKI 神经母细胞瘤；≥ 5 岁的各种亚型神经母细胞瘤；神经节母细胞瘤，结节型（混合型，Schwannian 间质丰富 / 优势和贫乏）。

（三）临床表现

1. 常见症状

局限性病变往往无症状，如果局部肿瘤巨大，可出现相应的压迫症状；如果出现贫血、发热和四肢疼痛，提示可能存在骨髓转移；眼眶周围瘀斑提示有眶内转移。晚期病例可出现腹部膨隆和呼吸困难；腹腔内肿瘤压迫肾血管或肠管会造成肾功能障碍和肠梗阻。

2．特征性症状

（1）横断性截瘫：颈部、胸部或腹部的神经母细胞瘤生长迅速，会通过椎间孔侵入椎管内，压迫脊髓并出现相应的神经症状，肿物多为哑铃形。

（2）斜视性眼阵挛－肌阵挛综合征：跳舞眼即眼睛快速不规则运动，可持续至睡眠中；舞蹈脚，即肢体共济失调和肌阵挛；多数患者伴随认知、运动、行为和语言发育延迟。

（3）Horner 综合征：颈部的交感神经节受到神经母细胞瘤干扰，会出现 Horner 综合征，表现为单侧面部无汗、眼睑下垂、瞳孔缩小、眼球内陷、虹膜异色症等症状。

（4）顽固性腹泻：NB 释放血管活性肽会引起顽固性水样腹泻，常伴有低钾和低钙。多数释放 VIP 的 NB 为成熟的组织类型（神经节母细胞瘤或神经节瘤），肿瘤本身预后往往较好，手术切除肿瘤后能完全消除症状。

（5）高血压：肾血管受牵拉或压迫可引起肾素介导的高血压，但比较少见。

（四）诊断

神经元特异性烯醇化酶（NSE）、香草基扁桃酸（VMA）作为神经母细胞瘤的肿瘤标志物，对其诊断、治疗及预后有重要意义。此外，还需行影像学检查，如 B 超、CT、增强 CT 以及磁共振等，腹腔肿物穿刺活检术可帮助明确病理诊断，骨髓活检可用于判断有无骨髓转移。

（五）治疗原则

神经母细胞瘤的治疗取决于临床分期、肿瘤能否完整切除以及组织病理分型。肿瘤局限、完整低危组通常只需手术治疗。中危和高危组需手术结合放化疗综合治疗，肿瘤巨大侵犯邻近器官和大血管者需在强化疗后手术，高危组需进行自体干细胞移植。

（六）预后

1 岁以内神经母细胞瘤患儿生存率为 75%，有可能自然消散或转为良性肿瘤；Ⅰ期患儿治愈率将近 90%，2 岁以上的Ⅲ期和Ⅳ期患儿的生存率仅为 10% ~ 20%。

二、护理

（一）营养支持

1．饮食调理

饮食调理为患者提供高热量、高蛋白、易消化且富含维生素的食物，如稀饭、蒸蛋、瘦肉、鱼肉、蔬菜泥等，以满足患者的营养需求。同时，鼓励患者少量多餐，避免一次性摄入过多食物导致胃肠道不适。

2. 水分补充

鼓励患者多饮水，以促进体内毒素的排出和药物的代谢。对于不能自行饮水的患者，可以通过静脉补液的方式补充水分。

（二）疼痛管理

1. 疼痛评估

定期评估患者的疼痛程度，了解疼痛的性质、部位和持续时间，以便制定个性化的疼痛管理方案。

2. 药物止痛

对于轻度疼痛，可以给予非甾体抗炎药；对于中度至重度疼痛，可以给予弱阿片类药物或强阿片类药物，以缓解疼痛症状。

3. 非药物止痛

通过按摩、热敷、冷敷等物理方法，以及针灸、心理疏导等非药物治疗方式，辅助缓解疼痛。

（三）心理支持

1. 心理沟通

多与患者沟通，了解他们的心理状态和需求，给予积极的心理支持和鼓励。

2. 家庭支持

组织家属参与专业心理咨询师的辅导活动，促进家庭成员间的情感交流，共同为患者提供心理支持。

3. 情绪管理

帮助患者学会情绪管理技巧，如深呼吸、冥想等，以缓解紧张、恐惧等不良情绪。

（四）并发症预防与管理

1. 感染预防

保持患者口腔、皮肤、肛周等部位的清洁卫生，避免感染。对于化疗导致的粒细胞减少、免疫力下降等患者，应给予特别的关注和护理。

2. 水肿管理

定期评估患者的液体出入量，监测水肿情况，及时采取措施缓解水肿症状。

3．血栓形成预防

鼓励患者适当活动，避免长时间卧床或久坐不动，以减少深静脉血栓形成的风险。

（五）骨髓抑制护理

1．血液学监测

密切观察患者的血液学变化，如白细胞计数、血红蛋白水平等，及时发现并处理骨髓抑制情况。

2．饮食调整

增加铁元素等造血原料的摄入，如瘦肉、猪肝、菠菜等，以促进骨髓造血功能的恢复。

3．预防感染

对于骨髓抑制严重的患者，应给予特别的预防感染措施，如佩戴口罩、勤洗手等。

（六）休息与运动

1．充分休息

保证患者有充足的睡眠和休息时间，避免过度劳累和剧烈运动。

2．适当运动

在医师指导下，鼓励患者进行适当的运动，如散步、瑜伽等，以提高身体素质和免疫力。

（七）定期复查

1．遵医嘱复查

按照医师的建议定期进行复查，包括血常规、肝肾功能、影像学等检查，以便及时发现病情变化并调整治疗方案。

2．病情变化立即就诊

如果患者出现任何新的症状或原有症状加重，应立即前往医院就诊。

（曾秋英）

第五节 肾母细胞瘤

肾母细胞瘤又称 Wilms 瘤（WT），是婴幼儿最常见的恶性实体瘤之一，也是应用现代综合治疗技术（化疗、手术、放疗等）最早且疗效最好的恶性实体瘤之一，生存率已从 20 世纪 30 年代的 30% 飞跃到如今超过 85%。

一、概述

（一）流行病学特点及病因

肾母细胞瘤多发生于年幼儿，平均发病年龄为 3.5 岁，超过 80% 的患儿年龄均在 5 岁以内。患儿常合并其他畸形或发育异常，如尿道下裂、隐睾、虹膜缺损、智力低下综合征、半身肥大等。

肾母细胞瘤的发病原因可能与遗传和先天发育畸形等有关。从胚胎学角度上讲，持续存在的后肾胚基未能分化成肾小球与肾小管，形成异常增生，最终发展成肾母细胞瘤。

（二）病理分型

1. 形态学分类

肾母细胞瘤是起源于后肾胚基的恶性混合瘤，主要含有胚基、间质和上皮三种主要成分。按照以上三种组织成分所占比例不同，可将肾母细胞瘤分为：①胚基型；②间质型；③上皮型；④混合型。

2. 细胞分化程度分类

美国肾母细胞瘤协作组（NWTSG）根据组织学特点按照细胞分化程度将肾母细胞瘤分为分化不良型（预后不良型，UFH）和分化良好型（预后良好型，FH）。FH 包括无间变型和其他具有高级分化的肾脏肿瘤，UFH 主要为间变型 WT。

（三）临床分期

Ⅰ期：肿瘤局限于肾包膜内，肾包膜未受侵犯，手术切除完整，切除边缘无肿瘤残留依据；肾窦血管未受累或未做活检（细针穿刺除外），切除前或切除中无包膜破裂。

Ⅱ期：肿瘤超出肾脏范围，但能完整切除，切除边缘无肿瘤残存依据；肿瘤有局部扩散，如肿瘤穿透包膜，或侵犯肾窦，或超出肾门的肾血管内；肿瘤活检（细针穿刺除外），局限于侧后腹膜的术前、术中破溃。

Ⅲ期：局限于腹部的非血行转移性肿瘤，有术后肿瘤残留依据，可以是以下任何一种情况：①腹部或盆腔的淋巴结侵犯（肾门、主动脉旁）；②肿瘤穿透腹膜表面；③腹膜种植；④术后镜下发现切除边缘肿瘤存在；⑤因肿瘤浸润重要组织未能完全切除；⑥超出侧后腹膜的术前、术中破溃。

Ⅳ期：血行转移（肺、肝、骨骼、脑等），腹部或盆腔以外的淋巴结转移。

Ⅴ期：双侧肾脏肿瘤。在活检之前应该对每侧肾脏肿瘤根据以上标准进行分期。

（四）临床表现

1. 局部表现

（1）腹部肿块：约90%的患儿以腹部肿块为首发症状而就诊。肿块多位于一侧腹上区，表面光滑，硬度中等，无压痛，活动度不明显，肿块巨大时可超过正中线。当肿块迅速增大时，可伴有贫血、高血压、发热等症状。

（2）腹部疼痛：约1/3的肾母细胞瘤患儿可有腹痛症状，多出现于腹部轻微钝性外伤后。若患儿出现急腹症表现，常提示肿瘤有囊内出血或自发破裂。

（3）血尿：部分患儿在就诊时伴有血尿，可以是肉眼血尿或镜下血尿，出现血尿往往提示肿瘤侵入肾盂。

2. 全身表现

随着肿块迅速增大，患儿可出现贫血、发热、食欲减退、消瘦等症状。当肿块压迫肠道时，可出现肠梗阻表现；肾静脉及下腔静脉受压时，可表现为精索静脉曲张、肝大、腹水、充血性心力衰竭；肿块压迫导致肾素分泌增加时，可出现高血压症状。部分患儿可合并先天性畸形，如虹膜缺损、泌尿生殖系统畸形、智力低下综合征、半身肥大等。

（五）诊断

1. 实验室检查

常规的肝肾功能、心肺功能检查有助于手术前、化疗前对患儿总体状况进行判断。如伴有脏器功能损害，一般提示为病变晚期，肿瘤早期通常不影响脏器功能。

2. 影像学检查

（1）超声检查：B超检查可明确肿块的部位、大小、质地，通常肿块密度不匀，可伴有液化灶。B超也可探测到肾静脉和下腔静脉有无瘤栓。

（2）CT或MRI检查：肿块较大时，可伴有坏死灶或囊性变，通常无钙化，大部分肿瘤有包膜。当肿瘤沿肾静脉和下腔静脉生长时，CT和MRI检查相应部位可见瘤栓，少数患者瘤栓直至右心房。肺部是较为常见的远处转移部位，因此应常规在治疗前进行胸部 CT 扫描。

（六）治疗

儿童肾母细胞瘤治疗方法与病理分型、分期相关，原则上需要手术、化疗和放疗联合作为基本治疗手段。完全切除的早期 FH 型可以采用手术和简单的化疗。但Ⅲ期、Ⅳ期和 UFH 型需要联合放疗。对于就诊时手术不能完全切除的肿瘤，在病理活检明确诊断后先化疗约 5 周，使肿瘤缩小、转移灶消失，待肿瘤可完全切除时再行手术切除，术后需再行放疗和化疗。

（七）预后

肾母细胞瘤 FH 型预后良好，5 年 EFS 可达 80% 以上，但 UFH 型预后明显差。分期误差是导致预后不良的原因之一，复发机会因治疗强度的相对不足而明显增高。

二、护理

（一）饮食管理

1. 提供均衡营养

提供均衡营养为患者提供易于消化且富含营养的食物，如高蛋白、高维生素的食物，以维持患者身体功能正常运作。

2. 限制特定食物摄入

限制摄入高盐、高糖、辛辣和刺激性的食物，以减少肾脏负担和避免病情加重。

3. 个性化饮食计划

在注册营养师的评估下，为患者制订个性化的饮食计划，并指导其执行，以确保患者获得充足的营养支持。

（二）疼痛管理

1. 评估疼痛程度

定期评估患者的疼痛程度，了解疼痛的性质、部位和持续时间。

2. 药物止痛

遵医嘱使用镇痛药物，如对乙酰氨基酚或布洛芬等，以缓解癌性疼痛。同时，监测药物的不良反应，及时调整用药方案。

3. 非药物止痛

通过按摩、热敷、冷敷等物理方法，以及针灸、心理疏导等非药物治疗方式，辅助缓解疼痛。

（三）心理支持

1. 专业心理咨询

专业心理咨询为患者及其家属提供专业的心理咨询服务，帮助他们面对压力和恐惧。

2. 情绪管理

帮助患者学会情绪管理技巧，如深呼吸、冥想等，以缓解紧张、焦虑等不良情绪。

3. 家庭支持

鼓励家庭成员给予患者充分的关爱和支持，帮助其建立积极的治疗态度。

（四）并发症监测与处理

1. 定期体检

定期进行生命体征、实验室指标及异常表现的监测，以便早期发现并处理可能的并发症。

2. 及时处理并发症

对于出现的并发症，如感染、出血等，应立即采取措施进行处理，以防止病情进一步恶化。

（五）伤口护理

1. 保持清洁干燥

对于手术切口，应保持其清洁和干燥，防止感染。

2. 定期检查伤口

每天检查伤口是否有红肿、渗液等异常情况，如有异常，应及时告知医师。

（六）化疗期间的护理

1. 药物管理

严格按照医师的嘱咐服用化疗药物，避免漏服或过量。

2. 不良反应监测

密切监测化疗期间可能出现的不良反应，如恶心、呕吐、脱发等，及时与医师沟通并采取相应措施。

3. 营养支持

化疗期间患者可能缺乏食欲，应提供易消化且营养丰富的饮食，以满足患者的营养需求。

（七）休息与运动

1. 保证充足休息

确保患者有充足的睡眠和休息时间，避免过度劳累。

2. 适当运动

在医师指导下，鼓励患者进行适当的运动，如散步、瑜伽等，以提高身体素质和免疫力。

（八）定期复查与随访

1. 遵医嘱复查

按照医师的建议定期进行复查，包括血常规、肝肾功能、影像学检查等，以便及时发现病情变化并调整治疗方案。

2. 病情变化立即就诊

如果患者出现任何新的症状或原有症状加重，应立即前往医院就诊。

（曾秋英）

第六节　肝母细胞瘤

肝母细胞瘤（HB）是婴幼儿期常见的恶性肿瘤之一，小儿肝脏恶性肿瘤发病率占小儿恶性肿瘤的 1% ~ 2%，其中近 80% 为肝母细胞瘤，在腹腔恶性肿瘤中发病率位居第 3 位，仅次于肾母细胞瘤及神经母细胞瘤。

一、概述

（一）流行病学特点及病因

婴幼儿肝脏恶性肿瘤中肝母细胞瘤发病率最高，80% 肝母细胞瘤确诊年龄在 3 岁以下。肿瘤发生于男性患儿略多。肝母细胞瘤是一种胚胎性实体恶性肿瘤，右叶多于左叶，约 30% 病变累及肝脏左右两叶，少数患儿可同时有数个并发肿瘤病灶。肝母细胞瘤病因尚不明确，有研究表明可能与遗传及染色体异常有关。

（二）病理分型

1. 形态学分类

肝母细胞瘤根据所含组织成分可分为上皮型及混合型。上皮型又可分为 4 个亚型：胎儿型、胚胎型、巨小梁型及退变型。其中以胎儿型最为多见，胚胎型次之，巨小梁型及退变型在临床上相对少见。

（1）胎儿型分化良好的肿瘤细胞排列成束，类似于胎儿肝细胞，最常见。

（2）胚胎型细胞较小，分化良好的细胞很少，细胞排列不规则，常见核分裂象，较常见。

（3）巨小梁型可见胎儿及胚胎细胞位于小梁结构。

（4）退变型肿瘤可以有胎儿和胚胎型上皮成分，还可以有间叶成分混入。

2. 细胞分化程度分类

（1）高分化型肝母细胞瘤细胞核呈圆形，核仁中等，核分裂象较少，细胞形成肝小叶与胎儿型相当。

（2）低分化型肝母细胞瘤核仁增大，常见核分裂象，细胞不形成肝小叶，该型相当于胚胎型。

（3）未分化型肝母细胞瘤细胞质缺乏，完全没有产生糖原和胆汁的细胞，细胞核仁丰富，核分裂象较少。

（三）临床表现

肝母细胞瘤临床主要表现为腹胀、疼痛或肿块、呕吐，贫血在诊断时最常见，但黄疸不多见。较罕见的表现包括肿瘤破溃、腹腔内出血、发热等，约1/3患儿存在血小板增多症。

1. 局部表现

腹上区膨隆是最常见的临床表现，90%的患儿右上腹出现可随呼吸活动的肿块。疾病初期腹部肿块不典型，腹部肿块多在无意中发现。疾病后期随腹部肿块增大，可出现腹围增大，腹壁静脉曲张，肿块压迫胸腔可出现呼吸困难。体检肝脏呈弥漫性或结节性肿大，质地较硬。

2. 全身表现

肿块增大压迫胃和十二指肠可引起食欲下降、恶心、呕吐，年长患儿可有疼痛、体重减轻或不升，贫血偶尔也可出现，较少出现黄疸。有研究报道指出，肝母细胞瘤因肿瘤组织分泌性腺激素而使男婴出现性早熟。

（四）诊断

1. 实验室检查

血清甲胎蛋白（AFP）的测定对肝母细胞瘤的诊断及治疗效果、预后判断均有重要价值。90%的肝母细胞瘤患儿均有血清AFP水平升高。AFP可由胎儿肝脏及卵黄管分泌，因此在分析 AFP 含量的临床意义时应考虑患儿年龄因素。新生儿期 AFP 可呈逐日升高，生后 1 个月达到高峰，生后 3 个月逐步达到成人水平。新生儿期 AFP 升高可通过检测岩藻糖苷酶的含量来进一步判断，如该酶含量增加则反映 AFP 升高为生理性，反之则考虑由肿瘤引起。

2. 影像学检查

（1）腹部 X 线检查：约 90% 的肝母细胞瘤患儿的腹部 X 线检查发现异常，但仅显示上腹占位性病变，腹部 X 线平片显示右上腹或中上腹增大肝脏影像。右叶肝母细胞瘤常使右侧结肠气体影向右移位，左叶肝母细胞瘤使胃液影向左侧移位。肿瘤巨大时可使膈肌抬高，膈肌活动受限或减弱。

（2）腹部超声检查：有助于初步评估肿瘤的范围、大小、性质以及评估肿瘤组织对血管的浸润情况。彩色多普勒超声有助于诊断血管瘤栓和肿瘤内的血管分流等。术中超声还可用来辅助诊断血管浸润和评价肿瘤是否可被切除。

（3）腹部 CT 检查：CT 是肝母细胞瘤诊断与鉴别诊断较为精确的方法。它可显示直径 2 mm 的病变，平扫后可确定肝肿瘤密度、结节性质及与周围组织的关系。增强 CT 可显示肿瘤组织内部结构、肿瘤和周围血管的关系。

（4）腹部 MRI：MRI 分辨率及组织显示比 CT 更清晰。MRI 可以明确肿瘤血管和胆管解剖关系、肿瘤对周围组织器官的浸润，对选择手术方式、明确切除范围有指导意义。

（五）治疗

完整切除肿瘤是肝母细胞瘤治疗的决定性因素，初诊时约 50% 病例不能完整切除肿瘤。术前化疗可使大部分肿瘤缩小，较好地与周围肝组织分隔开，大多数肿瘤经术前化疗可完整切除。放疗在肝母细胞瘤中治疗作用有限，目前还没有足够的经验证明放疗的疗效。有报道指出放疗对提高化疗的效果起到很好的辅助作用。但在放疗中应注意放疗剂量不宜过大，以免术后抑制肝脏的再生。由于新生儿对放射线耐受有限，因此新生儿期肝母细胞瘤患者慎用放疗。

（六）预后

近 30 年，HB 的治疗有较明显的改进，在国际儿童肿瘤协会（SIOP）的 SIOPEL-1 研究中，其总成活率 2 年为 79%。德国肝肿瘤研究协作组研究数据显示，其总成活率 3 年为 82%。SIOPEL-1 的结果提示，在治疗前肿瘤存在明显的远处转移可能是重要的预后改变因素，Ⅰ期 3 年成活率为 100%，Ⅳ期则是 44%。诊断时有转移者 3 年成活率为 28%，而无转移者为 77%，肺转移表示预后较差。

二、护理

（一）日常护理

1. 保持情绪稳定

长期出现精神紧张、焦虑、烦躁、悲观等情绪，会使大脑皮质兴奋和抑制过程的平衡失调，不利于病情稳定，因此需要让患者保持乐观愉快的情绪。家属应给予患者充分的情感支持和陪伴，必要时可寻求专业心理咨询师的帮助，通过心理疏导来减轻患者及家属的心理压力。

2. 养成良好生活习惯

注意生活节制，让患者保持劳逸结合，生活有序。不过度劳累，保证充足的睡眠和休息时间。鼓励患者进行适当的运动，如散步、瑜伽等，以提高身体素质和免疫力，但要避免剧烈运动。

（二）饮食护理

1. 合理膳食

患者的饮食应以清淡为主，可多摄入一些高纤维素以及新鲜的蔬菜和水果，营养均衡，包括蛋白质、糖、脂肪、维生素、微量元素和膳食纤维等必需的营养素。建议患者增加优质蛋白的摄入，如瘦肉、鱼肉、豆类等，以帮助身体修复和恢复。避免辛辣刺激、油腻、高脂肪的食物，减轻患者出现的恶心、呕吐、食欲缺乏等症状，同时避免增加肝脏负担。

2. 化疗期间的饮食

化疗期间，患者可能出现恶心、呕吐、食欲下降等不良反应，此时应给予清淡、易消化的食物，如流质食物或半流质食物。鼓励患者少量多餐，避免一次性摄入过多食物导致胃肠道不适。

（三）病情监测与护理

1. 生命体征监测

定期监测患者的体温、脉搏、呼吸、血压等生命体征，以及是否存在腹胀、腹痛等腹部症状。

观察患者的精神状态和意识状态，如有异常，应及时告知医师。

2. 术后护理

对于接受手术治疗的患者，应密切观察伤口的愈合情况，保持伤口清洁干燥，避免感染。鼓励患者进行深呼吸、咳嗽等运动，以促进肺部功能恢复，预防肺部感染。

定期更换引流袋，观察引流液的性质和量，如有异常，应及时处理。

3. 定期复查

定期进行影像学检查和血液检测，以监测肿瘤治疗效果和早期发现复发迹象。遵医嘱按时服药，并定期复查血常规和肝功能以监测药物不良反应。

（四）药物管理

1. 化疗药物

化疗是治疗肝母细胞瘤的重要手段之一，需要严格按照医嘱服药，并定期复查血常规和肝功能以监测药物不良反应。如出现疼痛症状，可在医师指导下使用止痛药物，但需注意避免过量和依赖。

2. 中药调理

可以服用护肝片和肌苷片等药物进行调理，但需在中医师的指导下进行。

（曾秋英）

第七节　横纹肌肉瘤

横纹肌肉瘤（RMS）是儿童和青少年时期最常见的恶性软组织肿瘤。恶性软组织肿瘤在儿童最常见恶性肿瘤中列第 6 位，而其中 80% 以上是 RMS。现已证明 RMS 是起源于向横纹肌分化的原始间充质细胞或源自专有的胚胎肌肉组织区，而不是源于横纹肌，RMS 是由不同分化程度的横纹肌母细胞组成的恶性软组织肿瘤，因此儿童 RMS 可见于任何存在骨骼肌的部位以及没有骨骼肌的部位，如膀胱、前列腺、胆道、鼻咽部等。

一、概述

（一）流行病学特点及病因

横纹肌肉瘤的发病高峰为 2 ~ 5 岁及 15 ~ 19 岁两个年龄段。美国 20 岁以下 RMS 年发病率为 4.3/100 万。在颅外实体瘤中占第 3 位，仅次于神经母细胞瘤和肾母细胞瘤。男性略多于女性（11.8 ： 10.3），2/3 患者在 6 岁前发病。8 岁前原发部位以头部 / 颈部多见，眼眶部原发通常以胚胎型为主；原发于膀胱 / 阴道以小年龄为多见，病理类型常为葡萄簇状型；四肢则发生于大年龄为多，病理类型以腺泡型为主。

横纹肌肉瘤的发病机制尚不明确。正常情况下，原始的间充质细胞可分化成熟为骨骼肌、平滑肌、脂肪、纤维、骨和软骨等组织。横纹肌肉瘤则是原始的间充质细胞在分化成熟过程中，发生了染色体的易位、丢失或融合，以及多种癌基因的改变，导致了横纹肌肉瘤的发生发展。

（二）病理分型

1. 胚胎型横纹肌肉瘤

胚胎型横纹肌肉瘤占儿童 RMS 的 60% 以上，绝大多数发生在婴幼儿期，好发于头颈部与泌尿生殖道、腹膜后等部位，预后良好。

2. 腺泡型横纹肌肉瘤

腺泡型横纹肌肉瘤约占 RMS 的 20%，多见于 15 ～ 19 岁青少年，好发于四肢、躯干、会阴部，预后较差。

3. 混合型

混合型由胚胎型和腺泡型相混组成，预后相对较差。

4. 多形性横纹肌肉瘤

多形性横纹肌肉瘤又称成人型横纹肌肉瘤，儿童中少见，仅占 1% 左右。好发于四肢，尤其大腿多见，预后差。

（三）临床表现

横纹肌肉瘤的临床表现因肿瘤的生长部位、大小、压迫邻近器官导致功能障碍的不同而表现各异。但通常有两大特征性表现，最常见的是局部出现无外伤性的肿块；其次由于肿块发生于关键的功能部位，肿块逐渐增大造成功能障碍而作为初发症状。

1. 局部表现

头颈、四肢的浅表肿瘤易被发现，表现为进行性增大、边界不清的无痛性肿块。其他部位亦可有肿块表现。女性患儿阴道横纹肌肉瘤主要发源部位为阴道前壁上部，大多数患儿因外阴部有息肉状肿物突出而就诊。

2. 全身表现

泌尿生殖系统及盆腔肿瘤常表现为有出血性分泌物、血尿、尿路感染、便秘或尿潴留，胆道肿瘤可有发热、腹痛和黄疸，侵犯神经或压迫脊神经可引起疼痛、感觉异常、瘫痪等神经症状。有少部分患儿在求治中往往已出现区域部位淋巴结转移和（或）远处转移。

（四）诊断

RMS 主要通过临床表现、实验室检查、影像学检查（X 线、CT、磁共振、核素扫描、超声等）以及肿块切除或病理活检来获得诊断。

1. 临床体格检查

泌尿生殖系及盆腔 RMS 常可通过直肠指检和双合诊在直肠前壁触及固定、光滑或呈小叶状的坚硬肿块而了解肿块部位、大小。直肠指检时阴道葡萄状肉瘤患儿阴道口常有颗粒状胶质肿物垂露。

2. 实验室检查

横纹肌肉瘤无特殊的肿瘤标志物检测以辅助诊断。常规的肾、肝、心、肺功能检查有助于术前、化疗前对脏器功能状态的判断。如伴有脏器功能损害，一般提示为晚期病变，早期肿瘤通常不影响脏器功能。由于肿瘤可发生远处转移，因此应在治疗前进行骨髓涂片检查。血清乳酸脱氢酶（LDH）水平增高常提示肿瘤负荷大。

3. 影像学检查

B 超、CT 或 MRI 检查可明确肿块性质、大小、部位以及浸润范围、与邻近脏器的关系，肿瘤部位的 X 线平片和胸片可了解有无骨质破坏和肺部转移，静脉肾盂造影、膀胱排泄造影、胃肠道造影检查、钡剂灌肠等可发现膀胱、尿道、肠道的占位或肿瘤压迫推移、肾盂积水、输尿管扩张等。

（五）治疗

手术切除曾是 RMS 唯一的治疗方法，并且需要扩大手术范围，甚至切除重要器官和组织，结果导致外形破坏、功能丧失，部分患者出现局部肿瘤复发，生存率仅为 10% 左右。自 20 世纪 60 年代以来，通过实施手术切除、术后放疗及化疗的多学科协作治疗模式，RMS 的治愈率由 20 世纪 70 年代的 25% 稳步提高到 90 年代的 70% 以上。因此儿童横纹肌肉瘤的治疗原则应是手术切除、化疗和放疗三种方法的有机结合。

（六）预后

目前认为与 RMS 预后相关的因素包括肿瘤原发部位、病理组织学类型、诊断时的年龄以及临床分组和分期等。Ⅰ期横纹肌肉瘤儿童的治疗效果很好，5 年无病生存率可达 90% 以上；Ⅱ期 RMS 的无病生存率为 80%；接近 70% 的Ⅲ期患儿可长期存活，即使复发，一半左右的儿童通过再次治疗也能治愈；Ⅳ期 RMS 的 5 年存活率不到 30%。

二、护理

（一）心理支持

1. 情绪管理

横纹肌肉瘤为恶性肿瘤，患者可能出现恐惧、焦虑、悲观等情绪。因此，护理人员应密切关注患者的情绪变化，给予积极的心理支持和鼓励。通过与患者建立良好的沟通关系，了解其内心需求和担忧，提供个性化的心理支持方案。

2. 家庭支持

鼓励家庭成员给予患者充分的关爱和支持，共同面对疾病带来的挑战。组织家庭成员参与制订患者的护理计划，增强患者的归属感和安全感。

（二）营养支持

1. 饮食调理

为患者提供高热量、高蛋白、富含维生素和易消化的食物，以满足其营养需求。避免摄入辛辣、油腻、刺激性食物，以免加重胃肠道负担。根据患者的口味和喜好，制订个性化的饮食计划，鼓励其少量多餐，保持营养均衡。

2. 营养监测

定期检查患者的体重、血红蛋白等指标，评估其营养状况。对于营养不良的患者，应及时调整饮食计划，必要时给予静脉营养支持。

（三）疼痛管理

1. 疼痛评估

定期评估患者的疼痛程度，了解疼痛的性质、部位和持续时间。使用疼痛评分表等工具，客观评估患者的疼痛水平。

2. 药物止痛

遵医嘱使用镇痛药物，如非甾体抗炎药、阿片类药物等，以缓解患者的疼痛症状。监测药物的不良反应，及时调整用药方案，确保药物的安全性和有效性。

3. 非药物止痛

通过按摩、热敷、冷敷等物理方法，以及针灸、心理疏导等非药物治疗方式，辅助缓解疼痛。

鼓励患者参与疼痛管理计划，学会自我调整和放松技巧，减轻疼痛带来的不适。

（四）并发症预防与处理

1. 感染预防

保持患者口腔、皮肤、肛周等部位的清洁卫生，避免感染。对于化疗导致的粒细胞减少、免疫力下降等患者，应给予特别的关注和护理。

2. 出血预防

密切观察患者的出血倾向，如牙龈出血、鼻出血等。避免使用可能导致出血的药物和治疗方法。

3. 血栓形成预防

鼓励患者进行适当的运动，促进血液循环。对于长期卧床的患者，应给予抗凝治疗以预防血栓形成。

（五）定期复查与随访

1. 定期复查

按照医师的建议定期进行复查，包括血常规、肝肾功能、影像学等检查，及时发现病情变化并调整治疗方案。

2. 随访管理

建立患者随访档案，记录其治疗过程和病情变化。定期与患者联系，了解其康复情况和心理状态，提供必要的指导和支持。

（曾秋英）

第八节　骨肉瘤

骨肉瘤起源于成骨性结缔组织，是最常见的原发于骨的恶性肿瘤，也是儿童及青少年时期最常见的原发恶性骨肿瘤，占 20 岁以下恶性骨肿瘤的 56%，占全部儿童及青少年恶性肿瘤的 5% 左右。

一、概述

（一）流行病学特点及病因

骨肉瘤主要发生于儿童和青少年，10 ~ 20 岁和 20 ~ 30 岁是两个发病高峰，发生于 5 岁以下者少见。骨肉瘤的进展可能与骨生长有关，骨肉瘤的发病率最高在青春期，患者的身高通常高于同年龄段的平均身高，最常见的原发部位是骨最快速生长的长骨干骺端。在所有骨骼中，大约40%的肿瘤发生于股骨，其中80%位于股骨远端。其他的原发部位按发生率依次为胫骨近端、肱骨远端、骨盆、颌骨、腓骨及肋骨。男女发病比例约为2∶1。骨肉瘤的病因尚不明确，可能与电离辐射、化学药物、遗传因素等有关。

（二）病理分型

WHO骨肿瘤的组织学分类系统将骨肉瘤分为中央型（髓质型）和表面型（周围型），每一组中有多个亚型。

1. 中央型（髓质型）

（1）传统的中央型骨肉瘤（经典型）。

（2）毛细血管扩张型骨肉瘤。

（3）骨内分化良好型（低恶性度）骨肉瘤。

（4）小细胞型骨肉瘤。

2. 表面型（周围型）

（1）分化良好型骨旁骨肉瘤（低恶性度）。

（2）骨膜骨肉瘤（低中恶性度）。

（3）高恶性度表面型骨肉瘤。

（三）临床表现

患儿出现局部进行性疼痛和肿胀，外伤可以是重要的诱因，10%～30%的患儿在发病前曾有外伤史。

1. 局部表现

（1）疼痛：是骨肉瘤最早出现，也是最常见的症状。可发生在肿瘤出现以前，约有90%的患者出现疼痛。初期为间断性疼痛，逐渐发展为持续性或跳动性剧烈疼痛，患者难以忍受，尤以夜间为重。恶性度高的肿瘤疼痛发生较早且较剧烈。

（2）局部肿胀：体检时可见患肢原发部位呈偏心性肿胀，进行性加重，硬度不一，有压痛，皮肤表面多有浅静脉怒张，局部温度高，有时可摸出搏动感，可在创伤后发生病理性骨折。

（3）功能障碍：病理性骨折可能导致明显的患肢功能障碍，有45%的患者出现患肢活动受限。

（4）病理性骨折：出现在8%的患者中，可能有外伤史等诱因，也可能自发出现。

（5）其他：部分患者出现关节积液，提示肿瘤可能侵犯关节腔。有 1% ~ 2% 的患者出现对称性的干骺端病变，提示可能是多病灶骨肉瘤。

2. 全身表现

疾病早期可能无明显全身症状，随着病情的进展可能出现发热、不适、贫血、进行性消瘦等全身症状，全身健康状况逐渐恶化甚至出现衰竭。肺部转移的患儿还可能有咳嗽、咯血、胸痛等相应的转移症状。除肺部转移外，一部分骨肉瘤患者还可能发生其他骨、肝脏、脑部等转移，并出现相应的症状。

（四）诊断

1. 实验室检查

（1）常规检查：常规进行血、尿常规，肝肾功能等检查。

（2）血清碱性磷酸酶（AKP）和乳酸脱氢酶（LDH）的测定：骨肉瘤目前尚未发现特异性的肿瘤标志物。AKP 在骨肉瘤的诊断和随访中有一定的意义，50% 以上的骨肉瘤和其他成骨性肿瘤可以显示 AKP 升高，但儿童的生长期 AKP 也会升高至正常值的 1 ~ 2 倍。血清乳酸脱氢酶在发生恶性肿瘤时也可能升高，提示肿瘤负荷，有一定参考价值。

2. 影像学检查

（1）X 线检查：是骨肉瘤首选的检查方法。一般要求患肢骨的正侧位片，有一定特异性，骨肉瘤的 X 线主要表现是：①浸润性、溶骨性的骨破坏，境界不清，髓腔、骨皮质可呈虫蚀样、浸润状或斑片状骨破坏；②肿瘤组织内可以见到不规则、不明确、浓淡混杂的钙化和骨化影；③放射状骨膜反应或 Codman 三角骨膜反应。

（2）CT 检查：患肢的 CT 扫描是对 X 线检查的有效补充，尤其对骨盆、脊椎等解剖上骨重叠多的部位诊断有帮助。除了可以看清骨皮质变化、肿瘤内骨化、是否侵入软组织外，增强 CT 还可以观察肿瘤内及周围血流情况。

（3）MRI 检查：可显示髓腔内、软组织、骺板、关节软骨等情况，缺点是扫描时间长，噪声大，儿童应用有一定困难。

（4）ECT 骨扫描或 PET/CT：ECT 和 PET/CT 利用放射性核素在病变处的浓集，可以发现其他无症状多病灶或髓腔内的跳跃病灶，了解有无骨转移及全身远处转移。

（五）治疗

骨肉瘤成功的治疗方法包括有效的系统化疗及病灶的完全切除及功能的重建。系统化疗包括术前的新辅助化疗和术后辅助化疗。手术治疗则包括截肢手术和保肢手术。

（六）预后

在肢体肿瘤中，远端肿瘤较近端肿瘤预后好。中轴骨部位原发肿瘤具有进展和死亡的极高风险，这与不能达到手术完全切除有关。盆腔骨肉瘤占所有骨肉瘤的7% ~ 9%，存活率为20% ~ 47%。对于颅面部骨肉瘤，切除原发病灶是治愈的基础。系统化疗后有助于改善患者的预后；较大肿瘤比较小肿瘤预后差；血清LDH也与预后有关，可代表肿瘤的瘤负荷；局部肿瘤患者比有转移的患者预后好。此外由于肿瘤对放疗非常不敏感，因此肿瘤的可切除性是最重要的预后指征。

二、护理

（一）心理护理

1. 情绪管理

骨肉瘤可能导致患者出现恐惧、焦虑等不良情绪，护理人员应主动与患者交谈，了解其内心需求和担忧，给予积极的心理支持和鼓励。

2. 树立信心

指导患者保持平稳心态，树立战胜疾病的信心，强调良好的心理状况对疾病治疗的积极作用。

3. 适应新变化

对于截肢患者，应向其介绍各类助行器或义肢，并引导其逐渐接受和适应新的行走方式。

（二）疼痛管理

1. 疼痛评估

教会患者正确评估疼痛的方法，如使用疼痛评分表等，以便医师更准确地了解患者的疼痛程度。

2. 药物止痛

根据患者疼痛情况，遵医嘱给予适量的止痛药物，缓解疼痛症状，同时注意观察药物的不良反应。

3. 非药物止痛

采用按摩、热敷、冷敷等物理方法，以及针灸、心理疏导等非药物治疗方式，辅助缓解疼痛。

（三）饮食护理

1. 营养均衡

鼓励患者摄入高蛋白、高热量、易消化的食物，如瘦肉、鱼肉、豆类等，以及新鲜的蔬菜和水果，以满足身体对营养的需求。

2. 避免刺激

避免摄入辛辣、油腻、刺激性食物，以免加重胃肠道负担或影响药物吸收。

3. 个性化饮食

根据患者口味和喜好，制订个性化的饮食计划，鼓励其少量多餐，保持营养均衡。

（四）并发症预防与处理

1. 预防感染

保持患者口腔、皮肤、肛周等部位的清洁卫生，避免感染。对于化疗导致的粒细胞减少、免疫力下降等患者，应给予特别的关注和护理。

2. 出血预防

注意观察截肢术后肢体残端的渗血情况，创口引流液的性质和引流量。对于渗血较多者，应及时处理并告知医师。

3. 幻肢痛处理

对于截肢后出现的幻肢痛，可引导患者注视残肢，接受截肢的现实，并应用放松疗法等心理治疗手段逐渐消除幻肢痛感。对于持续时间长的患者，可采用理疗、封闭、神经阻断等方法缓解疼痛。

（五）休息与运动

1. 充分休息

确保患者有充足的睡眠和休息时间，避免过度劳累。为患者提供安静、舒适的休息环境，减少噪声和干扰。

2. 适当锻炼

在医师指导下，鼓励患者进行适当的功能锻炼，如散步、瑜伽等，以促进身体康复和增强免疫力。但切忌用力过猛，以免加重病情。

（六）化疗期间的护理

1. 药物管理

严格按照医嘱服用化疗药物，确保药物按时按量按规定的方法输入。同时，密切观察药物的不良反应，如有异常，应及时告知医师。

2. 营养支持

化疗期间，患者可能出现恶心、呕吐、食欲缺乏等不良反应。此时，应提供清淡、易消化的食物，鼓励患者少量多餐，保持营养均衡。

3. 保护血管

因化疗药物可能对血管造成损伤，因此应注意保护血管。静脉穿刺时应从远端到近端选血管，避免同一部位反复穿刺。同时，定期更换穿刺部位，以减少血管损伤和静脉炎的发生。

（七）定期复查与随访

1. 定期复查

按照医师的建议定期进行复查，包括血常规、肝肾功能、影像学检查等。及时发现病情变化并调整治疗方案。

2. 随访管理

建立患者随访档案，记录其治疗过程和病情变化。定期与患者联系，了解其康复情况和心理状态，提供必要的指导和支持。

（曾秋英）

第九节　畸胎瘤

"畸胎瘤"一词来源于希腊语"Teratoma"，译为"怪物"。由 Virchow 于 1869 年描述一例含有来源于身体不同部位组织类型的骶尾部肿瘤时首先提出。现已明确畸胎瘤是一种胚胎性肿瘤，几乎可发生在身体的任何部位、任何器官，最常见于躯体中线部位或中线两侧。肿瘤可表现为实性或囊性，也可是混合性，其发生位置与患儿年龄有关。

一、概述

（一）流行病学特点及病因

除睾丸畸胎瘤外，75% ~ 80% 的畸胎瘤为女性患者，约 80% 为良性，20% 为恶性。畸胎瘤发生位置与患者年龄有关，婴幼儿畸胎瘤常发生在性腺外组织，以骶尾部最常见；较大儿童则以性腺畸胎瘤多见。

畸胎瘤病因尚不明确，目前原始生殖细胞学说是较为广泛被接受的。该学说认为原始胚芽细胞是一些全能细胞，可发展和分化成各个胚层的成熟细胞。如果某些全能细胞在胚胎发育早期脱离了组织原和胚胎诱导体的控制，便会使细胞基因突变分化异常而形成畸胎瘤。

（二）病理分型

肿瘤细胞的组织学分级按其未成熟组织和胚层上皮的多少分为4级：①0级，均为成熟细胞，细胞核无有丝分裂；②Ⅰ级，少量未成熟组织，没有或仅有少量外胚叶上皮；③Ⅱ级，中等量未成熟组织，少量外胚叶上皮；④Ⅲ级，大量未成熟组织，伴有较多的外胚叶上皮。

（三）临床表现

1. 骶尾部畸胎瘤

骶尾部畸胎瘤男女发病率之比为1：（3～4），临床表现可因肿瘤类型和大小及对周围组织的影响而不同。目前比较通用的分类方法为Altman分类法，根据肿瘤与骶尾骨的关系将其分为4型：①Ⅰ型（45.8%），肿瘤显著突出于骶尾部，仅有极小部分位于骶前；②Ⅱ型和Ⅲ型（34%和8.6%），瘤体骑跨于骶骨前后，其中Ⅱ型肿瘤的主要部分位于骶骨外，骶前部未进入腹腔，Ⅲ型则以骶前瘤体为主，并可由盆腔伸展至腹腔；③Ⅳ型，肿瘤完全位于骶前，体表无肿瘤可见。

（1）局部表现：因肿瘤类型和大小及对周围组织的影响而不同。

1）骶尾部肿块：是本病最常见的症状之一。在Ⅰ～Ⅲ型肿瘤中，因各型的特点显露的肿块部分占整个肿瘤的比例不同。肿块可呈圆形、椭圆形或不规则形。小的肿瘤仅在骶尾部有一小的突起，不易发现。

肿瘤巨大时可如婴儿头部大小突出于骶尾部，并可引起难产。有的可偏向臀部一侧。巨大的肿瘤可将肛门向前下方推移，使肛管外翻，黏膜显露。由于瘤体内所含组织成分不同，肿瘤质地可呈囊性、实性或骨性。

2）便秘：在Ⅱ、Ⅲ、Ⅳ型肿瘤患儿中，常因骶前肿瘤压迫直肠导致粪便变形、排便困难。尤其是Ⅳ型畸胎瘤，增大的骶前肿瘤占据盆腔空间，使直肠受到压迫导致便秘。部分患者以便秘为首发症状而就诊，症状严重者可出现完全性肠梗阻。

3）排尿异常：随着骶前肿瘤不断增大而压迫膀胱颈，可导致排尿困难、尿滴沥或尿潴留。

4）局部皮肤改变：覆盖于肿瘤表面的皮肤通常与正常皮肤无差异，当肿瘤过大时，表面皮肤张力增加、皮肤皱褶消失，表面皮肤变得菲薄且有光泽。

5）肿瘤局部继发感染：如瘤体继发感染则可出现局部红肿，并伴有破溃和坏死，引起出血。破溃处可流出囊内液体、坏死组织、脓液及毛发等。Ⅲ型、Ⅳ型肿瘤感染后溃破可向会阴部、直肠内延伸，并可从肛门内流出毛发、皮脂及坏死组织等。肿瘤破溃处经久不愈形成慢性瘘道。

（2）全身表现。

1）贫血：肿瘤过大时，大量血液进入瘤体，患儿可出现贫血及高输出性心力衰竭。如发生瘤内出血，患儿可出现相关的急性失血症状。

2）合并其他相关畸形：合并其他先天性畸形的骶尾部畸胎瘤约占20%。较为多见的是肌肉骨骼异常，也可出现肾脏、心脏、消化道和中枢神经系统异常。Currarino综合征较为少见，是一种可伴有骶尾畸胎瘤的三联症，即骶前肿瘤、肛门直肠狭窄、骶骨发育异常。

3）恶性畸胎瘤的相关症状：恶性畸胎瘤亦具有恶性肿瘤的生物学特性，可向周围组织浸润破坏而产生局部疼痛；可因骶神经丛受累而出现大小便失禁；骶前恶性畸胎瘤可向椎管内浸润，导致下肢肌力减退和大小便失禁。

2. 腹膜后畸胎瘤

腹膜后畸胎瘤早期不易发现。男、女发病无明显差别，约50%的病例发生在1岁以内。随着肿瘤不断增大，出现腹部膨隆，可因偶尔可摸到腹部包块而就诊，少数因肿瘤过大引起胃肠道压迫症状而就诊。1岁左右、全身情况良好的婴儿，有上述腹部肿块的体征，应想到畸胎瘤，X线见到骨骼或牙齿影即可确诊。

3. 纵隔畸胎瘤

多位于前纵隔，是前纵隔最常见的肿瘤之一。患儿临床上常表现为肺或支气管受压症状，如急性呼吸窘迫、慢性咳嗽、胸痛或喘鸣等；肿瘤破裂进入支气管则可出现咯血或咳出毛发。男性患儿可因肿瘤分泌 β-hCG 而出现青春期性早熟，其中一些男性患儿可出现青春期乳房发育。

（四）诊断

骶尾部畸胎瘤是一种显性畸胎瘤，是胎儿和新生儿最常见的肿瘤。诊断大多数通过体格检查、血清 AFP 和 β-hCG 测定以及各种放射影像学检查获得。婴幼儿期出现腹部肿块，并且伴有血清 AFP 升高应考虑畸胎瘤，通过 X 线腹部平片若见到骨骼或牙齿影像即可确诊。纵隔畸胎瘤行胸部 X 线侧位片可见一前纵隔肿块影，胸部超声检查显示为囊实性混合性肿块；CT 检查能明确肿瘤的大小、位置、密度及与周围组织器官的关系；血清中测定 AFP 和 β–hCG 有助于诊断。

（五）治疗原则

畸胎瘤的治疗手段主要有手术、化疗和放疗。无论良恶性，手术仍为首选并强调早期治疗，可明显降低肿瘤恶变率。恶性畸胎瘤术后常规应用联合化疗。

骶尾部畸胎瘤确诊时年龄远大于 1 岁，血清 AFP 持续升高的患儿，即使肿瘤病理标本中未检出恶性成分，也最好在术后给予联合化疗。对于复发的畸胎瘤应再次行手术切除，并根据病理性质决定是否加以化疗。

（六）预后

良性畸胎瘤手术切除后预后较好。对于椎管内成熟型的畸胎瘤产生的类癌瘤，预后尚不明确。若它们的生物学行为有恶性特征，则手术切除后应辅助放疗，近期疗效有改善，远期疗效尚不确定。

二、护理

（一）心理护理

1. 情绪支持

畸胎瘤患者可能会因疾病而感到焦虑、恐惧和不安。家属和医护人员应给予患者充分的情感支持，及时安抚其情绪，帮助患者建立战胜疾病的信心。

2. 心理教育

向患者及其家属普及畸胎瘤的相关知识，包括病因、治疗方法、预后等，以减轻患者的心理负担，并帮助其积极配合治疗。

（二）饮食护理

1. 均衡饮食

畸胎瘤患者应保持均衡的饮食，多摄入富含蛋白质、维生素和矿物质的食物，如瘦肉、鱼类、新鲜蔬菜和水果等。

2. 避免刺激

避免食用辛辣、油腻和刺激性食物，以免加重胃肠道负担，影响病情恢复。

3. 术后饮食

手术后的患者应根据医师的建议逐步恢复饮食，从流质食物逐渐过渡到半流质和软食，再恢复到正常饮食。

（三）作息安排

1. 保证充足睡眠

畸胎瘤患者应保证充足的睡眠时间，规律作息，避免熬夜和过度劳累。

2. 适当休息

术后患者应在专业指导下进行适度休息，避免剧烈运动，以促进身体康复。

（四）病情监测

1. 定期复查

患者应按照医师的建议定期复查，包括血液检查、影像学检查等，以了解肿瘤的变化情况。

2. 观察症状

密切观察患者是否出现发热、疼痛、出血等异常症状，如有异常，应及时就医。

（五）术后护理

1. 伤口护理

保持手术切口干燥、清洁，避免感染。按照医师的建议定期更换敷料，并注意观察伤口的愈合情况。

2. 疼痛管理

术后患者可能会感到疼痛，应根据医嘱使用镇痛药物，同时注意观察药物的效果和不良反应。

3. 活动指导

在专业指导下逐步进行适度的活动，以促进血液循环和肠胃功能恢复。避免因过度活动导致伤口裂开或出血。

（曾秋英）

第五章　影像护理

第一节　超声介入基础知识及护理

一、概述

（一）概念

介入性超声在1983年的哥本哈根世界介入性超声学术会议上被正式确定为现代超声医学的一个分支，现已成为临床各系统疾病的一种重要诊疗手段。

（二）技术原理

介入性超声是指实时超声影像监视下，将穿刺针或导管准确地插入到人体内各种病变器官或组织内，进行穿刺抽液、组织学活检、置管引流及肿块消融等各种诊断和治疗的技术。

（三）优点

实时显示、引导准确、安全、灵敏性高、无辐射、无需对比剂、操作灵活、费用低等。

（四）术语

1. 超声系统分辨率

超声系统分辨率指辨别两种物体、两种组织或两个目标的能力，定义为在显示器上刚好能区分开的两点靶间距的实际距离。距离越小，分辨率越高。

2．纵向分辨力

纵向分辨力又称距离分辨率或者轴向分辨率，是指沿着波束轴线方向的分辨率。

3．横向分辨力

横向分辨力指与声束相垂直之直线上，能在荧光屏被分别显示之左右两点的最小距离。此距离大小与声束之宽窄以及发射声束的数量有密切关系。

4．部分容积效应

部分容积效应又称切片厚度伪像，因声束宽度引起，也就是超声断层图的切片厚度较宽，把邻近靶区结构的回声一并显示在声像图上。

5．侧壁回声失落

大界面反射回声依赖于角度，在界面与声束之间角度甚小或两者接近平行时，则回声不能返回声源，故不被接收，从而导致图像上边缘回声缺损的假阳性。改变探头位置可改善。

6．后壁增强效应

后壁增强效应指常规调节的 DGC 系统下，组织的某一小区的声衰减特别小，则回声在此区的补偿过大，其后方因补偿过高，较同等深度的组织亮。常见于囊肿、脓肿或其他液性暗区的后壁。

（五）应用

超声介入技术的应用领域与应用范围见表 5-1。

表 5-1　超声介入技术的应用与应用范围

诊断	应用范围
超声引导经皮穿刺	细胞学、组织学活检、抽吸物常规检查、生化检查、细菌学检查、X 线造影
体腔内超声	超声诊断、针吸活检、针刺抽吸物活检
宫内胎儿诊断	羊水生化、遗传学检查、绒毛活检
手术中超声	超声扫描、针吸活检、抽吸物化验
治疗	应用范围
囊肿、脓肿、积液	穿刺抽吸、插管引流、药物注射、脓肿冲洗
胆系疾病	胆道置管引流，胆囊置管引流及熔石、排石
肿瘤治疗	药物注射，放射性核素颗粒植入、微波天线瘤内注射
体腔内超声	某些含液病变穿刺抽吸治疗、穿刺抽吸取卵

宫内胎儿处理	胎儿输血、多胎妊娠的处理、胎儿治疗性穿刺引流
手术中超声	术中监护、液性病变抽吸引流、胆道造瘘、扩张脑室置管内引流术

（六）适应证

凡超声可显示的人体各部位的病灶，除非有禁忌证，均可在超声引导下进行诊断和治疗。

1. 腹部脏器囊实性病变

（1）需进一步明确诊断，如临床怀疑有恶变可能的囊肿。

（2）直径大于 5 cm 的单发或多发囊肿。

（3）压迫周围脏器引起并发症，如胆道、肠道梗阻，肾动脉受压，肾盂积水等。

（4）囊肿合并感染。

（5）患者有明显症状。

2. 脓肿的穿刺抽吸与置管引流

超声能够清晰显示膈下、盆腔、脏器内、腹膜外脓肿的部位、大小与形态，超声引导穿刺能迅速明确诊断并且可进行抽吸或置管引流治疗。

3. 经皮酒精注射治疗肝脏肿瘤

直径小于或等于 3 cm 的小肝脏，尤其适用于因各种原因无法手术切除的患者。对于大于 3 cm 的肝癌，具有较完整包膜者，可作为相对适应证。

4. 超声引导下肝脏肿瘤射频或微波消融治疗

（1）单发的直径 ≤ 5 cm 的肝癌结节。

（2）多发结节，如直径 ≤ 3 cm，数量一般不应超过 5 个；如直径 ≤ 4 cm，数量一般不应超过 3 个。

（3）各种原因不能手术切除，或因病灶多发无法手术切除的患者，如肝功能差、无法耐受手术、术后复发或肝内转移等无法再行手术切除。

（4）其他非手术治疗（化疗、肝动脉栓塞治疗、酒精注射治疗等）效果欠佳者。

5. 术中超声

（1）术中进一步明确疾病的诊断与鉴别诊断，用于诊断术前通过各种影像学检查手段未能发现或不能明确的病灶。

（2）确定术中手术医师无法通过视诊和触诊发现的病灶。

（3）进一步明确病灶的部位、范围以及与周围血管及其他重要结构之间的毗邻关系，为手术方式的选择提供依据。

（4）确定病变性质，如鉴别血管结构或非血管结构，发现和明确解剖变异。

（5）确定手术切除范围与界限。

（6）在术中进行超声介入诊断或治疗，如穿刺活检、抽吸、置管引流、药物注射、微波或射频消融等。

（7）手术结束前确定手术效果，如病灶切除是否彻底等。

（七）禁忌证

（1）患者无法配合，如频繁咳嗽、躁动等。

（2）灰阶超声显示病灶或目标不明确或不稳定者。

（3）有严重出血倾向者。

（4）伴中等量以上腹水者。

（5）穿刺途径无法避开大血管及重要器官者（粗针及治疗性穿刺更列为禁忌）。

（6）化脓性感染病灶如脓肿可能因穿刺途径而污染胸膜腔或腹膜腔。

（7）动脉瘤、嗜铬细胞瘤、肝脏表面的血管瘤或癌结节、胰腺炎等不宜进行穿刺。

二、护理

（一）术前的准备和护理

（1）核对信息：查对患者的姓名、年龄、性别，住院患者查对患者腕带信息。

（2）了解患者病情及目前服药情况，包括中草药和保健药品，以及食物和药物过敏情况。

（3）心理护理：向患者及家属解释整个操作过程，可能出现的并发症和疗效，让患者了解介入治疗是目前利用先进设备、对患者创伤性小，又能缓解疾病的一种极有效的方法，以消除患者紧张、恐惧心理。

（4）预防感染：遵医嘱应用抗生素。

（5）术后患者需卧床 12～24 小时，因此需要训练床上排尿排便。

（6）备皮：术前 1 天，护士根据手术部位常规备皮。

1）经桡动脉途径进行介入治疗的备皮区域：右前臂手腕部。

2）经股动脉途径进行介入治疗的备皮区域：双侧腹股沟处和会阴部。

（7）术前 1 晚禁饮食，睡觉前给适当镇静剂，保证充足的睡眠。

（8）去除贵重物品：协助患者去除身上的金属物质，摘掉其手表、手镯、眼镜、义齿、首饰等。

（二）术中的观察和护理

（1）核对患者信息和检查部位，嘱患者排空膀胱后方可进入超声介入室。

（2）根据患者的检查部位协助患者摆好体位，安抚患者不要紧张、害怕，积极配合医护人员治疗。

（3）有固定架、引流管、引流袋等的患者，应帮助其妥善放置。注意患者安全，防止患者坠床。

（4）护士需在患者左前臂行静脉留置针穿刺，建立静脉通路。

（5）超声介入过程中注意患者的保暖和隐私保护，避免不必要部位的暴露。

（6）治疗过程中严密观察患者病情变化。

（三）术后的宣教和护理

1. 术后交接

超声介入术后，由临床医师陪同，与患者家属一起护送患者回到病房（如为全身麻醉患者苏醒后生命体征平稳由麻醉医师与超声室护士共同护送回病房），同时与病房护士做好交接班工作。

2. 制动与活动

根据麻醉及手术的方式选择利于患者康复的体位，局部麻醉及麻醉清醒后患者可取仰卧位，全身麻醉患者平卧头偏向一侧，及时清除口腔分泌物以免误吸，静脉穿刺者制动 6 ~ 8 小时；动脉穿刺者制动 12 ~ 24 小时；术后 12 ~ 24 小时后下床活动。

3. 心理护理

由于术后疼痛、长时间卧床及对疾病的认识不足，患者往往产生恐惧心理及不适感，此时护士应耐心指导并解释原因、注意事项等，以消除患者紧张情绪，减轻其痛苦。

4. 穿刺点的观察及护理

治疗结束拔除鞘管后应用沙袋压迫 2 ~ 6 小时，保持沙袋部位正确，嘱患者肢体制动，避免咳嗽和用力大小便，术后护士要注意观察穿刺点及足背动脉搏动的情况、保持穿刺部位敷料干燥、防止感染。

5. 一般护理

介入治疗结束后根据病情及术式密切观察患者生命体征的变化，对于心内科患者要密切监测心率、心律、血压、尿量及心电图变化，并定期监测凝血酶原时间。对于患有颅内疾病的患者，要密切观察患者的意识、语言和肢体活动情况，观察患者有无脑水肿及脑出血等情况。对于周边介入治疗的患者（如肝癌、肝血管瘤等）要密切观察呼吸、心率、血压、精神状态、皮温、皮肤颜色及尿量。

（黄　双）

第二节　静脉疾病介入治疗护理

一、静脉造影术

（一）概念

常用的四种静脉造影术分别为顺行静脉造影术（APG）、逆行静脉造影术（DPG）、腘静脉穿刺造影术（PTP）、浅静脉造影术（VG，又称曲张静脉造影术）。通过检查可以明确病因，为制订手术方案提供依据，避免了手术的盲目性和片面性，从而提高治愈率。

（二）目的

检查各器官、血管功能及病变程度，为进一步治疗提供指导。

（三）方法

1. 顺行造影

使患者平卧于检查床上，足踝部扎一止血带，足背静脉穿刺，调整检查床，使患者呈头高足低位，数分钟内推注对比剂，在电视监视下分别摄像以观察深静脉显影情况。

2. 逆行造影

会阴部备皮。采用 Seldinger 技术插管后推注泛影葡胺，患者取头高足低位观察对比剂倒流范围及程度。

（四）适应证

（1）了解静脉血栓或栓塞、静脉炎、肿瘤侵蚀或外伤引起的静脉阻塞部位、范围和程度。

（2）明确静脉曲张、深静脉瓣膜功能、交通支静脉瓣膜功能和大隐静脉瓣膜功能，为瓣膜修补术提供良好的证据。

（3）观察血栓切除、静脉曲张或其他病变的手术效果。

（五）相对禁忌证

（1）碘过敏及甲状腺功能亢进者。

（2）严重的肝肾功能不良。

（3）严重的心血管疾患。

（六）护理

1. 术前的准备和护理

（1）心理护理：患者是在完全清醒的状态下接受造影检查，难免产生顾虑和恐惧心理。因此，造影前应向患者及家属说明检查的必要性、方法、步骤以及可能出现的异常感觉、注意事项，消除患者及家属的顾虑，以取得良好的配合，使检查顺利进行。

（2）顺行造影和逆行造影检查前均应做好常规准备，常采用结膜和静脉注射 2 种试验方法，注意观察有无变态反应。逆行造影应剔除会阴部毛发。

（3）术前在护士指导下练习床上排大便、小便，以及练习如何下平车。

（4）术前晚上保证充足睡眠，如入睡困难，应告知当班医护人员。

2. 术中的观察和护理

（1）协助患者取舒适体位，充分暴露患者术区。

（2）在注入对比剂后，应时刻与患者保持联系，一旦发现异常，应立即停止注入对比剂，并根据出现的反应，立即给予相应处理。

（3）严格无菌操作，注意观察穿刺部位皮肤情况，相信患者主诉，避免对比剂外渗。

（4）检查结束后，顺行造影按压穿刺部位 10 分钟至不出血；如为逆行造影，局部垂直压迫 15 分钟后妥善加压包扎，穿刺部位压沙袋，术侧肢体伸直制动 12 小时，24 小时后方能下床活动。

3. 术后的宣教和护理

（1）术后严密观察患者的生命体征，倾听患者主诉，如有异常，及时与医师联系。

（2）穿刺部位血肿是血管内穿刺插管最常见的并发症，出血量大时，可引起压迫症状。术后应严密观察穿刺部位有无渗血和血肿。如有渗出，及时更换敷料，保持穿刺部位干燥，防止感染。

（3）术后指导患者多饮水以助对比剂尽快排出，卧床期间应进食低盐、低脂易消化、不含维生素 K 的食物。

（4）密切观察患肢末梢血运情况，注意观察皮肤的颜色、温度、感觉及有无肢体肿胀，如有异常，及时与医师联系并给予相应处理。

（七）并发症观察及护理

1. 变态反应

（1）变态反应分轻、中、重度 3 种。轻度反应发生率为 3% ~ 8%，中度反应发生率为 0.05% ~ 2%，重度反应发生率为 0.01% ~ 0.1%。轻度反应表现为咳嗽、喷嚏、恶心、局限性荨麻疹等，一般不需处理。

（2）中度反应表现为严重呕吐、结膜充血水肿、全身荨麻疹及呼吸困难、胸腹部剧痛及剧烈头痛等。予抗过敏、解痉、止痛等对症治疗多可于数分钟至数小时内缓解。

（3）重度反应是防治的重点，表现为休克、肺水肿、昏迷抽搐或心搏骤停等。重度反应虽不多见，但多突然发生，迅速危及生命。一旦发生，必须尽快处理，全力抢救。在进行静脉造影之前要备足抢救药品及所需器材。严密观察患者的反应，及时处理。

2. 静脉炎和静脉血栓的形成

（1）在静脉造影中，对比剂对血管壁的刺激或对血管内膜的损伤，可引起静脉炎和静脉血栓形成，其发生率为 2% ~ 5%。既往有静脉炎病史的患者造影后并发静脉血栓的可能性明显增加。

（2）静脉瓣膜功能不全和长期卧床患者肢体静脉回流缓慢，易形成深静脉血栓，在造影过程中易使对比剂潴留于肢体静脉内，加重对血管壁的刺激，易引起静脉血栓。

（3）在注射高浓度离子型对比剂后，血浆渗透压和血容量随之增高。由于渗透性失水，红细胞在肺微血管内皱缩和聚集，从而可致肺动脉压力增加和肺血流量减少，血管内皮细胞发生类似改变，导致血栓形成。

二、下腔静脉滤器植入术

（一）概念

下腔静脉滤器（IVCF）是为预防下腔静脉系统栓子脱落引起肺动脉栓塞而设计的一种装置。肺动脉栓塞通常发生于体循环静脉血栓形成之后，血栓脱落，随回心血流迁徙至肺动脉，导致肺动脉栓塞，并可因缺氧、坏死而形成肺梗死。肺动脉栓塞的临床表现为突发胸痛、呼吸困难与发绀，严重病例可出现休克，其病死率为30%。

（二）目的

下腔静脉滤器主要用于下肢深静脉血栓的患者。下肢深静脉血栓急性期，如果患者日常生活中没有注意到，或者做了不适当的按摩，导致血栓脱落，造成肺动脉栓塞症状，如果大块的血栓脱落，会造成双侧肺动脉主干栓塞，会出现急性肺动脉栓塞，甚至危及生命。所以在下腔静脉植入下腔滤器，会阻隔大块脱落的血栓，避免造成急性的肺动脉栓塞，对患者是一种保护。

（三）方法

患者平卧位，常规消毒铺巾，取右腹股沟股动脉搏动明显内侧0.5 cm处，用2%利多卡因局部浸润麻醉，穿刺股静脉成功后植入5 F动脉鞘，猪尾巴管在超滑导丝引导下进入下腔静脉，行下腔静脉造影见血栓后，将滤器在超滑导丝的引导下放入，退出5 F动脉鞘后交换植入下腔静脉滤器专用长鞘，全身肝素化后缓慢植入传送器于长鞘开口位置，固定传送器后退长鞘，顺时针旋转传送器使滤器与传送器脱离，退出传送器后再次行腔静脉造影显示滤器位置后，退出长鞘，行穿刺点压迫止血后用纱布覆盖固定。

（四）适应证

（1）下腔静脉、髂股静脉及下肢深静脉内存在游离、悬浮的较大血栓。

（2）下腔静脉系统内存在血栓，但伴有抗凝治疗禁忌证，如明显的消化道出血、颅内出血等。

（3）已经发生肺栓塞并有可能再次发生者。

（4）慢性肺动脉高压伴高凝血状态。

（5）老龄、长期卧床伴高凝血状态。

（6）各种血栓清除术前。

（7）骨盆及下肢受到严重创伤，伴有或可能发生深静脉血栓者。

（8）感染所致下腔静脉内脓毒性血栓栓子。

（五）相对禁忌证

（1）下腔静脉直径过大或过小，与滤器设计值不符。

（2）经股静脉途径植入时，股静脉、髂静脉和下腔静脉内有血栓。

（3）经颈静脉途径植入时，颈内静脉、头臂静脉干、上腔静脉内有血栓。

（4）孕妇，X线辐射会影响胎儿。

（5）广泛或严重的肺栓塞，病情凶险，生命垂危者。

（六）护理

1. 术前的准备和护理

（1）心理护理：下腔静脉滤器植入术是新开展的一项新技术，费用较高。向患者及家属解释疾病发生原因、手术意义及必要性、手术经过及注意事项，取得患者支持。

（2）饮食护理：进食低脂、粗纤维、清淡饮食，如青菜、豆制品等。多吃粗粮，保持大便通畅，以免用力解大便引起血栓脱落造成肺栓塞。

（3）体位：急性发病后10～14天内绝对卧床休息，包括在床上大小便。采用上半身抬高15°，下肢抬高25°，膝关节屈曲15°，髂股静脉呈松弛不受压状态，同时利于患肢静脉回流，减轻肿胀。

（4）患肢护理：严禁挤压、热敷、按摩，防止血栓脱落致肺栓塞。指导患者进行患肢功能锻炼。

（5）术前准备：术前检查血常规、肝功能、出凝血时间、胸片和心电图等，备皮（双侧腹股沟区及会阴部），安置尿管。做好抗生素及碘过敏试验，术前4小时禁食。

2. 术中的观察和护理

（1）为患者建立静脉通道，以便术中给药。

（2）密切监测血压、心电，一旦出现任何异常，需立即处理。

（3）依据手术操作要求备好所需手术材料，并严格遵照无菌操作要求完成手术，避免伴发并发症。

3. 术后的宣教和护理

（1）体位：绝对卧床，平卧24小时，术后穿刺点用沙袋压迫4～6小时，穿刺侧肢体制动12小时，卧床休息10～14天。因为尽管有滤网做保障，但仍有小血栓脱落后穿过滤网，导致肺的微栓塞发生。

（2）病情观察：加强生命体征的监测，心电监护；观察穿刺点伤口敷料有无渗血和穿刺部位有无血肿；观察患肢的皮肤颜色、温度及有无瘀斑，足背动脉搏动情况。

（3）药物治疗：术后给予抗凝溶栓治疗，预防术后血栓再次形成。溶栓治疗5～7天，用药期间监测凝血酶原，观察皮肤黏膜有无出血及皮下瘀斑等情况。

（4）饮食：进食易消化、刺激小、富含维生素的食物，保持大便通畅。术后当天大量饮水，1500 mL以上，以加速对比剂的排泄，防止对比剂肾病。

（七）并发症观察及护理

1. 肺栓塞

为了防止穿刺时造成原有栓子脱落，术后应予以心电监护，严密监测生命体征变化，每30～60分钟巡视病房1次并做好记录。询问患者有无呼吸困难、咯血、胸痛、烦躁不安、濒死感、晕厥等症状。若出现上述症状，应立即给予平卧，避免做深呼吸、咳嗽、剧烈翻动，同时给予高浓度氧气吸入，并紧急报告医师积极抢救。

2. 出血

出血包括皮肤出血、黏膜出血和颅内出血。观察内容：患者全身有无出血点，牙龈有无异常出血，有无血尿、黑便；患者有无持续性头痛、视物模糊、恶心、呕吐、神志不清，预防脑出血；定期检查凝血酶原时间；清淡饮食，保持大便通畅。

3. 感染

根据患者感染情况，在医生指导下运用广谱抗生素进行抗感染治疗。

4. 滤器移位和腔静脉穿孔

为预防滤器移位，应选择合适型号的滤器。术后应严密观察血压、心率、面色及末梢循环情况，注意有无腹痛、背痛等，尽早发现异常情况，并通知医师进行抢救。

三、静脉置管溶栓术

（一）概念

下肢深静脉血栓指的是深静脉腔内血液出现非正常的凝结，导致静脉腔阻塞，进而引起静脉回流障碍，如果没有及时接受有效处理，会引发全身性的慢性深静脉功能不全，对患者的工作和生活产生影响。利用血管腔内技术将溶栓导管插入血栓中，经导管直接灌注溶栓药物溶解血栓。

（二）目的

预防肺动脉致死性栓塞、溶解血栓。

（三）方法

穿刺患侧腘静脉，置入溶栓导管并妥善固定。

（四）适应证

（1）下腔静脉、髂静脉及下肢深静脉内存在游离、悬浮的较大血栓。

（2）下腔静脉系统内存在血栓，但伴有抗凝治疗禁忌证。

（3）已经发生肺栓塞并有可能再次发生者。

（4）慢性肺动脉高压伴高凝血状态。

（5）老龄、长期卧床伴高凝状态。

（6）各种血栓清除术前。

（7）骨盆及下肢受到严重创伤，伴有或可能发生深静脉血栓者。

（8）感染所致下腔静脉内脓毒性血栓栓子。

（9）伴有下肢静脉血栓形成的原发性肿瘤或转移性肿瘤。

（10）上腔静脉系统血栓，已发生或可能发生肺栓塞者，可于上腔静脉内置入滤器。

（五）禁忌证

（1）下腔静脉直径过大或过小，与滤器设计值不符。

（2）下腔静脉慢性闭塞。

（3）经股静脉途径植入时，股静脉、髂静脉或下腔静脉内有血栓。

（4）经颈静脉途径植入时，颈内静脉、头臂静脉干、上腔静脉内有血栓。

（5）孕妇，X线辐射影响胎儿。

（6）广泛、严重的肺栓塞，病情凶险，生命垂危者。

（六）护理

1. 术前的准备和护理

同血管介入护理常规，还应注意：

（1）一般护理：①指导患者注意休息，避免劳累；②如有下肢肿胀，每天定时测量腿围。

（2）饮食护理：饮食宜高维生素、低盐、易消化软食，粗纤维、清淡饮食，如青菜、豆制品等，忌粗糙刺激性食物，避免便秘，同时禁烟禁酒。术前1小时可进食半流质饮食，不必强调禁食。

（3）体位及患肢的护理：体位采用上半身抬高15°、下肢抬高25°、膝关节屈曲15°，使髂静脉呈松弛不受压状态，同时利于患肢静脉回流，减轻肿胀。严禁挤压、按摩患肢，防止血栓脱落导致肺栓塞。

（4）患者准备：①术前常规备皮，备皮范围：上至脐部，下至膝上10 cm，两侧至股外侧；②对于不习惯在床上大小便者，嘱其练习床上排便，术前排空大小便。

2. 术中的观察和护理

同血管介入护理常规，还应注意：

（1）用物准备：溶栓导管，微穿针，彩超机。

（2）俯卧位，穿刺腘静脉置入溶栓导管，妥善固定导管头端防止脱出及导丝刺伤患者。

（3）正确填写介入手术护理记录单，记录手术名称，记录对比剂及局部麻醉药名称、用量，特殊耗材名称、型号、数量，粘贴标签于记录单指定位置。

3. 术后的宣教和护理

同血管介入护理常规，还应注意：

（1）穿刺部位及肢体护理：穿刺侧肢体伸直制动 6 ~ 12 小时，卧床 24 小时，严密观察穿刺点部位有无渗血、血肿。

（2）严密监测生命体征，防止因出血引起的低血压休克、心律失常、栓子脱落后形成的其他部位的栓塞等；如有下肢肿胀者，观察用药后患侧肢体的肿胀有无消退，皮肤颜色、温度、感觉有无改善。询问疼痛有无转移，防止栓子脱落栓塞其他部位。每天定时定位测量患肢周径，以观察疗效。

（3）溶栓管的护理：术后遵医嘱泵入溶栓药物，应妥善固定导管，每天换药，防止导管脱出及感染等并发症。泵连接管要每天更换，连接处用碘伏消毒，注意排净气泡，防止空气栓塞。尿激酶应现配现用，使用期间，要注意观察患者有无出血点、有无鼻出血及牙龈出血、伤口有无渗血、大小便颜色有无变化，观察有无头痛、呕吐、意识障碍等颅内出血的表现。术后定期复查，了解血栓溶解情况，根据溶栓情况拔除导管。

（黄　双）

第六章 安宁疗护

第一节 概述

一、内涵与理念

1. 内涵

安宁疗护内涵包括：①缓解疼痛及其他痛苦症状。②肯定生命，但同时也认知临终是人生的正常历程。③既不加速也不延缓死亡的来临。④整合心理和精神层面的患者照护。⑤提供支持系统，协助患者尽可能以积极的态度生活，直到死亡自然来临。⑥协助家属能够面对患者的疾病过程及其哀伤历程。⑦提高患者及家属的生活质量，同时对整个疾病过程产生积极的影响。⑧在疾病的早期即可实施，并可与延长生命的化学治疗、放射治疗或是为了处理难解症状的临床治疗一起进行。⑨以整个医疗团队的合作来处理患者及其家属的需求。

2. "五全"理念

（1）全人：临终患者的护理不只是了解疾病或减轻身体的痛苦，还要综合考虑其所处的环境、希望、害怕、信仰等问题。全人照顾就是指身、心、灵的整体照顾，以提高生命质量与减轻痛苦为首要目标，而不是继续进行无效医疗来延长患者的痛苦。

（2）全家：患者生病死亡，其家属也必将经历一场灾难，因此，安宁疗护提供全家照顾，帮助家属学习应对技巧，缓解家属痛苦。并协助患者家属一起面对亲人即将离去引发的悲伤，对患者家属进行有效的心理辅导。

（3）全程：安宁疗护的范围，包括从患者接受住院治疗、居家照护一直到患者死亡，还包括家属的哀伤辅导，让家属的创伤减至最低，最大限度避免发生后遗症。

（4）全队：安宁疗护由一支训练有素的工作团队完成，成员包括医师、护理人员、营养师、心理师、药师、宗教师、社工及志愿者等。团队成员分工合作，共同照顾患者及家属。

（5）全社区：安宁疗护由起初的临床治疗照顾角色发展至社区照护，将安宁疗护概念推广至社区，使民众有正确认知并参与生命教育。建立社会化的安宁疗护体制，使患者不仅在医疗机构可获得安宁疗护，而且返回社会后在社区和家里都可得到不间断的持续照护。

二、核心要素

根据安宁疗护的定义与内涵，美国国家共识项目（NCP）将安宁疗护的核心要素列为以下 10 个方面：

1. 服务对象

WHO 将安宁疗护定义为集中缓和照护患有危及生命疾病的任何年龄阶段的患者。基于此术语定义，提出安宁疗护的服务对象具体为：①有先天性损伤，需要提供生命维持治疗和（或）需要长期护理者。②患有急性、严重危及生命疾病的患者，如严重创伤、白血病、急性脑卒中等，疾病本身及其治疗对生活状况造成明显的负担，并导致生活质量降低者。③患有慢性进行性疾病者，如周围血管性疾病、恶性肿瘤、慢性肾衰竭、肝衰竭、有显著功能障碍的脑卒中、进展性心脏病或肺疾病、神经退行性疾病、痴呆等。④因其他创伤导致患有慢性疾病的患者和生活受限的伤痛患者。⑤身患严重疾病或绝症的患者，并且不可能恢复或稳定者，如临终老年期痴呆、恶性肿瘤临终或严重的致残性卒中、临终艾滋病等。

2. 以患者及家庭为中心

这里所指的家属是与患者有重要关系并能为患者提供支持的人，包括未成年人或没有决策能力患者的代理人。应尊重每位患者及家属的独特性，并由患者及家属在医疗团队的决策支持和指导下共同制订护理计划。

3. 安宁疗护时间

理想的安宁疗护开始于"威胁生命"或"衰弱状态"诊断明确时，并延续至治愈或死亡及家庭的居丧期，临床上需要安宁疗护的大多为临终患者。

4. 全面照顾

安宁疗护采用一个多层面的评估，以确定并通过预防或缓解生理、心理－社会及精神上的不适来减轻痛苦。医护人员应定期帮助患者及家属了解病情变化及这些变化的含义，及时调整医疗照护目标。安宁疗护需要经过评估、诊断、计划、干预、监测等临床过程。

5. 跨学科团队

安宁疗护团队必须精通与患者相关的医疗护理服务，并扩大到基于服务需要的专业范围。包括来自医学、护理学和社会工作的专业人士组成的核心小组，还包括心理医师、药剂师、护理人员助理和家庭服务员、营养师、语言治疗师、居丧协调员、宗教师，以及职业的、艺术的、戏剧的、音乐的和儿童生活治疗专家，个案经理，训练有素的志愿者等。

6. 注重减轻痛苦和沟通技巧

安宁疗护的主要目标是防治和减轻众多不同的疾病及伴随治疗带来的痛苦，包括疼痛和其他症状困扰。有效沟通技巧对于安宁疗护非常必要，沟通对象不仅包括患者，还包括患者家属及其他相关人员，内容主要有信息共享、积极倾听、确定预设目标、协助医疗决策等。

7. 临终及丧亲者的护理技巧

安宁疗护专家小组必须了解患者预后、濒死期的症状和体征，了解患者死亡前后相关的护理和患者及家属的支持需要，包括特定年龄的生理和心理综合征、正常和异常的悲痛等。

8. 护理的连续性设置

安宁疗护是所有医疗服务系统的整合，即医院门诊、急诊科、疗养院、家庭护理、社区及其他环境等，安宁疗护团队与这些机构的专业和非专业护理人员合作，以确保整个团队的服务模式和家庭护理环境之间的协调及安宁疗护的连续性，主动管理以防止危机的发生和不必要的转介。

9. 公平获得安宁疗护

安宁疗护团队应致力于让所有年龄阶段、所有诊断类别的患者，无论身处何种医疗机构（包括农村社区），不分民族、种族、性取向及支付能力，都能平等地获得安宁疗护服务。

10. 质量评价与改进

安宁疗护应致力于追求高品质的护理，确定需要实施、保持和发展有效质量评价和绩效改进计划。美国医学研究所确定了 6 个优质安宁疗护的宗旨：①及时性，在正确的时间给正确的患者提供服务。②以患者为中心，以患者和家庭的目标及选择为基础。③有益和（或）有效性，治疗护理过程、治疗护理效果和结局对患者有明确的重要影响。④可行性及公平性，提供给所有需要的、能从中受益的人。⑤科学性，促进以循证为基础。⑥效率，目的在于满足患者的实际需要，不浪费资源。

三、服务模式

国外传统的安宁疗护模式包含住院疗护、居家疗护与日间疗护，其运作方式通过小组团队协作，依托院内病房或独立院所等开展。目前，我国安宁疗护服务模式以医院为主轴，以住院疗护模式为出发点向外发展。

1. 安宁疗护住院服务模式

（1）独立安宁疗护医院服务模式：独立安宁疗护医院服务模式大多属于英国模式，独立的安宁疗护医院硬件设施像家庭般温馨，病房如同家中卧室、家中客厅般的会客室、安静的祈祷室及美容院等。庭院设计可以让患者徜徉于大自然中享受生活的品质。独立安宁疗护医院所有的硬件设施、每天医疗服务内容、工作人员的训练，都是针对临终患者的特殊需要设计的，使患者在像身处家中一般，甚至比家更美好的环境中度过余生。但也存在一些缺点，诸如需要昂贵的建筑经费及经营成本。

（2）医院安宁疗护病房服务模式：在综合性医院中划出一个病房单元，作为安宁疗护病房。其优点是容易设立，可利用现成的病房设备、现有的专业人员。缺点是受限于原有的硬件设施，不一定能满足临终患者的特殊需要，工作人员受限于整个医院的体制，有时也难以达到安宁疗护应有的要求，例如病床数与护理人员的编制等。

（3）医院安宁疗护小组服务模式：医院安宁疗护小组服务模式即在综合性医院中设立安宁疗护小组，以协助其他专业人员照顾散住在医院各病房的临终患者，包括安宁疗护专业人员的会诊、咨询、暂时集中疗护等，以满足临终患者的医护特殊需求。缺点是安宁疗护小组只有在病房的医护人员主动咨询时才提供协助，否则患者也不一定能得到安宁疗护。

2. 外展式安宁疗护的延伸服务模式

（1）居家疗护：居家疗护对能回家且有家庭的患者而言，在急性症状控制稳定之后，宜转为居家安宁疗护，亦可延伸至护理院等，可大幅降低住院成本，且更贴近患者的需求。居家疗护需要家中至少有一人能陪伴患者身旁，专业人员定期随访，使患者能够安心在最熟悉的环境中度过人生的最后时光。

（2）日间疗护：有些患者家属需要白天上班，患者无人陪伴，可在日间照顾中心接受安宁疗护，傍晚返家休息，在家就寝，晚上家属下班后可与患者共进晚餐。

（3）门诊疗护：门诊疗护适合于通勤的安宁疗护患者，经由门诊照护，患者除可接受专业团队咨询和安宁疗护外，亦能享受舒适的居家环境。

（4）社区疗护：临终患者若无特殊条件限制，多数期待回到原来居住的社区或家中过世，因为大多数患者希望在最熟悉的家中和有家人的陪伴时去世。所以更需要政府政策的引导，推行社区安宁疗护服务模式。

（李　莉）

第二节　常见的伦理与法律问题

一、病情告知

病情告知强调医护人员有如实告知患者、家属或有关人员关于患者疾病的诊断、病情、治疗、风险及预后的责任与义务。病情告知可以使患者做出"知情"后的医疗决策，减轻患者的不确定感及焦虑等情绪困扰，避免有被放弃的感受，也让临终患者有机会为自己的未来预做准备。同时可增强患者对医疗技术的信心，减少不必要的医疗资源浪费，维护及增进医患之间的信任关系，降低医疗争议。

1. 伦理困境

在安宁疗护中常常会遇到隐瞒病情的情况。"善意的谎言"虽不违背有利及不伤害原则，但违反了尊重患者权利原则。临床上家属是最易成为告知患者病情的障碍者。常见的伦理困境：家属不同意告知患者真实病情该怎么办；有的家属隐瞒病情也可能是为了自身利益的考虑（如涉及遗产或其他利益等），或担心患者陷入难以接受的痛苦。不知如何处理告知后患者的情绪反应；少数患者得知不好消息后会情绪崩溃、加重病情、丧失求生意志，或因此病急乱投医，寻求偏方而造成伤害等。

2. 策略与方法

病情告知是尊重患者自主权的体现。医护人员及家属应尊重患者在治疗过程中的医疗自主权，保障患者生命尊严。病情告知是一种艺术，应选择适当时机、场所及方式，告知患者想知道的事实或回应他的疑问，最大程度减少患者的伤害，避免让患者陷于悲观和无奈之中。应掌握时机尽早告知实情，以免患者接受不恰当医疗而造成伤害与痛苦。病情告知的重点是先了解患者想知道什么又已知道什么、由谁告知、如何告知、应告知多少。告知的态度要真诚，语气要中肯和委婉，预留时间让患者提出问题，同时给予一些希望、生存意愿及心理情绪上的支持。每位患者都应得到合理且适合的照护，家属坚持对患者隐瞒病情是不公平的，应向家属了解原因，建立正确的认知与态度，再说服其与患者共同参与决定医疗计划。应向临终患者解释病情并提供选择性治疗信息，让其在接受现实之后，能够自主选择医疗计划并为未来做好准备。病情告知是一个动态、连续又重复的过程，同时，也应注意文化差异。

二、知情同意

知情同意的"知情"与"同意"两部分被认为是"知情决定"或"知情选择"，是基于保障患者自主权利，使其参与医疗决策过程的。而知情同意的先决条件就是要做病情真相告知，患者或其代理人必须了解与医疗决策相关的信息后才能自愿做出决定。

1. 伦理困境

患者是否有能力理解及有能力做决定；提供信息的标准及范围如何；需要解释到何种程度患者才能了解；又如何确定患者是否"真正"或"完全"了解。

2. 策略与方法

知情同意是尊重患者的医疗自主权，促进患者对自身生命的掌控。有些患者为了家人的幸福做出不利于自身利益的决定，或是医护人员常将医疗信息告知家属，导致患者自主权旁落于家庭，这种情况应尽量避免。无论是家属还是医护人员，都应避免"父权主义"，对患者给予自认为较好的医疗决定，而不尊重患者的意愿。例如，子女为尽孝道，不顾患者意愿而坚持抢救，使患者身心受创，违背尊重原则及不伤害原则。临终患者知情同意的过程与生前预嘱相关，当患者清醒时，应详尽告知医疗信息，与其沟通医疗意愿，避免患者因接受无效医疗而受伤害。若为委托代理人签署同意书，应站在患者立场来做抉择。

三、疼痛处理

伦理学家 Lisson 曾说过："疾病可以伤害肉体，而疼痛可以摧毁灵魂。"疼痛患者常承受着难以想象的身心灵的痛苦与煎熬，如能得到恰当的疼痛控制，才可使患者的临终生命过得有品质。

1. 伦理困境

医护人员可能受到患者及家属的影响，导致未能准确评估疼痛，如患者不愿如实表达疼痛的程度、家属低估患者的疼痛情形、患者及家属担心止痛药成瘾性和耐药性等问题。另外，使用安慰剂的问题及医护人员对疼痛处理存在的误区，都会影响疼痛控制效果。

2. 策略与方法

医护人员应掌握疼痛处理的知识、技能及处理态度，使患者得到合理的医疗照护，符合公平原则。在使用麻醉性镇痛药物之前，需解释病情与药物相关信息，让患者在充分了解后，自我选择治疗方式。倘若患者在药物宣教后，仍害怕成瘾而拒绝服药，也应尊重患者意愿。护理人员在给药前须先做风险与利益评估，给药时应确认患者确实服用。除了应给予患者正确剂量的止痛剂之外，关怀照护行为如态度诚恳、热心、耐心与同理心等也同样重要，能让患者感到身心灵的舒适。另外，使用止痛剂时若发生治疗剂量不足或过多，或给予安慰剂欺骗患者，均是不正确的观念及治疗方式，有损患者对医护人员的信任，且违背伦理原则。

四、生前预嘱

生前预嘱是指人们事先，也就是在健康或意识清醒时签署的，说明在不可治愈的伤病末期或临终时要或不要哪种医疗护理的指示文件。1976 年 8 月，美国加州首先通过了《自然死亡法案》，允许不使用生命保障系统来延长不可治愈患者的临终过程，也就是允许患者依照自己的意愿自然死亡。此后，美国各州相继制定此种法律，以保障患者医疗自主的权利。这项法律允许成年患者完成一份叫作"生前预嘱"的法律文件。"预设医疗照护指示"（AD）包括制定生前预嘱和指定代理委托人两个层面。生前预嘱意为生前就生效，不同于遗嘱（主要为遗产、财物等分配，在死亡后才生效），指患有不可治愈疾病的患者，趁自己能够做出决定之时，向医师、家人或朋友口头或书面表达在生命末期自己是否愿意接受治疗、接受何种治疗、何时放弃治疗等相关意愿。生前预嘱是一个以增进患者和家属对病情、治疗意愿及生命观和价值观的相互理解，以及解决临床决策为核心的教育过程，实施的前提是对临终和死亡开诚布公，使患者及家属正视死亡，做好生命的临终规划。生前预嘱为患者和医护人员提供了一个更利于互相交流的机会，使患者更有可能与医护人员和家属讨论自己的愿望；减少家属在长期照护过程中的情感消耗及身心负担；减少医患矛盾及不必要的医疗投入；还可以促进安宁疗护的发展，提高生命质量。

1. 伦理困境

医护人员对推行生前预嘱的认知程度如何；是否有足够的准备；针对避谈"死

亡"的文化，如何沟通；如何减轻家属"抢救与不救"的心理矛盾与痛苦；是否由专业医护人员负责执行；患者在未能获得并确认生前预嘱医疗处置完整信息时签署生前预嘱及未在医护人员指导下签署生前预嘱文件，应如何处理；另外，关于生前预嘱涉及的"自然死"与"仁慈杀害"的观念问题和合法性问题，等等。

2. 策略与方法

生前预嘱应以患者为中心，讨论和签署生前预嘱的最好时机一定是"事先"，主要讨论患者的医疗照护、安置地点、相关经济与法律问题等。当患者意识清楚，有决策能力时，患者本人是这个过程的主体，但同时也会考虑个人的社会关系及如何减轻他人负担等问题。因此在制定过程中，主要照顾者、医护人员和相关法律人员也应参与其中。如果患者愿意，其家属、朋友可以一起参与讨论。患者也可将其治疗目标及偏好以书面的方式陈述。在签署生前预嘱前应让患者获知病情，医护人员应诚实地传达医疗信息，让患者了解生前预嘱所包含的各项内容，对其中提到的各种抢救措施和医疗护理内容给予专业的解释，并且让其清楚知道各种选择会导致什么后果等。患者在获知完整的信息之后，为自己预立符合期待的医疗指示，掌握自己的生命权。要强调患者本人的真实意愿，而不应迁就其他人比如家属的想法，同时，应当非常清楚地把患者意愿告诉家属，以免日后发生一些困惑、不同意见甚至纠纷。有决定能力的患者可以做出知情决定；也可设立代理人，当患者无法自主决策时可委托代理人为其做出决定，代理人人选由患者自行指定。医护人员须具有良好的沟通技巧及充足的会谈时间，才能充分评估及判断患者的"决定能力"。在治疗已不能为患者带来利益的情况下，患者也自觉病情未见改善时，医护人员应向家属表明不可一再隐瞒病情；在医护人员反复沟通及心理支持下，可引导临终患者在意识清醒时签署生前预嘱，接受安宁疗护计划。疾病和死亡是一件复杂的大事，患者有权在任何时候改变过去做出的决定，重新签署生前预嘱文件，尤其要理解病重和临终状态下做出的决定，医护人员应协助与指导，对已立生前预嘱的临终患者应多给予关怀与支持。

五、不予或撤除维生医疗

不予或撤除维生医疗是医护人员常面临的伦理困境，也与医疗法律、道德及宗教等相关。维生医疗指用以维持临终患者生命征象但无治愈效果，只能延长其濒死过程的医疗措施。不予或撤除维生医疗是指决定不给予维生医疗措施或开始治疗之后停止或没有持续给予无效的医疗干预。常见情况有不予施行心肺复苏术（CPR），即对临终、濒死或无生命征象的患者，不进行气管插管、体外心脏按压、急救药物注射、心脏电击、心肺人工调律、人工呼吸等标准急救程序或其他紧急救治行为。

1. 伦理困境

①有决定能力的成年人放弃维生医疗是否被认为是自杀的行为；医师尊重临终患者要求，撤除已给予的维生医疗，是否为协助自杀行为。②不予或撤除维生医疗与安乐死有何不同。③患者及家属不明确安宁疗护的理念，或对"不予急救"有误解；子女为尽孝道不顾临终患者意愿坚持要求医师予以抢救。④不予或撤除人工营养和水分。这是安宁疗护中常遇到的伦理困境。食物和水分是人类生存的基本需求，提供营养和水分象征着对患者表达关爱与照顾，可避免患者感受到"被放弃"，故放弃维生医疗是非常困难的，尤其是家属。另外，担心"撤除"维生医疗遭到滥用，如患者病情未到临终其生存权就被剥夺等。

2. 策略与方法

推行现代生死观教育，让临终患者明白死亡和生命的意义，克服对死亡的恐惧，学习"准备死亡，面对死亡，接受死亡"。医护人员有责任学习谈论死亡的沟通技巧，回应临终患者"我会不会死""我还能活多久"等问题，充分利用机会解释安宁疗护，尤其是生前预嘱的意义等，明白重视临终患者的生活质量比延长生命更为重要。当临终患者已处于多器官衰竭时，通常不予急救。若此时应家属要求，为患者施行心肺复苏术或补充人工营养和水分，却只能维持短暂的生命，无法逆转病情、提高生命质量，则可被视为无效治疗。无效治疗是医疗资源的浪费，不符合公平正义原则。针对临终患者，经医疗评估确认病情无法恢复时，医护人员可依患者生前意愿，中止、撤除或不进行维持生命的治疗或人工营养，但是决定的过程很困难，必须充分和患者与家属沟通，在知情后做出抉择，才符合尊重自主原则。欲给予临终患者继续治疗，应该分析利弊，如维生插管治疗时，除了增加患者身体痛苦外，也需支付昂贵的费用，患者还可能因无法说话，不能与家人亲友话别、交代后事等。

六、自动出院

自动出院（AMA 或 AAD）的原意为"拒绝医疗建议而自动离院"，临床上常见于恶性肿瘤病房及安宁病房。临终患者自动出院的理由包括：临终患者不想承受急救的痛苦。在神志尚清醒时，患者往往会交代家属，"让我平安地走，不要再救我……""我要回家……"在中国，特别是临终老年患者都会有落地归根的传统思想，"寿终正寝"代表着好命，希望留一口气回到家中，以示善终。有些临终患者为了处理一些私人或家庭事宜，如交代未完成的心愿、处理财产问题等。也有可能与医疗环境、医护人员的照护满意度等有关。

1. 伦理困境

该由谁来决定自动出院；如是患者本人，在无法表达意见时又应如何处理；有些家属决定自动出院并选好日期及时间出院，是否符合伦理原则；在离开医院前，患者发生心脏停搏，是该急救还是不予急救。

2. 策略与方法

自动出院是尊重临终患者的自主权、文化习俗、信念及价值观的体现，但也必须确认其合法性及正当性。出院前应先填妥自动出院意愿书。若临终患者已无自主能力，可由患者代理人（包括最亲近的家属）做出符合患者信仰及愿望的决定，医护人员要尽到保护责任。例如，家属若坚持要让患者在呼吸心脏停搏前回家，需要为患者做一些必要的措施，如行气管插管或使用相关药物，同时指导家属返家后如何拔除气管插管，以免伤害口腔与舌头，告知家属如何做好遗体护理，办理死亡证明书等问题。无论临终患者是基于何种理由选择自动出院，都应公平地照护临终患者及家属，并且所有的护理行为应体现关爱。

（李　莉）

第七章 案例解析

案例1 垂体瘤的护理

【案例介绍】

（一）一般资料

患者，女，65岁。

主诉：头痛伴视物模糊11天。

现病史：患者11天前无明显诱因出现头痛，波动样头痛，伴视物模糊，无肢体抽搐、偏瘫、失语、恶心、呕吐、发热等。前往××医院，行头颅MRI+MRA：鞍区占位，脑桥、左侧基底核区、右侧丘脑多发陈旧性脑梗死，松果体囊肿，MRA未见异常。给予对症治疗（具体不详）后症状无改善。为进一步诊治，前往我院，门诊以"鞍区占位、脑梗死"入住我科。患病以来，神志清，精神可，饮食可，大小便正常，体重无明显变化。

（二）病史

既往史：曾患"脑梗死、冠心病、高血压、糖尿病"4年，长期服用盐酸二甲双胍，早晚各1粒，格列本脲片，早1粒，控制血糖；替米沙坦片，每天1次，降压；麝香保心丸，改善心脏功能。无传染病病史，无传染病接触史；无手术史，无外伤史，无输血史，无药物、食物过敏史，预防接种史不详。

个人史：生于原籍，有外地久居史，生活规律，无吸烟史，无饮酒史，无毒物、粉尘及放射性物质接触史，无冶游史。已婚，结婚年龄 22 岁，配偶健康，妊娠 2 次，产 2 次，育有 1 子 1 女，孩子健康状况良好。无遗传病，无传染病，无近亲结婚。父母已故，兄弟姐妹健在。

（三）医护过程

体格检查：T 36.2℃，P 78 次 / 分，R 18 次 / 分，BP 144/75 mmHg。神志清，查体配合，言语流利，双侧瞳孔等大等圆，双侧瞳孔直径约 3 mm，对光反射灵敏，双眼活动自如，视物重影，鼻唇对称，伸舌居中，咽反射正常，四肢肌张力正常，四肢肌力 5 级。腱反射无亢进，深、浅感觉及共济运动检查无异常。颈软，克尼格征阴性，布鲁津斯基征阴性，双侧 Hoffman 征阴性，双侧巴宾斯基征阴性。患者入院后完善相关检查，有手术指征，并于 2023 年 10 月 14 日行内镜下颅底病损切除术，治疗上给予抗感染、雾化排痰、激素补充、补充电解质、营养神经、康复训练等综合治疗，目前入院时的症状已缓解。嘱患者继续静养康复治疗，继续口服泼尼松片，每次 2 片，每天 2 次，补充钠盐，盐酸二甲双胍缓释片早晚各 1 粒控制血糖，1 周后复查电解质、激素，半月后拔除鼻腔纱条，注意合理进食，避免劳累，及时监测血压、血糖，避免情绪激动，避免大便干燥、感冒，加强护理。3 个月后复查头 MRI 平扫 + 增强 +MRA 等，若出现头痛、意识障碍、恶心呕吐、肢体无力、小便失禁等，随时诊治。

【护理】

（一）术前护理

（1）执行神经外科患者术前护理常规。

（2）加强口腔及鼻腔的护理，锻炼患者经口呼吸。术前连续 3 日鼻腔滴药，术晨剪鼻毛，清洁鼻腔，预防感染。

（3）有视力、视野障碍者，外出时要专人陪伴，避免发生外伤影响手术。

（二）术后护理

（1）全身麻醉未醒的患者，去枕平卧，头偏向一侧。意识清醒后，抬高床头 15°～ 30°，以利于颅内静脉回流，如病情许可，鼓励并协助患者离床活动。

（2）观察患者生命体征、瞳孔、意识状态等。

（3）观察患者有无水、电解质紊乱，脑脊液漏及视力、视野障碍等并发症。

（4）伤口疼痛的护理：麻醉作用消失后，耐心倾听患者的主诉，安慰和鼓励患者，消除其对疼痛的恐惧；遵医嘱适当应用止痛药，缓解疼痛。

（5）营养：麻醉清醒及恶心、呕吐反应消失后，可根据医嘱给予流质饮食，以后逐渐过渡到软食、普食。

（6）术后并发症的预防和护理。

1）颅内出血：术后 24 ~ 48 小时内易发生颅内出血，患者出现意识障碍、瞳孔及生命体征变化，视物不清、视野缺损等提示有颅内出血的可能，应及时报告医师。

2）尿崩症：由于手术对神经垂体及垂体柄的影响，术后一过性尿崩症发生率较高，需监测每小时尿量，在每小时尿量 ≥ 300 mL 时，全面评估患者出入量，及时报告医师给予对症处理。准确记录出入量，合理经口、静脉补液，观察液体出入量是否平衡以及体重变化，并观察尿色、尿比重、电解质、血浆渗透压等；观察患者是否出现脱水症状，如头痛、恶心、呕吐、胸闷、虚脱、昏迷等，一旦发现，要及时报告医师给予药物控制、及早补液。尿液大量排出，可造成水、电解质紊乱，应每天进行血生化检查，监测电解质情况并及时给予补充。

3）水、电解质紊乱的观察和护理：鞍区肿瘤最易发生血钠紊乱。发生低钠血症时，患者常会出现头痛、恶心、呕吐、困倦疲乏、烦躁不安、肌无力或痉挛、癫痫发作，甚至昏迷等一系列表现；高钠血症早期主要表现为口渴和尿量减少，晚期会出现精神和神经系统症状，甚至昏迷。血钠、电解质紊乱处理原则：①早期高钠血症，主要处理原则包括截流，即减少水分丢失；开源，即增加水分摄入。②中期低钠血症，临床上执行"补钠限液"原则，限制水入量（800 ~ 1000 mL/d），补钠、利尿，补充皮质醇替代激素，同时鉴别及排除少数情况下的脑性盐耗综合征（CSWS）。③后期交替性血钠异常，应密切观察血电解质的变化，根据血电解质数值动态调整治疗方案。此外，针对水、电解质紊乱应做好以下工作：记录每小时尿量、性质、色泽；密切观察患者意识状态、生命体征；遵医嘱及时监测血生化结果；记录 24 小时出入量；观察患者皮肤弹性及早期发现脱水体征；禁止摄入高糖食物，以免血糖增高，产生渗透性利尿，使尿量增加。

4）脑脊液鼻漏：密切观察脑脊液鼻漏的量、颜色、性质，及时报告医师处理；绝对卧床休息，不可堵塞鼻孔，及时使用清洁纸巾擦洗鼻腔外血迹、污垢，防止液体逆流。遵医嘱抬高床头 15° ~ 30°，若脑脊液鼻漏经保守处理仍不愈合，需行脑脊液鼻漏修补手术。

5）垂体功能低下：由于机体不适应激素的变化而引起。患者可出现头晕、恶心、呕吐、血压下降、精神障碍等症状。遵医嘱补充激素进行激素替代治疗，尽量选择在早晨补充激素。

6）中枢性高热：下丘脑损伤可引起中枢性体温调节异常，患者表现为高热。护士应该严密监测体温，及时采取物理降温或遵医嘱进行药物降温。

（三）健康教育

（1）心理指导：对有因肿瘤引起形象改变的患者，委婉地告诉患者通过药物治疗、理疗，有可能改善症状，鼓励患者正视现实，树立信心。

（2）摄入高蛋白、高维生素、高热量的食物，摄入适量的水果、粗纤维食物，保持大便通畅，避免用力排便。

（3）准确记录出入量，严格遵医嘱服药，不得擅自停药、减药，遵医嘱调节药物剂量，尤其是激素类药物，避免出现反跳现象。

（4）按时进行康复锻炼，尽快恢复功能，提高生活质量。

（5）如出现原有症状或原有症状加重，及时就诊。

（6）嘱患者术后 3 ~ 6 个月门诊复查。定期随访，行激素水平检查和头部 MRI 检查。

【小结】

垂体腺瘤可有一种或几种垂体激素分泌亢进的临床表现，还可能有因肿瘤周围的正常垂体组织受压和被破坏引起的不同程度的腺垂体功能减退的表现，以及肿瘤向鞍外扩展压迫邻近组织结构的表现，这类症状最为多见，往往为患者就医的主要原因。手术后水、电解质紊乱的观察，24 小时出入量的准确记录，颅内感染预防措施的落实是重中之重。

（李小萌）

案例 2　胶质瘤的护理

【案例介绍】

（一）一般资料

患者，男，69 岁。

主诉：头痛伴恶心呕吐 3 个月。

现病史：3 个月前无明显诱因出现头痛、恶心呕吐，伴食欲下降，视物模糊，无肢体活动异常、大小便失禁、意识障碍等情况，至当地诊所按"胃病"治疗，效果欠佳。1 个月前于 ×× 医院行胃镜示"慢性浅表 - 出血糜烂性胃炎"（未见报告，家属口述），给予护胃药物应用，效果欠佳。为进一步治疗，至 ×× 医院行头颅 MRI，示（2024 年 8 月 9 日）：左颞枕叶 - 左侧 - 侧脑室三角区肿瘤，考虑高级别胶质瘤，胶质母细胞瘤可能性大。为求进一步治疗至我院，经门诊以"颅内占位性病变"收住入院。发病以来，神志清醒，精神差，食欲可，睡眠正常，大小便正常，体重减轻 5 kg。

（二）病史

既往史：无传染病病史，无传染病接触史，十余年前因外伤行"左侧胫骨骨折内固定术"，术后恢复可，无输血史、药物过敏史、食物过敏史，预防接种史不详。

个人史：生于原籍，生活规律，无吸烟史，无饮酒史，无毒物、粉尘及放射性物质接触史，无冶游史。已婚，结婚年龄 24 岁，配偶健康，育有 1 子 2 女，孩子健康状况良好。无遗传病，无传染病，无近亲结婚。父母已故，3 妹健在。

（三）医护过程

体格检查：T 36.5℃，P 81 次 / 分，R 18 次 / 分，BP 95/61 mmHg。神志清，精神差，右利手，反应迟钝，眼球活动自如，双侧瞳孔等大等圆，直径约 3 mm，对光反射灵敏，未见眼震，两侧鼻唇沟对称，伸舌居中，脑神经正常。四肢肌力 4 级，四肢肌张力正常，腱反射对称，双侧病理反射阴性。深、浅感觉检查无异常，指鼻试验稳准，脑膜刺激征阴性，昂白征阴性。入院后完善相关检查，排除手术禁忌证后，于 2024 年 8 月 26 日全身麻醉下行"左侧枕叶胶质瘤切除术 + 颅骨钛板植入术 + 硬脑膜补片修补术"，术后给予抗感染、预防癫痫、护胃、营养神经、营养支持、雾化化痰等综合治疗，患者术后病理结果显示：（左侧枕叶）符合星形细胞胶质瘤（WHO Ⅲ ~ Ⅳ级）伴出血、坏死，倾向于胶质母细胞瘤，建议进行免疫组化后再诊断。患者目前病情稳定，血压、血糖、体温稳定，命名性失语，四肢肌力正常。与患者家属沟通病情，行进一步放化疗。

【护理】

（一）术前护理

（1）新患者入院后按医嘱做相关常规检查，如肝功能、肾功能，血常规、尿常规等，出血时间、凝血时间等，同时配血、备血，做抗生素敏感试验。

（2）有癫痫病史者禁用口表测温。

（3）有颅内压明显增高者切忌灌肠，3天无大便者可用轻泻药，如酚酞片、番泻叶、开塞露等。

（4）有精神症状者为预防意外需家属陪伴。

（5）患者不能单独外出，患者要做特殊检查（如CT、脑电图、超声波及各种造影）时可由医院工作人员或家属陪同前往。

（6）皮肤准备。术前1天剃头，手术日晨用1∶1000苯扎溴铵纱布消毒头皮后戴上手术帽，并仔细检查手术野有无感染及破损。

（7）女性患者行经期禁止手术，有发热或腹泻者通知医师另作决定。

（8）手术前夜注意患者情绪，予以心理安慰。如病情许可，给予适量的镇静药或安眠药，让患者安静入睡，便秘者可用开塞露通便。

（9）手术前12小时禁食（局部麻醉除外）。准备好带进手术室的药物与备血单等。

（10）术前清晨按医嘱给药。

（二）术后护理

（1）全身麻醉术后未清醒的患者取平卧位，头偏向健侧或侧卧于健侧，全身麻醉清醒、血压正常或局部麻醉患者取头高位（抬高床头15°～30°，以利颅内静脉回流，降低颅内压）。脊柱手术后头颈和脊柱的轴线保持一致，休克患者取休克卧位，躁动不安患者约束四肢或加床档。患者回病房后与麻醉师交接，检查头皮、耳部及术中受压部位有无压力性损伤。测量体温、血压、脉搏、呼吸、瞳孔等，视病情每15分钟至2小时测量1次至稳定。同时观察意识及肢体活动，并按格拉斯哥评分标准评分记录。

（2）伤口及引流管的护理：观察伤口有无渗血渗液，切口处有无红、肿、热、痛等感染的征象或是皮下积液、肿胀等。保持引流管通畅，防止引流管扭曲、折叠、脱出等，观察引流液的色、量、性状并记录。如观察过程中发现异常，应及时通知医师。

（3）术后6小时内禁食禁饮，6小时后给予少量流食并逐渐过渡为普食，昏迷患者遵医嘱给予鼻饲流质饮食。

（4）保持呼吸道通畅，每2小时翻身叩背1次，定时翻身拍背促进痰液的排出并及时清除气道分泌物，防止呼吸道感染。行气管插管或口咽通气道的患者注意观察呼吸频率和幅度，血氧饱和度，若患者出现不耐管或咳嗽、吞咽反射等，应及时通知医师拔管。呼吸困难者给予氧气吸入，必要时行气管插管或气管切开术。及时吸出呼吸道分泌物，患者完全清醒后，给予头部抬高 15°～30°，以利于颅内静脉回流，减轻脑水肿。

（5）密切观察生命体征、颅内压和肢体感觉等变化，做好详细记录。

（6）头痛：密切观察头痛的部位、性质、持续时间，遵医嘱对症处理。

（三）化疗期间护理

替莫唑胺（TMZ）是脑胶质瘤等神经肿瘤常用的化疗药物，尤其在胶质母细胞瘤的标准治疗方案（术后同步放化疗及后续辅助化疗）中起到关键作用。它能通过血－脑屏障，在肿瘤细胞内发挥细胞毒作用，干扰肿瘤细胞的 DNA 合成等过程。需要患者严格遵医嘱服用药物，不要自行调整药量或停药。密切观察并准确记录症状变化情况，如出现头痛、恶心、呕吐等症状，及时向医师报告。

（四）健康教育

（1）肢体功能障碍的预防及护理：术后每班护士评估患者肢体功能，包括肌力、肌张力、痛温觉及皮肤局部血液循环情况，保持肢体功能位，防止过伸、过屈体位。术后常规穿弹力袜，教会家属按摩患肢，预防下肢深静脉血栓形成。生命体征稳定后，在康复师指导下及早进行肢体功能锻炼。

（2）语言障碍的护理：护患之间及患者和家属之间多进行沟通和交流，注意减慢语速，从简单语言开始，循序渐进。

（3）指导患者出院后保持规律生活。

（4）饮食以低盐、低脂、高膳食纤维为主。

（5）保持大便通畅，避免吸烟酗酒。

（6）保持情绪稳定。

（7）癫痫患者避免独自出门，应规律服药，勿擅自停药，教会家属掌握应急防护措施。

（8）定期复查，有不适需随时就诊。

【小结】

胶质瘤是一种常见的脑肿瘤，来源于大脑中的支持细胞——神经胶质细胞。护理措施需要从营养支持、预防感染、管理疲劳、心理支持、药物管理、定期复查及其他注意事项等多个方面对患者进行综合考虑和实施。这些护理措施有助于减轻化疗带来的不良反应，提高患者的生活质量，并加快康复进程。

（李小萌）

案例3　颈动脉体瘤的护理

【案例介绍】

（一）一般资料

患者，女，46岁。

主诉：发现右侧颈部动脉结节半月余。

现病史：1个月前患者无诱因出现间断性头晕，休息后缓解，无意识障碍，无肢体无力。现患者为求进一步检查和治疗来我院。我科给予完善检查，行头部CTA显示：右侧颈内外动脉起始段内前方可见异常强化灶。颈部彩超显示：右侧颈总动脉分叉处内后方低回声结节，考虑颈动脉体瘤等病变。建议进一步手术治疗，明确病变性质。患者出院后辗转多地进行治疗后来我院继续治疗，我科以"①右侧颈内动脉交通段动脉瘤介入栓塞术后；②右侧颈总动脉分叉处内后方颈动脉体瘤"收治入院。患者神清语明，精神差，饮食正常，大小便正常。

（二）病史

既往史：患者2年前因"颅内动脉瘤"于××医院就诊，行颅内动脉瘤支架辅助介入栓塞，术后病情稳定，规律服用拜阿司匹林、氯吡格雷。平素体健，既往有"高血压"病史2年，服用"硝苯地平缓释片"，血压控制良好，否认"糖尿病、冠心病"等疾病史，否认"肝炎、结核"等传染病病史及接触史，否认食物、药物过敏史，无其他外伤史及手术史，无输血、献血史，按当地要求进行预防接种。

个人史：生长于当地，无长期外地居留史，不吸烟，不饮酒，否认疫水疫区接触史，否认冶游史。月经量、色，均正常，无痛经。22岁结婚，爱人体健，夫妻关系和睦，2女体健。父母已去世，1弟体健。家族中无传染性疾病，无血液病、精神病、遗传性疾病及类似疾病病史。

（三）医护过程

体格检查：T 36.4℃，P 84次/分，R 18次/分，BP 128/77 mmHg。神志清楚，精神差，言语正常，诉偶有头晕。双侧瞳孔等大等圆，双侧瞳孔直径约3.0 mm，对光反射灵敏，心腹未见明显异常，双侧肢体肌力5级，肌张力正常，双侧巴宾斯基征阴性。

诊断：①右侧颈总动脉分叉处内后方颈动脉体瘤；②右侧颈内动脉交通段动脉瘤介入栓塞术后；③右侧锁骨下动脉斑块（起始段，单发）；④颈椎退行性改变；⑤$C_4 \sim C_7$ 椎间盘突出；⑥腰椎间盘突出。

诊疗经过：入院后给予对症支持治疗，严密观察患者病情变化，2020 年 7 月 20 日在全身麻醉下行右侧颈内动脉分叉处肿块切除术。术后给予换药，切口愈合良好。病理结果回报：（颈动脉旁淋巴结）淋巴结反应性增生，（颈动脉肿块）考虑化学感受器瘤（颈动脉体瘤），建议通过免疫组化协诊或上级医院会诊以进一步明确。病理结果补充诊断：免疫组化结果显示，CK 光谱（−），NSE（+）CGA（+），SYN（+），SMA（−），CALPONIN（−），DESMIN（−），Ki−67（约 1%）（颈动脉肿块）。免疫组化支持颈动脉体瘤。患者及家属要求行全身核素扫描，PET 检查显示：颈动脉分叉部占位术后，原手术区域颈动脉及软组织糖代谢活跃，考虑术后改变，右侧颞叶深部高密度金属影，代谢无异常，考虑颅内动脉瘤术后改变，左侧卵巢囊肿，脊柱退行性改变。目前患者诉无头晕，积极保持术区干燥整洁无渗出，监测体温、血压等情况，维持血压在正常范围之内。避免阳光直射，不做伤口扣压等动作。左侧卵巢囊肿由妇科复诊。定期复查，不适随诊。

【护理】

（一）术前护理

（1）常规评估：包括生命体征、心理及意识状态、一般情况、手术史和药物过敏史等。

（2）专科评估：了解肿瘤的大小、质地、边界及与周围组织的关系，预测可能的神经功能损伤。

（3）肿瘤内分泌功能评估：对于出现阵发性高血压、心悸等症状的患者，进行相关检查。

（4）心理护理：介绍手术成功案例，缓解患者恐惧和焦虑。

（5）安全护理。

（二）术后护理

1. 常规护理

患者麻醉苏醒后应立即进行脑卒中评估和脑神经功能评估，严密监测血压、神经功能、呼吸情况，密切关注患者颈部血肿、卒中和脑神经损伤的症状及体征。术后常规床旁放置气管切开包，切口内放置引流管并确保引流管通畅，尽量选择大孔径引流管，避免术后堵管影响引流效果。

2. 术后并发症的预防和护理

（1）出血：常发生于术后早期，因颈部组织疏松，血肿不明显，对气道的压迫为渐进性、隐匿性过程，一般发现时患者出血量已较多，压迫气道引起呼吸困难，甚至危及患者生命。因此患者一旦出现颈部包块伴呼吸困难，应紧急打开颈部切口，引流减压，解除气道压迫，必要时行气管插管或气管切开、人工通气，保持气道通畅，纠正低氧血症。对于术后大出血患者，短时间引起的气道压迫，需床旁迅速行气管穿刺或切开，在解除气道梗阻后可根据实际情况选择开放手术探查止血或腔内覆膜支架植入止血。

（2）缺血性脑卒中：是术后最严重的并发症之一，临床上常表现为偏瘫、失语、昏迷、淡漠等症状。一旦发现脑卒中表现，应行 DSA 或颈动脉 CTA 检查，判断是否为急性栓塞或血栓形成，是否可机械取栓，并尽可能缩短颅内缺血时间，挽救大脑功能。术后可行抗凝、抗血小板治疗，并适当扩容以避免血液浓缩，防止发生术后迟发性移植物血栓形成。

（3）脑神经损伤：是术后最常见的并发症之一，常累及舌下神经、迷走神经、舌咽神经、喉上神经、面神经下颌支和交感干，具体表现为吞咽困难、饮水呛咳、声音嘶哑、伸舌偏斜、眼睑下垂、口角歪斜、Horner 综合征等。吞咽困难、饮水呛咳是围术期严重脑神经损伤的表现，多由术中迷走神经损伤所致，术后需留置肠内营养管进行营养支持，待神经功能逐渐好转后可在坐立前倾位给予糊状半流质饮食，配合进行功能锻炼，等待对侧神经功能代偿，预防误吸。发生窒息和呼吸困难时，应及时行气管切开并开放气道。

【小结】

手术切除是治疗颈动脉体瘤的首选治疗方法。如能将病变组织全部切除，预后良好；如发生邻近结构浸润性生长或有远处转移，预后差。早期发现及彻底切除肿瘤可有效改善患者结局。

（李小萌）

案例 4　颅咽管瘤的护理

【案例介绍】

（一）一般资料

患者，女，47 岁。

主诉：间断头晕、恶心、呕吐 1 月余，左侧脑脊液耳漏 1 天。

现病史：1 月前患者无明显诱因感头晕，间断发作，伴恶心、呕吐，呕吐物为胃内容物，伴双下肢无力，进行性加重，伴心慌、胸闷、气短，无言语不清、口角偏斜等，无发热、意识障碍、肢体抽搐等。在 ×× 医院行颅脑 MRI 提示：左侧颅底占位术后改变，对症治疗后，症状稍好转。1 天前患者突发左耳渗液，淡黄色，为进一步治疗，到我科就诊，以"颅咽管瘤复发、脑脊液耳漏"入住我科。患病以来，神清，精神差，饮食睡眠可，大小便正常，体力下降，体重无明显变化。

（二）病史

既往史：否认"高血压、冠心病、糖尿病"等疾病史，否认"肝炎、结核"等传染病病史及接触史，否认食物、药物过敏史。10 月前于 ×× 医院行颅咽管瘤切除术，遗留左眼视物模糊，左侧神经性耳聋。否认其他外伤史及手术史，否认输血、献血史，按当地要求进行预防接种。

个人史：生长于当地，无长期外地居留史，不抽烟，不饮酒，否认疫水疫区接触史，否认有毒物质及粉尘接触史，否认冶游史。22 岁结婚，爱人体健，家庭和睦，未育。父母和 1 姐均体健。家族中无血液病、精神病病史，无传染性疾病家族史。

（三）医护过程

体格检查：T 36.6℃，P 70 次 / 分，R 18 次 / 分，BP 110/70 mmHg。神志清，精神差，言语流利，记忆力、定向力、计算力等高级智能活动正常，双侧瞳孔等大圆，直径约 3.0 mm，直接、间接光反应均灵敏。双侧鼻唇沟正常，伸舌居中，咽反射可，颈软，心肺正常，双肺未闻及湿啰音，腹软，肠鸣音正常，双上肢肌力 5 级，双下肢肌力 4 级，肌张力正常，四肢深、浅感觉正常。双侧 babinski 征阴性。颅脑 MRI（2022 年 7 月 28 日 ×× 医院）提示：左侧颅底占位术后改变。

诊断：①颅咽管瘤复发；②左侧脑脊液耳漏；③左侧神经性耳聋。诊断依据：

①主诉；②辅助检查。鉴别诊断：脑出血，CT 示高密度病灶，可伴肢体功能障碍。

　　诊疗经过：①神经外科常规护理。②完善鞍区磁共振平扫增强，以进一步明确诊断；完善鼻旁窦 CT，查看蝶鞍情况。③完善心电图、胸片、肺功能，评估心肺功能。④完善血型、血常规、肝肾功、电解质、脂类、葡萄糖、血栓弹力图、性激素 6 项、甲功 5 项、生长激素等，排除危险因素。⑤待完善相关检查后，择期行手术治疗。患者入院后完善相关检查，明确诊断，于 2020 年 9 月 5 日 09：00 ~ 12：10 在全身麻醉下行神经内镜下经鼻腔 – 蝶窦垂体病损切除术 + 脑脊液漏修补术。病理诊断：（鞍区）出血坏死组织及胆固醇结晶，未见明确细胞成分，术后给予抗感染、止血、营养神经、抑酸护胃、营养、支持治疗，目前患者未诉不适，神志清，精神可，言语流利，记忆力、定向力、计算力等高级智能活动正常。

【护理】

（一）术前护理

1. 术前评估

（1）评估患者意识状态、瞳孔、肌力、辅助检查结果。

（2）评估患者有无头痛等颅内压增高的表现。

（3）评估患者有无视力及视野障碍、性欲减退等。

（4）评估患者有无闭经、溢乳、不育、巨人症、面容改变、向心性肥胖、满月脸、饥饿、多食、多汗、畏寒等。

（5）评估患者有无其他神经和脑损害的表现，如尿崩症、高热、癫痫及嗅觉障碍等。

（6）评估患者心理 – 社会支持情况。

（7）评估患者身体状况，包括年龄、职业、民族、饮食营养、大小便、睡眠、既往史、过敏史、家族史等。

2. 术前护理措施

（1）开颅手术常规术前准备：遵医嘱完成配血、皮试、禁食水、剃头等。

（2）经鼻入路的手术，应了解患者鼻腔情况，如鼻腔有无感染、蝶窦炎、鼻中隔手术史等。术前 1 天剃除鼻毛，指导患者进行张口呼吸锻炼。

（3）视力障碍、视野缺损者，给予生活照顾，防止患者发生跌倒、坠床，外出时有人陪同以保障患者安全。

（4）为改善垂体功能，术前常常给予激素治疗，观察激素治疗的效果和患者的反应。

（5）对于尿崩症患者，护士严格记录患者单位时间内尿量，每小时尿量 ≥ 300 mL 时应全面评估患者出入量并及时报告医师，给予对症处理。

（6）癫痫患者需密切观察有无癫痫发作，并记录癫痫发作的临床表现；遵医嘱按时按量服用抗癫痫药；床边放开口器、牙垫等，防止患者癫痫发作时咬伤舌；拉起床栏，防止患者坠床，做好安全护理，患者癫痫发作时做好急救处理。

（7）给予患者心理支持。

3．术前健康教育

（1）术前告知患者手术方式、体位、预计入手术室时间及返回监护室的注意事项等，避免不必要的紧张而加重病情。

（2）告知视觉障碍患者要注意安全，随时呼叫护士提供帮助。

（二）术后护理

1．术后评估

（1）评估患者生命体征、瞳孔、意识状态。

（2）评估伤口渗出情况、引流管是否通畅及引流量。

（3）评估患者症状改善情况，如视力、视野等改善情况。

（4）评估患者生活自理能力、跌倒风险、压力性损伤风险等。

2．术后护理措施

同案例1。

3．术后并发症的预防和护理

同案例1。

4．术后健康教育

（1）心理指导：对有因肿瘤引起矮小症、性腺发育不全的患者，鼓励患者正视现实，树立信心。

（2）摄入高蛋白、高维生素、高热量的食物，摄入适量的水果、粗纤维等食物，保持大便通畅，避免用力排便。

（3）准确记录出入量，严格遵医嘱服药，不得擅自停药、减药，遵医嘱调节药物剂量，尤其是激素类药物，避免出现反跳现象。

（4）按时进行康复锻炼，尽快恢复功能，提高生活质量。

（5）如出现原有症状或原有症状加重，及时就诊。

（6）嘱患者术后 3 ～ 6 个月门诊复查。定期随访，进行激素水平检查和头部 MRI

检查。

【小结】

颅咽管瘤起源于口腔外胚层形成的残余上皮细胞，占全部颅脑肿瘤的2.5%~4%，是常见的颅内先天性肿瘤，各年龄均可发病，但5~10岁好发，是儿童最常见的鞍区肿瘤。颅咽管瘤存在复发风险且复发后再手术的难度和死亡率增高。因此应做到早发现早治疗。

（李小萌）

案例5　脑膜瘤的护理

【案例介绍】

（一）一般资料

患者，女，74岁。

主诉：突发头痛1周。

现病史：患者1周前无明显诱因间断性出现头痛，无肢体抽搐、偏瘫、失语等。2023年8月29日在××医院行头颅CT显示：左侧枕叶脑膜瘤，腔隙性脑梗死。给予对症治疗（具体不详）后症状无改善。为进一步诊治，前往我院，门诊以"脑膜瘤"入住我院。患病以来，神志清，精神可，饮食可，大小便正常，体重无明显变化。

（二）病史

既往史：有"原发性高血压、糖尿病"病史3年，长期服用二甲双胍缓释片0.5 g，每天2次，格列齐特1片，每天2次；苯磺酸氨氯地平＋缬沙坦，每天1次，血压、血糖未检测。

个人史：生于原籍，有外地久居史，生活规律，无吸烟史；无饮酒史，无毒物、粉尘及放射性物质接触史，无冶游史。已婚，结婚年龄25岁，配偶健康，妊娠3次，产3次，育有1子2女，孩子健康状况良好。无遗传病，无传染病，无近亲结婚。父母已故，兄弟姐妹健在。无传染病病史，无传染病接触史，无手术史，无外伤史，无输血史，预防接种史不详。

（三）医护过程

体格检查：T 36.6℃，P 73 次 / 分，R 18 次 / 分，BP 150/78 mmHg。神志清，精神差，查体配合，言语流利，双侧瞳孔等大等圆，双侧瞳孔直径约 3 mm，对光反射灵敏，双眼活动自如，鼻唇对称，伸舌居中，咽反射正常，四肢肌张力正常，四肢肌力 5 级。腱反射无亢进，深、浅感觉及共济运动检查无异常。颈软，克氏征阴性，布鲁津斯基征阴性，双侧 Hoffman 征阴性，双侧巴宾斯基征阴性。

患者入院后完善相关检查，无明显手术禁忌，有明确手术指征，于 2023 年 9 月 1 日 09：30 在全身麻醉下行小脑幕脑膜病损切除术 + 颅骨钛板置入术 + 硬脑膜补片修补术。患者术后病理提示：（颅底）脑膜瘤。治疗上给予抗感染、营养神经、抑酸护胃、雾化排痰、止血抗癫痫、中药调理、控制血压、控制血糖、康复训练等综合治疗。嘱患者清淡饮食，稳定血压，及时监测血压、血糖，避免情绪激动，避免大便干燥，防感冒，加强护理，不适随诊。半年后复查头部 MRI+MRA+ 增强、血常规、血脂，肝肾功能，病情变化随时诊治。若出现头痛、意识障碍、恶心呕吐、下肢无力、小便失禁等症状，及时就诊。

【护理】

（一）术前护理

（1）观察生命体征、意识、瞳孔、肢体活动等情况，及时发现病情变化。

（2）颅内高压的观察及护理：对脑积水、颅内高压者，遵医嘱予以脱水治疗并观察用药效果。必要时协助行脑室外引流术。

（3）心理护理：护士应帮助患者正确认识疾病，以正确的态度面对并接受治疗。鼓励患者说出自己的顾虑以及对手术所持的期望。

（4）安全的护理：颅内压增高可引起头晕、复视、一过性黑矇、意识模糊、精神不安或淡漠，亦可发生癫痫，护士要针对不同的情况采取相应的措施，维护患者的安全，预防意外发生。

（5）术前全身情况评估：不能进食或因后组脑神经麻痹有呛咳者，予鼻饲流质饮食、输液。纠正水、电解质紊乱，改善全身营养状况，提高患者对手术的耐受能力。给予高蛋白、高糖、高维生素、高热量、低脂、易消化、营养均衡饮食，完善各种术前检查并了解结果。

（6）有癫痫及精神症状者，遵医嘱应用抗癫痫药及镇静药，保证患者安全，必要时加床档或约束带约束并详细记录。

（7）注意休息，避免剧烈活动。

（二）术后护理

（1）向麻醉师了解麻醉和手术方式、术中情况、切口和引流情况。严密观察患者意识、瞳孔、血压、脉搏、呼吸及肢体活动，有无头痛、呕吐等症状，观察患者有无脑水肿及出血、脑疝的发生，发现异常，立即通知医师并对症处理，详细记录。

（2）全身麻醉术后未清醒的患者取平卧位，头偏向健侧或侧卧于健侧，全身麻醉清醒后遵医嘱抬高床头 15°～30°。持续吸氧。躁动不安或有精神症状的患者，加床档保护防坠床，必要时予以四肢约束。

（3）伤口观察：观察伤口有无渗血、渗液和感染等。保持引流管通畅，观察记录引流液的颜色、性质和量的变化。

（4）营养支持：保证患者足够的营养摄入量。根据病情给予高热量、高蛋白、高维生素、易吸收的流质饮食。不能进食者应尽早留置胃管。

（5）呼吸道管理：保持呼吸道通畅，定时翻身拍背促进痰液排出，预防坠积性肺炎。

（6）基础护理：对癫痫患者及视力障碍、听力下降、步态不稳者，协助做好各项生活护理，有精神症状者给予专人陪伴。偏瘫的患者要注意加强肢体功能锻炼，防止废用综合征的发生。

（7）预防患者发生压力性损伤，每班进行床旁皮肤交接，仔细检查并记录，发现问题及时处理。

（8）预防下肢深静脉血栓：尽早进行肢体的主动或被动运动，病情允许时鼓励其早日下床活动。避免在下肢和瘫痪肢体上穿刺。保持肢体于功能位，防止足下垂和肢体萎缩畸形。

（三）健康教育

（1）心理护理：对患者做好个性化的心理护理。

（2）遵医嘱用药，抗癫痫药物每 3～6 个月监测肝功能和血药浓度。

（3）癫痫大发作时，不能强行按压患者，以免造成骨折、撞伤等二次伤害，发作停止时及时送往医院救治。

（4）手术去骨瓣者，做好防护工作，预防跌倒和锐器损伤，出院后 3～6 个月行颅骨修补术。

（5）有肢体功能障碍者，护理人员应协助其做好辅助功能锻炼。

（6）失语患者家属要加强与患者的主动交流，加强饮食指导和营养供给。

【小结】

脑膜瘤是起源于脑膜及脑膜间隙的衍生物，可能来自硬膜成纤维细胞和软脑膜细胞，但大部分来自蛛网膜成分。它的观察要点：①观察患者的肢体活动；②有癫痫病史者应注意观察癫痫发作的先兆症状、持续时间、性质、次数；③注意观察头痛的程度、神志、生命体征的变化，防止脑疝的发生。

（李小萌）

案例6　椎管内肿瘤的护理

【案例介绍】

（一）一般资料

患者，男，44岁。

主诉：左侧肩部疼痛2年，加重2月。

现病史：2年余前无明显诱因出现左侧肩部困疼，范围为左侧颈部、肩部、上臂部，程度较轻，无肢体活动异常等，休息后减轻。近2月来自觉症状较前加重，范围同前，疼痛性质表现为过电样疼痛，咳嗽可加重，休息不能缓解，无肢体活动障碍等。后至 ×× 医院行颈椎 MRI 示：C_5 ~ C_7 椎管内占位性病变，神经鞘瘤？脊膜瘤？今为进一步治疗遂至我院，门诊以"椎管内占位性病变"为初步诊断收入我科。发病以来，神志清，精神欠佳，睡眠差，大小便正常，体重无明显减轻。

（二）病史

既往史：无传染病病史，无传染病接触史，无手术外伤史，无输血史，无食物、药物过敏史，预防接种史不详。

个人史：生于原籍，生活规律，无吸烟史；有饮酒史，每周饮酒5次左右，每次饮酒500 mL；无毒物、粉尘及放射性物质接触史；无冶游史。已婚，结婚年龄24岁，配偶健康，育有1子2女，孩子健康状况良好。无遗传病，无传染病，无近亲结婚。

父母健在，2 姐健在。

（三）医护过程

体格检查：T 36.5℃，P 70 次 / 分，R 20 次 / 分，BP 139/82 mmHg。神志清，精神可，查体配合，言语流利，双侧瞳孔等大等圆，双侧瞳孔直径约 3 mm，对光反射灵敏，双眼活动自如，鼻唇对称，伸舌居中，咽反射正常，四肢肌张力正常，四肢肌力 5 级。腱反射无亢进，深、浅感觉及共济运动检查无异常。颈软，克氏征阴性，布鲁津斯基征阴性，双侧 Hoffman 征阴性，双侧巴宾斯基征阴性。入院后完善相关检查，排除手术禁忌证后请 ×× 医院医师于 2024 年 2 月 24 日在全身麻醉下行"椎管内病损切除术"，手术顺利。术后给予止痛、止血、抗感染、营养神经等综合治疗，预防肺部感染、下肢深静脉血栓、压力性损伤等并发症。患者症状明显改善，复查肝功能异常，给予保肝药物。现患者神志清，精神可，肢体活动正常，缝线已拆除。术后病理回示：（椎管内占位）符合神经鞘瘤，小灶细胞增生。院外继续应用保肝药物治疗，定期复查肝功能，继续佩戴颈托 3 个月，3 个月后复查颈椎 MRI，注意休息，避免劳累，不适随诊。

【护理】

（一）术前护理

1. 术前护理评估

（1）健康史和相关因素：了解患者的一般情况，如身高、体重、过敏、手术史、家族史、遗传病史和女性患者有无生育史，有无高血压、糖尿病及心脏病等，了解患者用药史及就医经过。

（2）身体状况：了解疼痛的部位、性质、持续时间、诱因，评估四肢肌力、有无感觉障碍及障碍类型，患者有无便秘、大便失禁、尿潴留、排尿困难、小便失禁等。

（3）辅助检查：查看血液检查结果有无异常，查看 CT 和 MRI 结果，了解肿瘤的位置及大小。

（4）心理 – 社会支持状况：患者及家属对疾病的认知、家庭经济状况及心理承受能力。

2. 术前护理措施

（1）心理护理：以理解和宽容的心态与患者交谈，讲解手术的必要性、手术方式、注意事项，增强患者战胜疾病的信心。鼓励患者表达自身感受，评估患者心理问题的来源及程度，教会患者自我放松的方法，鼓励患者家属和朋友给予患者关心，以取得患者的理解和信任。

（2）营养：给予高蛋白、高热量、高维生素、低脂、易消化食物。

（3）病情观察及护理，观察并记录患者病变局部及肢体活动情况。瘫痪患者注意观察皮肤状况并加强基础护理。

（4）术前训练：指导患者进行椎管内肿瘤术前训练，包括咳嗽训练、排尿训练、翻身训练等，见表7-1。

表7-1　椎管内肿瘤术前训练

训练项目	训练方法
咳嗽训练	指导患者取坐位，先进行5～6次深而慢的呼吸，深吸气至膈肌完全下降，屏气3～5秒，身体前倾，从胸部进行2～3次短促有力的咳嗽，咳嗽时收缩腹肌，或用手按压腹上区，帮助痰液咳出，促进排痰。有效咳嗽能增加肺通气量，预防术后坠积性肺炎的发生
排尿训练	让患者放松会阴部及腹部，听流水声或用温热毛巾敷耻区，用温开水清洗会阴部等，多次练习，至能躺在床上自然排尿，防止术后发生尿潴留等
翻身训练（轴线翻身）	让患者平卧，护士A站在患者所需卧位一侧，俯身，左手放于患者颈下，右手放于患者外侧肩部，让患者双手分别放于护士A颈后和一侧腋下；护士B站在患者背后，双手分别托着患者臀部及大腿，两人一起缓慢沿患者脊柱轴线用力，将患者缓缓放于侧卧位，侧身角度＜60°，再帮患者按摩受压处

（5）术前准备。

1）协助完善相关术前检查：心电图、胸部X线检查或CT、血液检查等。

2）必要时遵医嘱行抗生素皮试，准备好术中用药、术中用血等。

3）术前2天用氯己定消毒术区皮肤。椎管内肿瘤术前备皮范围见表7-2。

表7-2　椎管内肿瘤术前备皮范围

手术类型	备皮范围
高位颈段手术	枕骨粗隆至双肩水平的皮肤
胸腰段手术	以病变为中心上下5个椎体的皮肤
腰骶段手术	病变从腰椎以上5个椎体至坐骨结节处

4）术前8～12小时禁食，行快速康复患者术前2小时可饮用术前专用营养粉，之后禁饮。

5）手术前一晚疼痛或入睡困难者，遵医嘱给予止痛药或安眠药。

6）术晨遵医嘱测生命体征，更换清洁病员服，取下身上佩戴的首饰及活动义齿，准备好术中用药、病历、CT 片、MRI 片等并将其带入手术室，填好术前护理评估单，与手术室人员进行患者、药物核对后进入手术室。

3．术前健康教育

以通俗易懂的语言向患者及家属讲解疾病病因、术前有关检查项目和注意事项、麻醉知识、术后并发症的预防等，如神经根痛、运动障碍、感觉障碍、自主神经功能障碍等是此类疾病的主要特征。有的患者会出现疼痛难忍，下肢冰冷，下肢麻木或蚁走感，这些征象都是肿瘤压迫脊神经根所致。术前应做好预防跌倒、压力性损伤、烫伤和其他意外的安全健康教育。

（二）术后护理

1．术后护理评估

（1）评估患者一般情况，包括麻醉方式、手术种类、术中情况、术后生命体征、伤口、引流管类型、其他管道等。

（2）评估患者肢体活动、感觉、肌力与肌张力、大小便情况、生活自理能力、疼痛、跌倒坠床风险、压力性损伤风险、非计划拔管风险等。

2．术后护理措施

（1）按脊柱脊髓疾病的一般护理常规护理。

（2）脊髓各节段观察要点见表 7-3。

表 7-3　脊髓各节段观察要点及处理措施

手术部位	观察要点及处理措施
颈椎手术	麻醉清醒后严密观察四肢感觉、运动、肌力等，并与术前进行对比。术后应特别注意观察呼吸，观察伤口周围有无肿胀，患者有无胸闷气急、呼吸困难，以防因血肿压迫而影响呼吸功能 术后可能出现颈交感神经节受损，患侧瞳孔收缩、上眼睑下垂、眼球内陷、受累侧无汗等
胸椎手术	观察下肢活动情况，术后可能出现腹胀，应摄入顺气食物，避免摄入豆类等产气食物，顺时针按摩腹部，用小茴香热敷，遵医嘱使用促进胃肠蠕动的药物，必要时使用肛门排气、胃肠减压排气
腰骶部手术	观察下肢肌力、肢体活动度及肛周皮肤感觉，如发现感觉障碍平面上升或肢体活动度减退，应考虑脊髓水肿或出血，应立即通知医师，对症处理

3．术后并发症的预防和护理

（1）椎管内血肿：密切观察患者肢体运动、感觉情况，若肢体运动、感觉障碍进行性加重，引流管内持续有新鲜血液流出，应立即通知医师予以处理。

（2）呼吸衰竭：高位颈椎手术患者给予轴线翻身，下床活动时应佩戴颈托。密切观察患者呼吸的频率、幅度、血氧饱和度等，有痰不易排出者，可行雾化吸入。严重呼吸困难者，可行气管切开术或呼吸机辅助呼吸。

（3）肺部感染：保持室内空气清新，定时开窗通风。指导患者做深呼吸及扩胸运动，以利于肺康复，协助患者翻身叩背。

（4）腹胀：密切观察并询问患者有无腹胀，指导患者避免摄入豆类等产气食物，多饮水，摄入蔬菜、水果，保持大便通畅，顺时针按摩腹部，尽早在床上或下床活动。出现腹胀时可用小茴香热敷，遵医嘱使用促进胃肠蠕动的药物，必要时使用肛门排气，胃肠减压排气。

（5）下肢深静脉血栓形成：早期活动，摄入低盐、低脂食物，多摄入蔬菜，多饮水，保持大小便通畅。肢体活动障碍者，早期可使用弹力袜，必要时适当抬高患肢。

（6）废用综合征：早期进行肢体被动运动，根据病情制订合适的肢体功能锻炼计划等。

【小结】

椎管内肿瘤临床特点多样，往往被认为是其他疾病。病情进展缓慢时，患者认为忍一忍就过去了，但手术切除椎管内肿瘤是唯一有效的治疗手段，尤其是髓外硬膜内肿瘤，其属于良性肿瘤，尽早切除，多数患者才能恢复健康。

（李小萌）

案例 7　甲状腺癌的护理

【案例介绍】

（一）一般资料

患者，女，59 岁。

主诉：发现甲状腺肿物 3 年余。

现病史：3 年前，患者检查时发现甲状腺肿物，约"枣样"大小。行甲状腺超声检查（×× 医院 2024 年 11 月 5 日）提示：甲状腺右叶稍低回声结节，TI-RADS 4a 类，建议复查。本院 2024 年 11 月 8 日病理检查报告：（右侧甲状腺）可疑甲状腺乳头状癌，建议进行基因检测或活检以进一步诊断。今患者以"甲状腺肿物"收入甲状腺外科。患者自发病以来，神志清醒，精神尚好，饮食、睡眠、大小便正常，体重无明显变化。

（二）病史

既往史：一般健康状况良好，无传染病病史，无传染病接触史，12 年前在当地行左腿接筋术，无外伤史，无输血史，无药物、食物过敏史，预防接种史不详。

（三）医护过程

体格检查：T 36.0℃，P 80 次/分，R 20 次/分，BP 120/80 mmHg。发育正常，营养中等，正常面容。神志清醒，呼吸平稳，步入病房，查体合作。入院后完善辅助检查及准备，无手术禁忌，于 2024 年 11 月 14 日在全身麻醉下行"经口腔镜下右侧甲状腺癌根治术 + 甲状旁腺自体移植术"。检查结果常规：（右甲状腺及峡部）甲状腺乳头状癌（多灶），直径分别约 9 mm、7 mm、1.2 mm、1.2 mm 和 0.6 mm 不等。2024 年 11 月 20 日病理检查报告：（右侧中央区淋巴结）见乳头状癌转移（1/4），另见胸腺样淋巴组织。现生命体征平稳，一般情况好。刀口愈合良好，无红肿、渗出。心、肺、腹功能正常。生理反射存在，病理反射未引出。嘱患者注意刀口情况，定期换药，半月内低脂、低蛋白饮食，做颈部米字操锻炼，口服优甲乐，2 片，每天 1 次。1 个月后复查甲状腺功能，根据结果调整药量，不适随诊。

【护理】

（一）术前护理

1. 心理护理

加强沟通，采用多元化、个性化的方式告知患者甲状腺癌的有关知识，说明手术的必要性、手术的方法、术后恢复过程及预后情况，消除其顾虑和恐惧；了解其对疾病的感受、认知和对拟行治疗方案的理解，提供心理支持。

2. 饮食指导

给予高热量、高蛋白质和富含维生素的食物，加强营养支持，保证术前营养。禁用对中枢神经有兴奋作用的浓茶、咖啡等刺激性饮料,勿进食富含粗纤维的食物以免增加肠蠕动而导致腹泻。无胃肠动力障碍或肠梗阻的患者术前可缩短禁食、禁饮时间。禁食、禁饮期间,应关注患者的生命体征、血糖等指标,发现异常应及时处理。

3. 术前适应性训练

术前指导患者进行颈部放松运动和头颈过伸位训练,以适应术中体位变化。每天数次,训练时长以患者最大可耐受限度为宜,每次训练完给予颈部按摩以缓解不适。指导患者学会深呼吸、有效咳嗽的方法,以保持呼吸道通畅。

4. 术前准备

为更好地配合手术,建议患者术前停止吸烟、饮酒2周以上。常规情况下,患者只需进行皮肤清洁,对于术区毛发浓密者,可进行相应剪毛或脱毛。必要时,为患者剃除耳后毛发,以便行颈部淋巴结清扫术。经口腔前庭入路腔镜甲状腺手术患者术前须严格进行口腔准备,应使用具有杀菌或抑菌功能的漱口液漱口。术前晚遵医嘱予以镇静安眠类药物,使其身心处于接受手术的最佳状态。

(二)术后护理

1. 体位和引流

术后取平卧位,待全身麻醉清醒且生命体征平稳后逐步取半卧位,以利于呼吸和引流。指导患者在床上变换体位,病情允许时,鼓励患者早期下床活动。伤口处酌情放置引流管,做好固定,并注意观察引流液的颜色、性状和量,保持引流通畅,及时更换伤口处敷料,评估并记录出血情况。病情允许时,尽早拔除引流管。

2. 饮食与营养

(1)原则:术后尽早经口进食,有利于促进身体恢复。甲状腺手术对胃肠道功能影响很小,只是在吞咽时感觉疼痛不适,应鼓励患者少量多餐,加强营养,促进康复。必要时遵医嘱静脉补充营养、水分及电解质。

(2)预防和处理恶心、呕吐:由于甲状腺手术体位特殊,在术中颈部过度后仰,造成脑部血流供应失调,可产生中枢性恶心、呕吐。频繁的术后恶心、呕吐会增加血管压力,引起伤口出血。因此,术后应根据情况使用止吐药物,促进患者术后尽早进食。

(3)进食顺序:术后患者清醒后,若无恶心、呕吐,可给予少量温水或凉水。若无呛咳、误咽等不适,可逐步给予便于吞咽的微温流质饮食,食物过热可引起手术部位血管扩张,加重伤口渗血。再逐步过渡到半流质和软食。

3．保持呼吸道通畅

（1）注意避免因引流管阻塞导致颈部出血形成血肿，压迫气管而引起呼吸不畅。

（2）指导患者进行深呼吸和有效咳嗽，先进行深而慢的腹式呼吸 5～6 次，然后深吸气至膈肌完全下降，屏气 3～5 秒，继而缩唇，缓慢地经口将肺内气体呼出，再深吸一口气屏气 3～5 秒，身体前倾，从胸部进行 2～3 次短促有力的咳嗽，咳嗽的同时收缩腹肌，或用手按压腹上区，帮助痰液咳出。

（3）必要时进行超声雾化吸入，使痰液稀释易于排出。

4．疼痛护理

（1）观察患者疼痛的时间、部位、性质和规律，鼓励患者表达疼痛的感受。

（2）根据评估结果，对患者实施个性化的镇痛方案。

（3）指导患者正确使用非药物镇痛方法，降低机体对疼痛的敏感性，如分散注意力等。

（4）保持室内适宜的温湿度，避免刺激气味引起患者打喷嚏或咳嗽，多饮水，按需雾化吸入，以缓解咽痛、咳嗽症状等。

（5）指导患者咳嗽时用手固定颈部以减少振动导致的伤口处疼痛，因伤口疼痛而不敢或不愿意咳嗽排痰者，遵医嘱适当给予镇痛药物，如非甾体药物，尽量减少阿片类药物的使用。

5．并发症的护理

密切监测呼吸、体温、脉搏和血压的变化，观察患者发音和吞咽情况，及早发现术后并发症，若发现，及时通知医师，并配合抢救。

（1）呼吸困难和窒息：是最危急的并发症，多发生于术后 48 小时内。

1）原因：①出血及血肿压迫气管，多因手术时止血（特别是腺体断面止血）不完善，偶尔为血管结扎线滑脱所引起；②喉头水肿，主要是手术创伤所致，也可因气管插管引起；③气管塌陷，是气管壁长期受肿大的甲状腺压迫，发生软化，切除甲状腺的大部分后软化的气管壁失去支撑的结果；④声带麻痹，由双侧喉返神经损伤导致。

2）表现：患者出现呼吸频率增快，呼吸费力，出现三凹征，甚至窒息死亡。

3）护理：①对于引流通畅、出血速度慢、颈部肿胀较轻且无明显不适者，可暂时给予局部加压等保守治疗，并密切关注患者呼吸情况、颈前区肿胀程度等。对于血肿压迫所致呼吸困难，若出现颈部疼痛、肿胀，甚至颈部皮肤出现瘀斑者，应立即返回手术室，在无菌条件下拆开伤口。如患者呼吸困难严重，已不允许搬动，则应在床边拆开缝线，消除血肿，严密止血，必要时行气管切开。②轻度喉头水肿者无须治疗，中度者应嘱其不说话，可采用皮质激素做雾化吸入，静脉滴注氢化可的松 300 mg/d；

严重者应紧急进行环甲膜穿刺或气管切开。气管软化者一般不宜行气管切开。

（2）喉返神经损伤：发生率约为0.5%。

1）原因：多数系手术直接损伤，如神经被切断、扎住、挤压或牵拉等，少数为术后血肿压迫或瘢痕组织牵拉所致。

2）表现：一侧喉返神经损伤可由健侧向患侧过度内收而代偿，但不能恢复原音色；双侧喉返神经损伤可导致失声或严重的呼吸困难，甚至窒息。

3）护理：①钳夹、牵拉或血肿压迫所致损伤多为暂时性的，在术后2周至2个月内宜进行声音评估，声音异常者宜行喉镜检查，经理疗等及时处理后，一般在3～6个月内可逐渐恢复；②严重呼吸困难时应立即行气管切开。

（3）喉上神经损伤。

1）原因：多在处理甲状腺上极时损伤喉上神经内支（感觉）或外支（运动）所致。

2）表现：若损伤外支，可使环甲肌瘫痪，引起声带松弛、声调降低、无力；损伤内支，则使咽喉黏膜感觉丧失，患者进食特别是进水时，丧失喉部的反射性咳嗽，易引起误咽或呛咳。

3）护理：对于声音嘶哑的患者，视情况可行声音治疗。对于存在误咽或呛咳风险的患者，可进行吞咽功能评估，根据评估结果选择合适性状的食物，并采取合适的吞咽姿势进行吞咽功能训练。一般经康复治疗后可逐渐恢复。

（4）甲状旁腺功能减退。

1）原因：多系手术时甲状旁腺被误切、挫伤或其血液供应受累，导致甲状旁腺功能低下、血钙浓度下降、神经肌肉应激性显著提高，引起手足抽搐。

2）表现：多数患者临床表现不典型，起初仅有面部、唇部或手足部的针刺感、麻木感或强直感，症状轻且短暂，经过2～3周，未损伤的甲状旁腺增生、代偿后症状可消失。严重者可出现面肌和手足伴有疼痛的持续性痉挛，每天多次发作，每次持续10～20分钟或更长，甚至可发生喉和膈肌痉挛，引起窒息而死亡。

3）护理：①预防的关键在于切除甲状腺时注意保留腺体背面的甲状旁腺；②一旦发生应适当限制肉类、乳品和蛋类等食品，因其含磷较高，影响钙的吸收；③症状轻者可口服钙剂或静脉注射钙剂，并同时服用维生素D_2或维生素D_3，5万～10万U/d；严重低血钙、手足抽搐时，立即遵医嘱予以10%葡萄糖酸钙或氯化钙10～20 mL缓慢静脉推注，必要时4～6小时后重复注射。葡萄糖酸钙注射液浓度较高，需稀释后再使用，且应控制速度，不宜过快，否则易发生恶心、呕吐、心律失常甚至心搏骤停。使用时应选择安全的静脉，避免局部渗漏，如出现外渗，应立即停止用药，并进行相应处理，避免局部组织坏死的发生。补钙期间需定期监测血清钙浓度，以调节钙剂的用量。

（5）乳糜漏。

1）原因：乳糜漏是甲状腺癌手术中较少见但严重的并发症之一。多系颈侧区淋巴结清扫术时损伤胸导管、淋巴导管或其分支所致。

2）表现：术后引流管引出粉红色或乳白色液体，进食高脂食物会引起引流量增多，引流液做乳糜试验检查呈阳性反应。乳糜漏可导致低蛋白血症，水、电解质紊乱等，严重者可出现乳糜胸。

3）护理：发生乳糜漏时宜先行局部加压包扎（中央区乳糜漏加压包扎往往无效），并给予持续负压引流、低脂饮食等保守治疗，必要时可禁食，给予静脉营养支持。乳糜漏经保守治疗多能自愈，对于保守治疗无效的乳糜漏可考虑手术治疗。

（6）皮下气肿。

1）原因：腔镜手术中，需要采取 CO_2 灌注建立操作空间以获得满意的手术视野，当充气压力掌握不当时会出现皮下气肿。

2）表现：患者颈胸部会出现肿胀，按压可有握雪感和捻发音，部分患者会出现不同程度的胸闷、呼吸困难和心动过速等。

3）护理：①密切关注患者皮下气肿情况，患者有无呼吸困难等症状；②症状较轻者无须处理，气肿可自行吸收，若出现广泛皮下气肿、严重的呼吸困难等，应立即进行急救，可给予吸氧或建立人工气道等。

（三）健康教育

1. 功能锻炼

卧床期间鼓励患者在床上活动，促进血液循环和伤口愈合。根据患者情况，术后早期逐步开展个体化颈部功能锻炼，以避免伤口愈合过程中纤维组织与周围组织粘连以及组织挛缩，促进颈部功能尽早恢复。颈部淋巴结清扫术者，斜方肌存在不同程度受损，故伤口愈合后还应开始肩关节的功能锻炼，随时注意保持患侧高于健侧，以防肩下垂。功能锻炼应至少持续至出院后 3 个月。

2. 饮食指导

甲状腺癌患者可以正常进食含碘饮食。如果手术后行 ^{131}I 治疗，治疗前需要低碘饮食。

3. 心理调适

不同病理类型的甲状腺癌预后有明显差异，应指导患者调整心态，积极配合后续治疗。预防肿瘤复发。

4．后续治疗

指导甲状腺全/近全切除者遵医嘱坚持服用甲状腺素制剂，定期检测甲状腺功能，预防肿瘤复发。指导患者按时、按量、连续服药，不可随意增减药量，告知患者药物的不良反应及注意事项。术后遵医嘱按时行放射治疗等。

5．定期复诊

教会患者自行检查颈部，若发现结节、肿块等异常，及时就诊。出院后定期复查，检查颈部、肺部及甲状腺功能等。

【小结】

甲状腺癌是最常见的甲状腺恶性肿瘤，占全球癌症发病率的 3.1%，是目前发病人数增长最快的恶性肿瘤之一，女性的发病率是男性的 2～3 倍。除髓样癌外，大多数甲状腺癌起源于滤泡上皮细胞。

（李小萌）

案例 8　甲状腺全部切除术的护理

【案例介绍】

（一）一般资料

患者，女，42 岁。

主诉：发现甲状腺结节 1 周。

现病史：患者 1 周前于社区医院查体时发现甲状腺结节，无颈部异物感，无恶心、呕吐，无头晕、头痛，无乏力、大汗，无胸闷、胸痛，无咳嗽、咳痰，无腹痛、腹胀、腹泻，无黑便。2024 年 11 月 13 日就诊于 ×× 医院，再次复查甲状腺及周围淋巴结超声，结果示：甲状腺右侧叶中上部结节，TI-RADS 5 类；甲状腺左侧叶中上部、左侧叶中部结节，TI-RADS 4a 类；甲状腺左侧叶下极结节，TI-RADS 3 类。未行特殊处理。为行进一步诊疗，就诊于我院并收入科室。患者自此次患病以来，神志清，精神可，饮食、睡眠正常，二便正常，体重较前无明显减轻。

（二）病史

既往史：既往有"高血压"病史1周，平素口服"苯磺酸氨氯地平"，1/2片，血压控制可，否认"糖尿病、肾病、冠心病"等病史。否认"肝炎、结核、伤寒"等传染病及接触史。有"剖宫产"史，具体不详。无输血史，无药物、食物过敏史，预防接种史不详。

个人史：出生于××，长期居住于××；无吸烟史，无饮酒史，无冶游史，无工业毒物、粉尘、放射性物质接触史。适龄结婚，育2女，配偶、2女均体健。父亲已故，母亲有"心脏病"病史，家族中无传染性、遗传性疾病史。

（三）医护过程

体格检查：T 36.6℃，P 76次/分，R 18次/分，BP 135/80 mmHg。发育正常，营养良好，正常面容，自主体位，神志清楚，查体合作。诊断：甲状腺肿物。于2024年11月19日在气管插管全身麻醉下行甲状腺全部切除术（颈部）+双侧中央区淋巴结清扫+双侧喉返神经解剖+喉前组织切除+右下甲状旁腺自体移植术，术后患者恢复良好。病理：（甲状腺左叶及峡部）甲状腺乳头状癌（两灶，直径分别为0.8 cm、0.3 cm），大者侵及被膜；（甲状腺右叶）甲状腺乳头状癌，直径1.5 cm×1 cm，侵及被膜；（左侧中央区淋巴结）查见淋巴结8枚，未查见转移癌（0/8）；（右侧中央区组织及喉前）查见淋巴结7枚，查见转移癌6枚（6/7）。常规换药，敷料干燥并固定好，切口愈合良好，无红肿，无渗出。拔除引流管后嘱患者出院。

【护理】

（一）治疗护理

1. 用药护理

术前常规补液，术后常规给予止血、止吐等药物，以减少出血，缓解麻醉带来的不良反应。

2. 体位及引流护理

术后取平卧位，待血压平稳或全身麻醉清醒后取半卧位，以利于呼吸和引流。指导患者在床上变换体位、咳嗽时可用手固定颈部以减少振动。切口常规放置橡皮片或胶管引流24～48小时，注意观察引流液的量和颜色，保持引流通畅，及时更换切口处敷料，评估并记录出血情况。

3．疼痛护理

按三阶梯止痛原则，遵医嘱使用止痛药物，指导患者家属正确用药并观察疗效及不良反应，针对不良反应及时采取有效的措施。采取转移注意力的方法，如看电视、听音乐等，增加患者对疼痛的耐受力。在医师的指导下进行止痛治疗，不能擅自调整止痛药的剂量。

4．保持呼吸道通畅

注意避免因引流管阻塞导致颈部出血形成血肿压迫气管而引起呼吸不畅。鼓励和协助患者进行深呼吸和有效咳嗽，必要时进行超声雾化吸入，使痰液稀释而易于排出。因切口疼痛而不敢或不愿意咳嗽排痰者，遵医嘱适当给予镇痛药。

（二）观察护理

术后严密观察患者神志和生命体征（体温、脉搏、呼吸、血压），切口有无渗血、渗液，以及引流管的情况，引流液的量及性状。观察患者的声音有无嘶哑，饮水是否呛咳，有无呼吸困难、颈部窒息感，有无手足麻木等情况。

（三）生活护理

1．饮食护理

术后清醒患者，可给予少量温水或凉水。若无呛咳、误咽等不适，可逐步给予便于吞咽的微温流质饮食，以免食物过热引起手术部位血管扩张，加重切口渗血。再逐步过渡到半流质饮食和软食。术后第 2 天正常饮食，避免进食辛辣刺激性食物。

2．皮肤护理

手术当天嘱患者在床上活动，2 小时翻身 1 次，防止压力性损伤的发生，术后第 2 天尽早下床活动。保持切口处敷料清洁干燥，及时换药，防止切口感染。

（四）心理护理

不同病理类型的甲状腺癌的预后有明显差异，应指导患者调整心态，积极配合后续治疗。

（五）健康教育

（1）保持切口清洁。限制患者进行抬头、扭头等容易导致切口裂开的动作。

（2）切口在 2 周内勿沾水，1 个月后门诊复查。

（3）继续每天口服左甲状腺素片（100μg/d），择期行 ^{131}I 治疗。

（4）如果有心慌、无力、声音嘶哑等不适，及时就诊。

【小结】

甲状腺癌虽然发病率高，但致死率很低，且90%的患者为乳头状癌，这种类型的甲状腺癌通过正规治疗后不会影响患者寿命，因此要早发现、早治疗。

（陈 伟）

案例9 腔镜下甲状腺次全切除术的护理

【案例介绍】

（一）一般资料

患者，女，33岁。

主诉：查体发现右侧甲状腺结节1个月余。

现病史：患者自述1个月余前查体发现右侧甲状腺结节。彩超示：甲状腺右侧叶结节，TI-RADS 4a类。2024年9月29日行甲状腺结节细针穿刺示BRAF基因检测突变型。不伴突眼，无触痛、压痛，局部皮肤无红肿热痛，声音无嘶哑，饮水无呛咳，无进食梗阻感，无寒战、高热及低热盗汗，无心慌、胸闷及呼吸困难等。现患者为进一步治疗来我院就诊，门诊以"甲状腺结节（右叶）"收入我科。患者自发病以来，神志清，精神可，饮食、睡眠可，大小便无异常，体重无明显下降。

（二）病史

既往史：身体健康，否认"高血压、糖尿病、肾病、冠心病"等病史，否认"肝炎、结核、伤寒"等传染病及接触史。2013年因"车祸外伤"行"脑出血手术"，无输血史，无过敏史，否认药物、食物过敏史，预防接种史不详。

个人史：出生于××，长期居住于当地，无吸烟史，无饮酒史，无冶游史，无工业毒物、粉尘、放射性物质接触史。25岁结婚，配偶体健，育1子。父亲已逝，母亲健在，家族中无传染性疾病、遗传性疾病病史。

（三）医护过程

体格检查：T 36.3℃，P 75次/分，R 18次/分，BP 107/71 mmHg。发育正常，营养良好，正常面容，自主体位，神志清楚，查体合作。诊断：甲状腺结节（右）。

于 2024 年 10 月 16 日在气管插管全身麻醉下行腔镜下右叶及峡部切除术＋右侧中央组淋巴结清扫术＋右侧喉返神经解剖术＋右下甲状旁腺自体移植术，术后患者恢复良好。病理：（甲状腺右叶及峡部）结合冰冻切片，甲状腺乳头状癌（直径 0.2 cm），未侵及被膜；距癌 0.2 cm 处见甲状旁腺异位，异位灶直径约 0.5 cm；周围查见 1 个淋巴结，未查见转移癌（0/1）；（甲状腺右侧中央区及喉前组织）送检淋巴结 6 个，均未查见转移癌（0/6）；另见少许甲状腺组织呈结节性甲状腺肿。免疫组化：A1 CK19（＋）、Cyclin D1（－）、MC（－）、TPO（＋）、CD56（＋）。常规换药，敷料干燥并固定好，切口愈合良好，无红肿，无渗出。拔除引流管后嘱患者出院。

【护理】

（一）治疗护理

1．用药护理

同案例 8。

2．体位及引流护理

同案例 8。

3．胸部伤口有效包扎

乳晕旁切口处及周围皮肤用弹力绷带加压包扎，使皮瓣紧贴胸壁，防止积液、积气。包扎松紧度以能容纳 1 手指，维持正常血运，且不影响呼吸为宜。包扎期间告知患者不能自行松解绷带，瘙痒时不能将手指伸入敷料下搔抓。若绷带松脱，应及时重新加压包扎。

4．疼痛护理

同案例 8。

5．保持呼吸道通畅

同案例 8。

（二）观察护理

同案例 8。

（三）生活护理

同案例 8。

（四）心理护理

同案例 8。

（五）健康教育

（1）保持切口清洁。限制患者进行抬头、扭头等容易导致切口裂开的动作。

（2）2 周内勿沾水，1 个月后门诊复查。

（3）继续每天口服左甲状腺素片（75μg/d），1 个月后门诊复查甲状腺功能。

（4）如果有心慌、无力、声音嘶哑等不适，及时到门诊复查。

【小结】

腔镜甲状腺切除术创伤小，且颈部没有瘢痕，可以满足爱美人士的需求，是临床上很成熟的手术方式。

（陈 伟）

案例 10 急性胸膜炎合并肺动脉栓塞行下腔静脉滤器植入术的护理

【案例介绍】

（一）一般资料

患者，男，27 岁。

主诉：间断胸痛 1 个月余，发热 4 天。

现病史：患者 1 个月余前无明显诱因出现胸痛伴发热，最高体温 38.4℃，无胸闷、气促、咳痰，无盗汗，无心悸，无头晕、头痛。入院前外院检验指标示（2024 年 11 月 3 日）：C 反应蛋白 10.82 mg/L↑，白细胞 8.29×10^9/L，中性粒细胞 5.29×10^9/L↑，淋巴细胞 1.95×10^9/L；外院胸部 CT 示："左上肺舌段少许炎症，左侧少量胸腔积液"。给予左氧氟沙星 0.5 g 静脉滴注 8 天，症状好转后出院。11 月 26 日复查 CT 示："左侧胸腔积液较前增多伴左下肺膨胀不全"。4 天前再次出现发热，最高 38.4℃，伴胸痛，无胸闷、气促，无盗汗，无心悸，无头晕。为进一步治疗，就诊于我院，12 月 5 日血检验指标示：C 反应蛋白 34.3 mg/L↑，白细胞 9.49×10^9/L，中性粒细胞 6.78×10^9/L↑，淋巴细胞 1.68×10⁹/L，血沉 55 mm/h，降钙素原 < 0.02 ng/mL，白介素 −6 6.6 pg/mL。以"左侧胸膜炎"收入胸外科。

（二）病史

既往史：否认高血压、心脏病、糖尿病、脑血管疾病史，预防接种不详，否认手术、外伤、输血史，否认食物、药物过敏史。

个人史：生于原籍，久住本地，否认吸烟史，否认饮酒史。未婚未育。无疫区接触史。父母、兄弟姐妹体健。家族中无类似疾病发生，否认家族遗传史。

（三）医护过程

体格检查：T 37.1℃，P 92 次 / 分，R 20 次 / 分，BP 122/74 mmHg。发育良好，营养中等，神志清醒，正常面容，查体合作。专科检查未见异常。

1. 胸外科

2024 年 12 月 7 日普食。12 月 7 日至 12 月 12 日头孢曲松 2 g，每天 1 次，静脉滴注。12 月 9 日 09：00 留置左侧胸腔引流管，持续引流胸腔积液。12 月 12 日胸腔积液检验结核、真菌、细菌相关检测阴性，考虑炎性渗出可能性大，控制感染治疗欠佳，拟转科治疗。

2. 感染科

12 月 12 日 16：01 转入感染科进一步治疗。12 月 9 日至 12 月 13 日 16：21 留置引流管持续引流。12 月 12 日至 12 月 14 日莫西沙星 400 mg，每天 1 次，静脉滴注，低脂饮食。12 月 13 日至 12 月 14 日 22：17 氨溴索、乙酰半胱氨酸，每天 1 次，雾化吸入。12 月 14 日 12：00 左右患者用力排便后，出现胸闷、气促，右侧胸部疼痛，P 120 次 / 分，T 38.4℃，R 30 次 / 分，BP 125/68 mmHg，SpO₂ 81%，予完善相关检查。胸部 CTA 示双侧肺动脉干远端、双侧多发叶段肺动脉分支肺栓塞。13：25 至 22：17 注射头孢哌酮巴坦钠 3 g，每 8 小时静脉滴注，依诺肝素 6000Axa IU，每 12 小时 1 次，皮下注射，艾司奥美拉唑 40 mg，每天 1 次，静脉滴注。20：30 急诊在导管室行下腔静脉造影 + 下腔静脉滤器植入 + 肺动脉置管溶栓术。术毕转 ICU。

3. ICU

12 月 14 日 22：23 转 ICU 进一步治疗，监测 CVP、ABP、尿量、心电监护、血氧饱和度，每小时 1 次，监测血糖每 8 小时 1 次。12 月 14 日至 12 月 15 日禁食。12 月 15 日 08：56 莫西沙星 400 mg，每天 1 次，09：01 氨溴索、乙酰半胱氨酸，每天 3 次雾化吸入，14：28 流质饮食。12 月 14 日 22：25 至 12 月 16 日 09：25 高流量氧疗。12 月 16 日 09：26 低流量给氧，每小时 1 次，09：27 艾司奥美拉唑 40 mg 每天 1 次，静脉滴注，11：10 在导管室行肺动脉造影，确定溶栓效果。

【护理】

（一）护理问题

1. 发热

发热与感染导致炎性介质升高有关。

2. 低效性呼吸型态

低效性呼吸型态与肺栓塞导致肺通气、肺换气功能障碍有关。

3. 疼痛

疼痛与肺动脉栓塞、下肢深静脉血栓所致血管堵塞有关。

4. 有出血的风险

有出血的风险与大量持续使用抗凝剂有关。

5. 自理能力下降

自理能力下降与深静脉血栓形成、手术后被迫体位、长期卧床有关。

6. 营养失调：低于机体需要量

营养失调：低于机体需要量与炎性渗出、摄入量不足有关。

（二）护理措施

1. 发热

（1）T < 38.5℃，给予物理降温。

（2）T > 38.5℃，遵医嘱给予双氯芬酸钠塞肛。

（3）动态关注患者生化指标。

（4）遵医嘱及时、正确使用抗生素。

2. 低效性呼吸型态

（1）每班护士应观察胸部引流管及引流液的颜色、性质、量，避免引流管反折、堵塞、脱落。指导患者自我观察，严格交接班。

（2）遵医嘱观察患者的生命体征，准确记录。

（3）遵医嘱及时调整给氧方式，满足患者治疗需要。

（4）动态观察患者血气分析结果。

3. 疼痛

（1）与患者做好沟通，告知患者病情变化，取得患者的配合和同意。鼓励患者树立战胜疾病的信心，保持乐观的态度。

（2）必要时遵医嘱给予镇痛药物。

4．有出血的风险

（1）正确留取血液检验标本，避免引起结果误差。

（2）动态关注患者凝血功能指标变化，及时上报。

（3）遵医嘱正确使用抗凝药物。

（4）评估患者皮肤黏膜，引流液性质，口腔黏膜以及痰液性质，及时发现出血倾向。

（5）嘱患者使用软毛牙刷刷牙。

（6）评估患者是否存在视物模糊、头痛、恶心、呕吐、神志不清等表现，预防发生脑出血。

（7）为患者提供饮食指导，嘱患者进食流质、清淡饮食，禁止食用质地坚硬的食物，以防腹内压增高引起穿刺点出血。

5．自理能力下降

（1）抬高下肢，促进血液回流。

（2）禁止下肢气压治疗，避免栓子脱落。

（3）鼓励患者自主进食，协助患者取舒适体位。

6．营养失调：低于机体需要量

（1）遵医嘱及时给予患者清淡优质蛋白饮食，避免辛辣刺激食物加重感染，同时补充机体抗感染所需能量，可食用鸡蛋、牛奶等优质蛋白食物。

（2）护理措施和治疗集中进行，保证患者充足的睡眠。

【小结】

深静脉血栓是一种静脉回流障碍性疾病，指血液在深静脉内出现不正常凝结表现，如血栓脱落可能增加肺动脉栓塞（PE）的风险，发生后患者生活质量降低，危及生命安全，甚至导致死亡。急性下肢深静脉血栓形成患者行 IVCF 治疗可有效预防 PE 发生。护理要点包括术前准备、术前病情观察、术后穿刺部位护理、输液观察、抗凝用药治疗护理、病情观察、心理护理、健康指导等。护理体会包括合理评估患者病情现状，掌握手术适应证，合理选择适当滤器，灵活选择穿刺部位，减少损伤，准确定位，严密配合医师完成手术操作，术后遵医嘱给予正规抗凝、溶栓、祛聚治疗，观察用药后机体反应，警惕血栓复发风险。

（黄　双）

案例 11　乳腺改良根治术＋背阔肌移植乳房重建术的护理

【案例介绍】

（一）一般资料

患者，女，42 岁。

主诉：发现左乳及左腋窝肿物 1 周。

现病史：患者于 1 周前发现左乳外上象限肿物，约 2 cm×2 cm，左腋窝肿物约 1 cm×1 cm，边界不清，形态不规则，活动度一般，无明显按压痛。双侧乳腺无乳头溢血、溢液，无局部皮肤红肿破溃，无寒战、高热及疼痛。在外院未做特殊诊治，现为求诊治来我院门诊就诊，遂收入院行进一步检查。患者自发病以来，神志清，精神可，饮食、睡眠可，大小便无异常，体重无明显下降。

（二）病史

既往史：20 年前左锁骨骨折手术，恢复可，无其他手术及重大外伤史。无糖尿病、冠心病、原发性高血压病史，无肝炎、结核等传染病及其密切接触史，无药物、食物过敏史，按当地要求进行预防接种。

个人史：生于原籍，无外地久居史，无疫水、疫区长期居住史，生活规律，无烟酒嗜好，无毒物、粉尘及放射性物质接触史，无冶游史，无重大精神创伤史。适龄婚育，育有 2 子，家属体健。父母健在，家族中无类似病史及遗传病史。

（三）医护过程

体格检查：T 36.7 ℃，P 81 次 / 分，R 20 次 / 分，BP 114/86 mmHg。发育正常，营养良好，正常面容，自主体位，神志清楚，查体合作。专科查体：双侧乳房对称，双乳头无内陷，左乳外上象限可触及一约 2 cm×2 cm 肿块，质地硬，边界不清，形态不规则，活动度一般，无明显触压疼痛，局部皮肤无凹陷及橘皮样病变。左腋窝可触及一约 1 cm×1 cm 质硬淋巴结，右腋窝未触及肿大淋巴结。诊断：左乳肿物。

诊疗经过：于 2023 年 9 月 7 日在气管插管全身麻醉下行保留乳头乳晕的乳腺癌改良根治术＋前哨淋巴结切除＋带蒂背阔肌皮瓣反向转移植一期乳房重建术，手术顺利。术后常规病理：（左乳肿块）浸润性导管癌伴浸润性微乳头状癌，前者约 40%，肿瘤为两灶，面积分别为 2 cm×1.6 cm、0.8 cm×0.8 cm，组织学分级Ⅲ级，查见广泛脉管内癌栓，未见明确神经侵犯；（左侧乳头下腺体）送检组织内未查见明确肿瘤，部分导管上皮增生；（前哨淋巴结）送检淋巴结内（2/4 枚）查见转移癌；（左乳皮下腺体）送检皮下腺体残腔内查见广泛脉管内癌栓，底切线（-）；（腋窝淋巴结）送检淋巴结（2/9 枚）查见转移癌；（第三站淋巴结）送检淋巴结（1/3 枚）查见转移癌；（胸肌间淋巴结）送检为纤维结缔脂肪组织未查见癌。免疫组化：A3（小肿物）ER（-）、PR（-）、HER-2（0）、Ki-67（+，约 80%）、EMA（+）；202321908-B2（大肿物）CK5/6（+）、E-Cad（+）、ER（-）、HER-2（0）、Ki-67（+，约 80%）、P120（膜+）、P53（+，突变型）、P63（-）、PR（-）、GATA3（弱+）、EMA（+）、AR（-）、EGFR（部分弱+）、SOX-10（+）、Syn（-）、CgA（-）。患者术后恢复顺利，刀口愈合良好，无明显不良反应，予以出院。

【护理】

（一）治疗护理

1. 用药护理

同案例 8。

2. 体位及引流护理

麻醉清醒后患者取半卧位或健侧卧位，以避免皮瓣受压；避免肩关节大范围活动，并在腰背部用软棉垫覆盖，妥善固定，防止皮瓣移动。

3. 疼痛护理

同案例 8。

4. 保持呼吸道通畅

背阔肌皮瓣转移患者因切取背阔肌肌瓣，常会出现呼吸疼痛，不愿咳嗽，易导致分泌物蓄积和小气道阻塞。此外，背部伤口的存在限制了拍背协助咳痰，胸带的使用限制了患者的呼吸深度，使患者长期处于呼吸紧张状态，容易导致肺部感染。应鼓励患者咳嗽咳痰，嘱患者每天饮水＞2000 mL，保持呼吸道通畅。

（二）观察护理

（1）术后严密观察神志、生命体征（体温、脉搏、呼吸、血压）、皮肤情况。

（2）伤口的观察及护理：密切观察术区与供皮区伤口敷料的渗血情况，胸带予环形包扎，松紧适宜。

（3）皮瓣的观察与护理：术后3天是血管危象的高发期，寒冷刺激容易导致血管痉挛，出现血管危象。皮瓣存活的关键是保温、防压、解痉、预防感染。

1）每小时观察皮瓣血供1次：观察皮瓣的色泽、质地、温度、充盈情况及是否有肿胀等。

若皮瓣颜色青紫、皮瓣温度低于健侧2℃～3℃提示静脉回流受阻；若皮瓣肿胀明显、皮纹消失，甚至出现水泡、质地硬实，提示静脉血栓形成；若皮瓣颜色苍白、皮纹增多、肿胀不明显，组织干瘪无光泽，提示动脉痉挛或栓塞。发现上述情况应立即通知医师，及时予以保暖、止痛，遵医嘱局部减压、按摩或理疗热敷并嘱患者避免局部受压。若皮瓣颜色发黑则提示局部坏死，应及时通知医师，去除坏死皮瓣，局部定期换药；坏死面积大者协助医师择期行植皮手术。

2）皮瓣局部加温：使用60 W灯泡照射，每照射2小时停30分钟，灯泡距离皮瓣1 m左右，以保证温度及安全。

（三）生活护理

1. 饮食护理

全身反应明显者，待反应消失后方可进流食，以后恢复正常饮食，应加强营养的补充，给予高热量、高蛋白、高维生素饮食。

2. 皮肤护理

同案例8。

（四）心理护理

鼓励患者说出对乳腺癌手术切除乳房的心理感受，给予心理支持；让患者相信切除一侧乳房不会影响家务及工作，与常人无异，请其他病友现身说法，促进患者适应。

（五）健康教育

（1）术后3周开始乳房按摩，用指腹从乳房外缘由外向内做环形按摩，每次15～30分钟，每天2次，预防脂肪组织形成硬结，促进局部肌肉功能恢复。

（2）佩戴弹力胸罩，以固定乳房并对乳房进行塑形，避免乳房下垂。

（3）患侧上肢做渐进性负重锻炼，注意关节功能锻炼。

【小结】

乳腺新辅助化疗联合假体植入是一种兼顾肿瘤治疗与生活质量的治疗策略，具有缩小肿瘤、提高手术可行性、恢复乳房外观等多重优点。尤其适合对身心康复有较高需求的患者。

（陈　伟）

案例 12　保留乳头乳晕的乳腺癌改良根治术＋一期假体乳房重建术的护理

【案例介绍】

（一）一般资料

患者，女，33 岁。

主诉：确诊乳腺癌 1 年余，8 周期 THP 方案解救化疗后。

现病史：患者 1 年余前发现左乳房肿物，彩超检查（2022 年 7 月 4 日）双侧乳腺增生，左侧乳腺结节（BI-RADS 4B 类），后就诊于 ×× 医院，行左乳肿物穿刺活检术。术后病理（7 月 11 日）示：左乳肿物，浸润性导管癌，组织学Ⅲ级；免疫组化：c-erbB-2（3+）、ER（阴性）、PR（阴性）、AR（70% 中强阳性）、CK5/6（−）、E-cad（胞膜 +）、P53（弥漫强 +）、P63（灶 +）、calponin（−）、Ki-67（+，30%）。后患者发现妊娠，在此期间未行特殊治疗，现已完成 8 周期化疗（白蛋白紫杉醇）+ 靶向治疗（赫赛汀 + 帕捷特），过程顺利。患者无不适，现为行手术治疗 + 靶向治疗收入我科。

（二）病史

既往史：既往曾行"胆囊切除术"，无其他重大外伤。无糖尿病、冠心病、原发性高血压病史，无肝炎、结核等传染病及其密切接触史，无药物、食物过敏史，按当地要求进行预防接种。

个人史：生于原籍，无外地久居史，无疫水、疫区长期居住史，生活规律，无烟酒嗜好，无毒物、粉尘及放射性物质接触史，无冶游史，无重大精神创伤史。适龄结婚，育有 1 子，父母、配偶及孩子均体健。家族中无类似病史及遗传病史。

（三）医护过程

体格检查：T 36.3℃，P 77 次 / 分，R 18 次 / 分，BP 115/75 mmHg。发育正常，营

养良好，正常面容，自主体位，神志清楚，查体合作。专科查体：左乳未触及明显肿物，皮肤无红肿破溃，乳头无内陷、无溢液，左腋窝未触及肿大淋巴结；右乳头无溢液，右乳及右腋窝未触及明显肿物。

PET/CT：①左侧乳腺癌临床综合治疗后，左乳腺内下象限腺体增厚及相邻皮肤增厚伴左侧腋窝小淋巴结，FDG 代谢未见明显增高，提示局部肿瘤组织生物学活性受抑。②全身骨多发骨质破坏（以成骨性为主）伴 FDG 代谢不同程度增高，考虑肿瘤多发骨转移，并提示局部肿瘤组织仍具有生物学活性。③右肺上、下叶多发点片状密度增高影伴 FDG 代谢轻度增高，考虑炎性病变；右肺上叶后段小结节灶，请随访观察。④肝内钙化灶，胆囊术后缺如，脊柱轻度退行性改变。⑤脾大伴 FDG 代谢增高、全身骨髓 FDG 代谢增高，考虑反应性改变。⑥脑内形态结构及 FDG 代谢未见明显异常。

诊疗经过：入院后完善相关辅助检查，血常规等未见明显异常，于 2023 年 12 月 3 日行静脉注射曲妥珠单抗（赫赛汀）390 mg+ 帕捷特 420 mg 靶向治疗，过程顺利，患者无不适。后排除手术禁忌于 12 月 5 日在全身麻醉下行保留乳头乳晕的乳腺癌改良根治术（左侧）+ 一期假体乳房重建（左侧），手术顺利。病理：左侧乳腺瘤床，大小 4 cm×1.5 cm，本次送检标本，瘤床及周围组织已全部取材，仅见少许高级别导管原位癌成分伴累及小叶；有新辅助治疗；TRG：MP 分级为 G5（参考《中国乳腺癌新辅助治疗专家共识（2022 年版）》）。间质反应：间质广泛纤维化及玻璃样变性，部分区域可见组织细胞聚集、胆固醇结晶沉积、多灶钙化及多核巨细胞反应。未累及皮肤，无神经及脉管浸润，无浸润肿瘤坏死灶。切线：底切线（－），无多病灶性。另送检组织（左侧乳头乳晕下肿块）结合冰冻切片：送检乳腺组织，局部导管上皮不典型增生，间质纤维化伴变性，局灶泡沫细胞聚集；送检乳腺组织（二次切缘）：个别导管上皮呈不典型增生，间质纤维化伴变性。淋巴结情况：送检左腋窝淋巴结 16 枚，均未查见转移癌（0/16）。免疫组化：A2 CK5/6（＋）、P63（大部分＋）；C14 calponin（灶－）、SMMS-1（灶－）；C7 CK（上皮＋）、CD68（＋）、CK5/6（＋）；C9 CK5/6（部分＋）、P63（部分＋）；F5 CK（－）、CD68（＋）。现患者无明显不良反应，予以出院。

出院诊断：①乳腺恶性肿瘤（左），晚期解救性化疗后，假体植入术后，靶向治疗，抗骨转移治疗；②胆囊术后；③输液港植入术后。

【护理】

（一）治疗护理

1. 用药护理

同案例 8。

2. 体位及引流护理

麻醉清醒后患者取半卧位或健侧卧位，以利呼吸和引流，同时鼓励患者做有效咳嗽、排痰，预防肺炎和肺不张。乳腺癌根治术后，皮瓣下常规放置引流管并接负压引流装置，如负压引流球或负压引流鼓，也可连接墙壁负压装置。负压吸引可及时、有效地吸出残腔内的积液、积血，并使皮肤紧贴胸壁，从而有利于皮瓣愈合。

（1）有效吸引：负压吸引的压力大小要适宜。负压引流球或引流鼓应保持压缩状态。对连接墙壁负压吸引患者，若引流管外形无改变，未闻及负压抽吸声，应观察管道连接是否紧密，压力是否适当。

（2）妥善固定：引流管的长度要适宜，患者卧床时将其固定于床旁，起床时固定于上衣。

（3）保持通畅：定时挤压引流管，避免管道堵塞。防止引流管受压和扭曲。若有局部积液，皮瓣不能紧贴胸壁且有波动感，报告医师并及时处理。

（4）注意观察：包括引流液的颜色、性状和量。术后 1 ~ 2 天，每天引流血性液体 30 ~ 200 mL，以后颜色逐渐变淡、减少。

（5）拔管：若引流液转为淡黄色、连续 3 日每天量少于 15 mL，创面与皮肤紧贴，手指按压伤口周围皮肤无空虚感，即可考虑拔管。若拔管后仍有皮下积液，可在严格消毒后抽液并进行局部加压包扎。

3. 疼痛护理

同案例 8。

4. 患侧上肢肿胀的护理

患侧腋窝淋巴结切除、头静脉被结扎、腋静脉栓塞、局部积液或感染等因素可导致患侧上肢淋巴回流不畅和静脉回流障碍，从而引起患侧上肢肿胀。

（1）避免损伤：勿在患侧上肢测血压、抽血、注射或输液等。避免患肢过度活动、负重和外伤。

（2）抬高患肢：平卧时患肢下方垫枕抬高 10° ~ 15°，肘关节轻度屈曲；半卧位时屈肘 90° 放于胸腹部；下床活动时用吊带托或用健侧手将患肢抬高于胸前，需要他人扶持时只能扶健侧，以防腋窝皮瓣滑动而影响愈合；避免患肢下垂过久。

（3）促进肿胀消退：在专业人员指导下向心性按摩患侧上肢，或进行握拳、屈肘、伸肘和缓慢渐进的举重训练等，促进淋巴回流；做深呼吸运动以改变胸膜腔内压，并引起膈肌和肋间肌的运动，从而持续增加胸腹腔内的淋巴回流；肢体肿胀严重者，用弹力绷带包扎或戴弹力袖以促进淋巴回流；局部感染者，及时应用抗生素治疗。

（二）观察护理

1. 严密观察

严密观察生命体征变化，观察切口敷料渗血、渗液情况，并予以记录。乳腺癌扩大根治术有损伤胸膜的可能，患者若感到胸闷、呼吸困难，应及时报告医师，以便早期发现和协助处理肺部并发症，如气胸等。

2. 有效包扎

手术部位用弹力绷带加压包扎，使皮瓣紧贴胸壁，防止积液积气。包扎松紧度以能容纳1个手指，维持正常血运，且不影响呼吸为宜。包扎期间告知患者不能自行松解绷带，瘙痒时不能将手指伸入敷料下搔抓。若绷带松脱，应及时重新加压包扎。

3. 观察皮瓣血液循环

注意皮瓣颜色及创面愈合情况，正常皮瓣的温度较健侧略低，颜色红润，并与胸壁紧贴；若皮瓣颜色暗红，提示血液循环欠佳，有坏死可能，应报告医师及时处理。

4. 观察患侧上肢远端血液循环

若手指发麻、皮肤发绀、皮温下降、动脉搏动不能扪及，提示腋窝部血管受压，肢端血液循环受损，应及时调整绷带的松紧度。

（三）生活护理

同案例11。

（四）心理护理

同案例11。

（五）健康教育

1. 饮食与活动

加强营养，多食高蛋白、高维生素、高热量、低脂肪的食物，以增强机体抵抗力。近期应避免患侧上肢搬动或提拉过重物品，继续进行功能锻炼。

2. 避免妊娠

术后5年内避孕，防止乳腺癌复发。

3. 坚持治疗

遵医嘱坚持化疗、放疗或内分泌治疗。化疗期间定期检查肝、肾功能，每次化疗前 1 天或当天查血白细胞计数，化疗后 5 ~ 7 天复查，若白细胞计数 < 3.0×10^9/L，需及时就诊。内分泌治疗持续时间长，长期服药可导致胃肠道反应、月经失调、闭经、潮热、阴道干燥、骨质疏松和关节疼痛等不良反应。告诉患者坚持服药的重要性，并积极预防和处理不良反应，以提高患者的服药依从性。放疗、化疗期间因抵抗力低，应少去公共场所，以减少感染机会。放射治疗期间注意保护皮肤，出现放射性皮炎时应及时就诊。

4. 乳房定期检查

定期的乳房自我检查有助于及早发现乳房的病变，因此 20 岁以上的妇女，特别是高危人群应每月进行 1 次乳房自我检查。

【小结】

乳腺切除联合背阔肌乳房重建是一种可靠的自体组织重建方法，具有外观自然、触感真实、并发症少等优点，尤其适合对假体有顾虑或需要术后放疗的患者。尽管手术创伤较大，但其在改善患者身心状态和生活质量方面的优势显著。

（陈　伟）

案例 13　乳腺癌改良根治术 + 前哨淋巴结切除术的护理

【案例介绍】

（一）一般资料

患者，女，42 岁。

主诉：发现左乳腺肿块 2 个月余。

现病史：患者于 2 个月余前查体时发现左侧乳腺肿块，彩超示左侧乳腺结节，BI-RADS 4B 类。双侧乳腺无乳头溢血、溢液，局部皮肤无红肿破溃，无寒战、高热及疼痛。在外院未做特殊诊治，为求诊治来我院就诊。门诊以"乳房肿物（左侧）"收入院。患者自发病以来，神志清，精神可，饮食、睡眠可，大小便无异常，体重无明显下降。

（二）病史

既往史：2020 年于 ×× 医院行右乳肿物切除术，除此次手术外，无重大外伤、手术史，无糖尿病、冠心病、原发性高血压史。无肝炎、结核等传染病及其密切接触史，无酒精过敏史，无药物、食物过敏史，按当地要求进行预防接种。

个人史：生于原籍，无外地久居史，无疫水、疫区长期居住史，生活规律，无烟酒嗜好，无毒物、粉尘及放射性物质接触史，无冶游史，无重大精神创伤史。26 岁结婚，育有 3 子，配偶及孩子均体健。父母健在，家族中无类似疾病史及遗传病史。

（三）医护过程

体格检查：T 36.2℃，P 74 次 / 分，R 17 次 / 分，BP 106/64 mmHg。发育正常，营养良好，正常面容，自主体位，神志清楚，查体合作。专科检查：右乳 9 点位可见一 5 cm 手术瘢痕，双侧乳房对称，左乳头内陷，右乳头正常，右侧乳房未触及明显肿物，左乳 3 ~ 5 点位可触及一硬质肿物，大小约 2 cm×3 cm，无明显触压痛，局部皮肤无凹陷及橘皮样病变，双腋窝未触及肿大淋巴结。

彩超示左侧乳腺结节，BI-RADS 4B 类。于 2024 年 3 月 5 日在气管插管全身麻醉下行乳房象限切除术（左），手术顺利。病理：（左乳肿物）浸润性癌，结合形态及免疫组化，符合大汗腺癌伴周边中级别导管内原位癌，面积 4 cm×2.2 cm。免疫组化：B2 ER（－）、P63（－）、CK5/6（－）、AR（2-3+，＞80%）、GCDFP-15（＋）、GATA3（弱＋）、TRPS-1（弱＋）、P53（突变型）、Ki-67（约 5%）、PR（－）、HER2（0）、CK7（＋）、PAS（灶＋）、calponin（－）。根据术后病理结果，与患者家属沟通，于 3 月 12 日在全身麻醉下行乳腺癌改良根治术（左侧）+ 前哨淋巴结切除术，术后恢复可。术后病理：（左乳肿物）浸润性癌，结合形态及免疫组化，符合大汗腺癌伴周边中级别导管内原位癌，面积 4 cm×2.2 cm。肿物切除术后（左乳腺体）自取残腔周围腺体未见肿瘤残余，皮肤、乳头及基底切缘（－），腋窝查见淋巴结 12 枚，5 枚见转移癌（5/12），送检（胸肌间）淋巴结 3 枚，未见转移癌（0/3），（腋上组）淋巴结 3 枚，1 枚见转移癌（1/3）；冰冻送检（前哨淋巴结 1）：淋巴结 9 枚，6 枚查见转移癌（备注：4 枚为宏转移，1 枚为微转移，1 枚淋巴结被膜中查见脉管内癌栓，为孤立肿瘤细胞，病灶 < 0.2 mm）。免疫组化：A3、A4 CK（＋），F1 CK（－）。患者现无明显不良反应，予以出院。

诊断：①乳腺浸润性癌（左 $cT_2N_2M_0$）；②腋窝淋巴结继发恶性肿瘤（左）；③右乳术后。

【护理】

（一）治疗护理

同案例 12。

（二）观察护理

同案例 12。

（三）生活护理

同案例 11。

（四）心理护理

同案例 11。

【小结】

乳腺切除联合腋窝淋巴结清扫的目的是彻底清除肿瘤及潜在转移灶，降低复发风险，提供准确的病理分期，并指导后续治疗。尽管手术可能带来一定并发症，但其在乳腺癌治疗中的重要性不可替代。

（陈　伟）

案例 14　胃癌的护理 1

【案例介绍】

（一）一般资料

患者，男，38 岁。

主诉：腹上区钝痛，伴腹胀、反酸 2 个月。

现病史：诉腹痛在门诊予对症治疗效果欠佳，症状反复影响日常生活。起病以来，患者精神、睡眠、食欲一般，大小便正常，体重近期无明显减轻。

（二）病史

既往史：否认有"肺结核、伤寒"等传染病病史，否认"原发性高血压、糖尿病、冠心病"等慢性病病史，无外伤史，无输血史，否认食物及药物过敏史，预防接种史不详。

个人史：原籍出生长大，无疫水、疫区接触史，无烟酒等不良嗜好，无冶游史。已婚已育，否认家族成员中有遗传病及传染性疾病等情况。

（三）医护过程

体格检查：T 36.1℃，P 99 次 / 分，R 20 次 / 分，BP 116/81 mmHg。发育正常，营养中等，神志清楚，自动体位，无贫血貌，查体合作。口唇无苍白，全身皮肤黏膜无黄染，无皮疹及出血点，无肝掌、蜘蛛痣，全身表浅淋巴结未扪及肿大。腹软，腹部无压痛，无反跳痛，麦氏点无压痛，墨菲征阴性，肝脾肋下未扪及，肠鸣音正常，约 5 次 / 分。

急查超敏 C 反应蛋白 + 血常规：白细胞计数 9.55×10^9/L ↑，血红蛋白浓度 159 g/L。急查离子 6 项 + 肝功能 8 项 + 胰腺 2 项 + 肾功能 3 项：钾 3.69 mmol/L，天门冬氨酸氨基转移酶 23 U/L，白蛋白 47.7 g/L，总胆红素 17.7 μ mol/L，直接胆红素 6.4 μ mol/L，胰脂肪酶 116 U/L，淀粉酶 70 U/L，丙氨酸氨基转移酶 21 U/L。急凝血五项：凝血酶原时间 12.3 秒，D– 二聚体 0.13 mg/L。完善胃镜检查，结果提示：①胃窦溃疡（A_2 期）并幽门狭窄待病理；②慢性非萎缩性胃炎伴糜烂；③贲门炎；④食管隆起病变：黏膜下隆起；⑤胃潴留。

诊断：①胃低分化腺癌（TNM 分期：$cT_3N_0M_0$，Ⅱ$_a$ 期）；②幽门梗阻；③慢性非萎缩性胃炎伴糜烂；④贲门炎；⑤食管隆起病变；⑥胃潴留。

诊疗经过：予胃肠减压、护胃、补液等治疗；术前 3 天予温生理盐水 400 mL+10% 氯化钠注射液 120 mL 由胃管灌入，完善相关术前准备后，在全身麻醉下行腹腔镜远端胃癌根治术 +D2 淋巴结清扫术 + 腹腔粘连松解术，术中留置吻合口旁引流管及十二指肠残端引流管、胃管、尿管。术后予抗感染、止血、护胃、补液等对症治疗。

【护理】

（一）术前护理

1. 心理护理

缓解焦虑与恐惧：患者对癌症及预后有很大顾虑，常有消极悲观情绪，应鼓励患者表达自身感受，根据患者个体情况提供信息，向患者解释胃癌手术治疗的必要性，帮助患者消除不良心理，增强治疗的信心。此外，还应鼓励家属和朋友给予患者关心和支持，使其能积极配合治疗和护理。

2. 改善营养状况

胃癌伴有梗阻和出血者，术前常由于食欲减退、摄入不足、消耗增加以及恶心、呕吐等导致营养状况欠佳。根据患者的饮食和生活习惯，制定合理食谱。给予高蛋白、高热量、高维生素、低脂肪、易消化和少渣的食物；对不能进食者，应遵医嘱予以静脉输液，补充足够的热量，必要时输血浆或全血，以改善患者的营养状况，提高其对手术的耐受性。

3. 术前洗胃

在胃癌手术前使用高渗盐水洗胃是一种常见的术前准备措施，主要用于以下几个目的。

（1）清理胃内物质：胃癌患者伴有幽门梗阻时，胃内容物在胃内潴留时间较长，未消化的食物可能会引起毒素积累。使用高渗盐水洗胃可以有效清除这些未消化的物质，减少术中的风险。

（2）减轻胃黏膜水肿：高渗盐水的使用可以帮助减轻胃黏膜的水肿，这有助于改善手术的操作条件，使手术过程更加顺利。

（3）降低感染风险：通过清洗胃内残留物，可以减少术后感染的风险，为患者的术后恢复创造更好的条件。

（4）准备工作环境：清洗胃腔可以为手术创造更好的条件，确保手术在无污染、清晰的视野下进行。

（二）术后护理

（1）观察病情：密切观察患者生命体征、神志、尿量、切口渗血、渗液和引流液情况等。

（2）体位：全身麻醉清醒前取去枕平卧位，头偏向一侧。麻醉清醒后若血压稳定则取低半卧位，有利于呼吸和循环，减少切口缝合处张力，减轻疼痛与不适。

（3）禁食：术后早期禁食，胃肠减压，以减少胃内积气、积液，有利于吻合口的愈合。

（4）营养支持。

1）肠外营养支持：因胃肠减压期间引流出大量含有各种电解质，如钾、钠、氯、碳酸盐等的液体的胃肠液，加之患者禁食，易造成水、电解质紊乱、酸碱失衡和营养缺乏。因此，术后需及时通过输液补充患者所需的水、电解质和营养素，必要时输注清蛋白或全血，以改善患者的营养状况，促进切口愈合。详细记录24小时出入液量，为合理输液提供依据。

2）早期肠内营养支持：对术中放置空肠喂养管的胃癌根治术患者，术后早期经喂养管输注肠内营养液，对改善患者的全身营养状况、维护肠道屏障结构和功能、促进肠功能早期恢复、增强机体的免疫功能、促进伤口和肠吻合口的愈合等都有益处。根据患者的个体状况，合理制订营养支持方案。护理时注意：①鼻饲管的护理，妥善固定鼻饲管，防止滑脱、移动、扭曲和受压；保持鼻饲管的通畅，防止营养液沉积堵塞导管，每次输注营养液前后用生理盐水或温开水20～30 mL冲管，输注营养液的过程中每4小时冲管1次。②控制输入营养液的温度、浓度和速度，营养液温度以接近体温为宜，温度偏低会刺激肠道引起肠痉挛，导致腹痛、腹泻；温度过高则可灼伤肠道黏膜，甚至可引起溃疡或出血；营养液浓度过高易诱发倾倒综合征。③观察有无恶心、呕吐、腹痛、腹胀、腹泻和水及电解质紊乱等并发症。

3）饮食护理：肠蠕动恢复后可拔除胃管，逐渐恢复饮食。注意少食产气食物，忌生、冷、硬和刺激性食物。少量多餐，开始时每天5～6餐，以后逐渐减少进餐次数并增加每次进餐量，逐步恢复正常饮食。全胃切除术后，肠管代胃容量较小，开始全流质饮食时宜少量、清淡；每次饮食后需观察患者有无腹部不适。

（三）健康教育

1. 胃癌的预防

积极治疗幽门螺杆菌（Hp）感染和胃癌的癌前疾病，如慢性萎缩性胃炎、胃息肉及胃溃疡等；少食腌制、熏、烤食品，戒烟，戒酒。高危人群定期检查，如大便潜血试验、X线钡餐检查、内镜检查等。

2. 适当活动

参加一定的活动或锻炼，注意劳逸结合，避免过度劳累。

3. 定期复查

胃癌患者须定期门诊随访，检查肝功能、血常规等，注意预防感染。术后3年内每3～6个月复查1次，3～5年每半年复查1次，5年后每年1次。内镜检查每年1次。若有腹部不适、胀满、肝区肿胀、锁骨上淋巴结肿大等表现，应随时复查。

【小结】

针对该患者，术前的营养支持非常重要，合理的补液、纠正体液平衡紊乱，对重度营养不良、低蛋白者，术前静脉补充高蛋白，纠正负氮平衡，提高手术耐受性和康复能力。

（杨思凤）

案例 15　胃癌的护理 2

【案例介绍】

（一）一般资料

患者，女，40岁。

主诉：反酸嗳气2月余。

现病史：自述于2月余前出现反酸、嗳气，伴上腹部隐痛不适，无恶心、呕吐，无畏寒、发热，无咳嗽、咳痰，无胸闷、气促，无尿频、尿急、尿痛。患者到我院就诊，行胃镜检查提示胃窦后壁溃疡，病理提示胃腺癌，以"胃腺癌"收入我科。起病以来，患者精神可，睡眠可，胃纳可，大便、小便正常，近期体重无明显变化。

（二）病史

既往史：否认有"肺结核、伤寒"等传染病病史，否认"原发性高血压、糖尿病、冠心病"等慢性病病史，无外伤史，无输血史，否认食物及药物过敏史，预防接种史不详。

个人史：原籍出生长大，无疫水、疫区接触史，无嗜烟酗酒等不良嗜好，无冶游史。已婚已育，否认家族成员中有遗传病及传染性疾病等情况。

（三）医护过程

体格检查：T 37.1℃，P 97次/分，R 20次/分，BP 108/73 mmHg。发育正常，营养中等，体形中等，神志清楚，步入病房，自主体位，对答切题，查体合作。皮肤黏膜无黄染，无出血点，腹部平坦，未见胃肠型及蠕动波，腹部柔软，无压痛及反跳痛，未扪及包块，肝脏、脾脏肋下未触及，肝、肾区无叩击痛，移动性浊音阴性，肠鸣音4～5次/分。

辅助检查：白细胞计数 4.14×10^9/L，中性粒细胞百分率84.40%↑，血红蛋白浓度107 g/L↓，血小板计数 183×10^9/L；钾3.48 mmol/L↓，白蛋白39.5 g/L↓。腹部

CT：①胃窦处局部窦壁欠光整，请结合临床及胃镜检查；②左肾囊肿；③双肺少量纤维增生灶；④附件、盆腔少量积液。

诊断：胃窦腺癌（$T_2N_xM_0$）。

完善检查给予手术治疗，患者在全身麻醉下行腹腔镜辅助胃癌根治术+D2淋巴结清扫+Roux-en-Y吻合术，术后留置十二指肠残端引流管、吻合口引流管、胃管、尿管各管均固定通畅。予持续心电监护、吸氧，抗感染、护胃、营养支持治疗。

【护理】

（一）治疗护理

1. 疼痛护理

运用数字评分量表准确评估患者疼痛情况，使用镇痛泵期间观察镇痛效果及不良反应，针对不良反应及时采取有效措施；当镇痛泵效果欠佳，疼痛剧烈时，及时报告医师，给予止痛药物，并通过看电视、听音乐等方式，分散其注意力，达到缓解疼痛的目的。

2. 管道护理

（1）胃管：管道以高举平台法给予二次固定，勿折叠、扭曲；每班护士应检查固定胃管胶布处有无受压，避免胃管压迫鼻翼处皮肤，导致医源性损伤；告知患者及家属留置胃管的目的，保持其引流通畅，切勿自行拔除胃管。

（2）十二指肠残端引流管、吻合口引流管：密切观察引流液颜色、性质及量的变化，理顺引流管，以高举平台法给予二次固定，避免受压、牵拉、扭曲；卧床时引流袋低于腋中线，站立时引流袋低于穿刺口平面20～30 cm；定时挤压引流管，保持引流通畅；更换引流袋时注意无菌操作，避免逆行感染。

3. 肺部感染护理

保持呼吸道通畅，鼓励患者做深呼吸运动，多咳嗽排痰，必要时给予雾化吸入。早期下床活动，有助于预防坠积性肺炎。

4. 感染的护理

（1）监测全身性和局部性的感染症状。

（2）监测白细胞计数（WBC）、中性粒细胞、C反应蛋白的结果。

（3）促进足够的营养摄取。

（4）合理使用抗菌药物。

（5）保持切口敷料清洁、干燥，注意观察体温变化，保持床单位整洁，病房定期开窗通风、空气消毒。教导患者和家属如何避免感染。

（6）换药时严格执行无菌操作。

（7）应做好相应的术前指导工作。指导患者进行有效呼吸，掌握深呼吸和咳嗽、咳痰的正确方法和重要意义，鼓励患者多做深呼吸、进行有效咳嗽和咳痰。

（8）保证充足的睡眠，以利于身体恢复。

5. 潜在并发症的护理

胃出血为术后最常见最早出现的并发症，术后胃管不断吸出新鲜血液，24 小时后仍不停止则为术后出血；可通过禁食、维持有效的胃肠减压、严密观察病情、遵医嘱应用止血药物和输新鲜血等方法予以治疗。一旦发生出血，应采取有效的止血措施，若经非手术治疗不能有效止血或出血量大于 500 mL/h 时，应积极完善术前准备。观察患者腹部体征，如有右上腹突发剧痛和局部明显压痛、腹肌紧张等，应警惕十二指肠残端破裂的发生。术前应评估患者机体营养状况，术后及时纠正低蛋白。

吻合口瘘是胃癌术后较严重的并发症，多发生在术后 5 ~ 7 天。由于近年来吻合器的应用和手术技巧的提高，其发生率已有所下降。早期吻合口破裂可有明显的腹膜炎症状和体征，须立即行手术处理；发生较晚者可形成局限性脓肿或向外穿破而发生腹外瘘，应先行禁食、胃肠减压、局部引流、肠外营养和抗感染等综合措施，必要时行手术治疗。

（二）生活护理

禁食期间，使用漱口水清洁口腔，防止口腔异味、真菌感染，清新的口腔，也能使患者身心舒畅；每天擦洗，避开伤口敷料部位；尿道口护理，每天 2 次，预防尿路感染。

（三）心理护理

与患者家属做好沟通，取得家属配合，观察患者心理状态，同时鼓励患者及家属树立战胜疾病的信心，保持乐观态度。

（四）健康宣教

在患者出院前，医护人员应向患者和家属提供详细的健康教育指导，包括饮食安排、心情与生活习惯的调整、劳动与运动的合理安排及定期随访与检查的重要性等。通过健康教育，帮助患者建立良好的生活习惯和自我保健意识，提高生活质量并预防疾病的复发。具体建议如下：

1. 饮食安排

建议患者多食水果、蔬菜等富含纤维的食物，多饮水以保持大便通畅。避免高脂饮食，减少红肉摄入，以降低肠道负担和复发风险。

2. 心情与生活习惯

保持心情舒畅，避免过度焦虑和抑郁。生活要有规律，确保充足睡眠，同时注意保暖，避免受凉感冒。

3. 劳动与运动

术后 1 ~ 3 个月患者应避免参加重体力劳动，以免影响伤口愈合和身体恢复。在康复期间，应注意劳逸结合，适当进行散步、太极拳等轻度运动，以增强体质。

4. 定期随访与检查

建议患者每 3 ~ 6 个月复查 1 次，以便及时发现并处理可能出现的复发或转移。化疗患者应定期检查血常规，以监测化疗药物的不良反应和骨髓抑制情况。

【小结】

早发现、早诊断、早治疗是提高胃癌患者生存率和治愈率的关键，术前患者常有消极悲观情绪，鼓励患者表达自身感受，根据患者情况提供必要信息，帮助其消除不良心理，增强对治疗的信心；术后密切观察生命体征、管道引流、胃癌术后并发症的观察及护理、术后康复锻炼；通过专业的护理，帮助患者快速康复。

（杨思凤）

案例 16　肝移植术后肝动脉栓塞行二次移植的护理

【案例介绍】

（一）一般资料

患者，男，53 岁。

主诉：反复腹胀、乏力、小便黄染 10 月余。

现病史：10 月余前于当地医院检查发现乙肝"大三阳"、肝功能异常、乙肝肝硬化失代偿期，当地医院予保守治疗。于 2021 年 11 月 10 日来我院就诊，以"乙肝、酒精肝硬化失代偿"入住肝移植科；2021 年 11 月 11 日 13∶41 在全身麻醉下行同种异体改良背驮式肝移植术 + 异体供肝修整术 + 体腔血管探查术 + 肝活检 + 腹主动脉 -

肝动脉搭桥 + 腹腔粘连松解术。2021 年 11 月 12 日 01：20 术毕转入 ICU。09：00 行超声造影，提示移植肝肝动脉闭塞，予行急诊介入溶栓术后回病室。11 月 13 日 09：15 行二次肝移植手术，17：51 转入我科。

（二）病史

既往史：平素身体健康状况一般，既往有"慢性胃溃疡"病史，有"慢乙肝"病史 30 余年，但 9 个月前才开始规律地进行抗乙肝病毒治疗。否认其他传染病或慢性病，预防接种不详，无药物或食物过敏史，无手术史，无外伤史，有输血史。

个人史：无居住地地方病情况，否认冶游史，嗜烟，2 包 / 天，约 30 年；嗜酒 300 ～ 350 g/d，约 30 年。9 个月前检查发现乙肝肝硬化失代偿后已戒烟戒酒。

（三）医护过程

体格检查：T 36.7℃，P 88 次 / 分，R 19 次 / 分，BP 151/80 mmHg，SpO$_2$ 100％。

神经系统：麻醉未醒，呼之不应，压眶无反应，GCS E1VTM1，右美托咪定镇静，RASS –4 分，瑞芬太尼镇痛，CPOT 评分 0 分，双侧瞳孔等大等圆，直径 2 mm，对光反射迟钝，肌张力正常，无抽搐，病理反射未引出，生理反射存在。呼吸系统：经口气管插管接呼吸机辅助呼吸，颈软，无抵抗，双肺呼吸音粗，未闻及干湿啰音，肺部少量 B 线。心血管系统：心电监护示窦性心律，律齐，各瓣膜区未闻及明显病理性杂音。超声见心脏收缩功能尚可。急查血气：血钾偏高，5.4 mmol/L。消化系统：留置文氏孔、盆腔、左肝下、右膈下引流管，引出暗红色血性引流液。泌尿系统：无尿。肢体活动及皮肤情况：四肢肌力 0 级，皮肤巩膜黄染，余皮肤完整。

风险评估：基本生活活动能力表显示 D 级，生活需要完全依赖。DVT 评分 5 分，极高危风险。非计划性拔管评分 16 分，中度风险。NRS-2002 评分 3 分，有营养风险。跌倒坠床评分 5 分，高危风险。Braden 11 分，高危风险。心理 – 社会评估：家庭角色缺失，家庭关系和睦，家庭经济条件可支持治疗。

辅助检查。DR：①新见左肺下野少许炎症，左侧少量胸腔积液可能；②双肺纹理增粗。B 超：移植肝内未见明显动脉血流信号，提示移植肝动脉栓塞。血常规：WBC 5.39×10^9/L，RBC 2.92×10^{12}/L ↓，PLT 35×10^9/L ↓，HGB 90 g/L ↓，HCT 26.3％ ↑。凝血：PT 883 秒↑，PT% 22% ↓，APTT 32.8 秒↑，FIB 103 g/L ↓，D– 二聚体＞ 20μg/mL ↑。生化：TBIL 82.9μmol/L ↓，ALT 1339.0 U/L ↑，DBIL 39.4μmol/L ↓，GGT 57.3 U/L，AST 5182.3 U/L ↑，CRP ＜ 5.0 mg/L，肌酐 208.4μmol/L ↑，Pct 21.29 ng/mL，ICT 5 ↑，血氨 100μmol/L。血气：pH 7.45，PaCO$_2$ 43 mmHg，PaO$_2$ 99 mmHg，钾 5.4 mmol/L，钠 155.6 mmol/L ↑。

诊断：①肝移植术后；②乙型肝炎、酒精性肝硬化失代偿期；③肝多发 DN 结节；④脾大；⑤腹水；⑥白细胞减少症；⑦血小板减少症。诊断依据："长期酗酒史，乙肝史 30 余年"，查体可见慢性肝病体征，精神差，面色晦暗，皮肤及巩膜重度黄染，肝掌（阳性），腹部平软，肝脾肋下未及，腹部其他部位有压痛及反跳痛，移动性浊音（+）。

治疗方案：留置经口气管插管持续机械通气，模式为 PRVC，FiO_2 40%，R 19 次 / 分，PEEP 8 cmH_2O（1 cmH_2O=0.74 mmHg），VT 480 mL。用药。护肝：腺苷蛋氨酸、精氨酸谷氨酸、谷胱甘肽。抗感染：哌拉西林钠他唑巴坦钠、替考拉宁、伏立康唑、万古霉素、更昔洛韦、美罗培南、两性霉素 B、舒普深、利奈唑胺。循环支持：去甲肾上腺素、多巴酚丁胺、白蛋白。镇静镇痛：右美托咪定、咪达唑仑、瑞芬太尼。改善凝血功能：纤维蛋白原、血浆、冷沉淀、血小板。改善胃肠功能：双歧杆菌三联活菌片、乳果糖、西甲硅油、开塞露。免疫抑制剂：吗替麦考酚酯胶囊。护胃抑酸：艾司奥美拉唑。抑制腺体分泌：醋酸奥曲肽（生长抑素）。化痰、平喘：氨溴索、吸入用乙酰半胱氨酸溶液。其他支持治疗：免疫球蛋白、胸腺法新。给予呼吸支持和循环支持，见表 7-4、表 7-5。

表 7-4　呼吸支持

	日期	11 月份										
		11	12	13	14	15	16	17	18	19	20	21	22
支持方式		经口气管插管	HFNC	二次移植、经口气管插管									HFNC
呼吸机	通气模式	VCV-		VCV-	VCV-	VCV-	VCV-	VCV-	PCV-	PCV-	PCV-	PCV-	
	潮气量（mL）	400		400	400	400	400	400					
	PC/PS								15	13	13	13	
	呼吸频率（次 / 分）	16		16	18	16	16	16	15	15	15	15	
	氧浓度（%）	40		40	40	40	40	40	40	40	40	40	
HFNC	气流速（L/min）		50										45
	氧浓度（%）		45										40

表 7-5　循环支持

| 支持方式 | 日期 | 11 月份 | | | | | | | | | | | |
		11	12	13	14	15	16	17	18	19	20	21	22
药物	去甲肾上腺素 μg/(kg·min)	0.1	0.3	0.3	0.1	无	无	无	无	无	无	无	无
	多巴酚丁胺 μg/(kg·min)	0.2	0.4	0.4	0.1	无	无	无	无	无	无	无	无

2021 年 11 月 12 日肝移植术后超声造影示肝动脉栓塞，予行急诊介入手术尿激酶溶栓；11 月 13 日行二次肝移植手术，术后超声示肝内血管未见血流异常；11 月 21 日予脱机拔管，高流量呼吸治疗仪辅助通气；11 月 24 日转入肝脏外科继续治疗。

【护理】

（一）护理问题

护理问题见表 7-6、表 7-7。

表 7-6　11 月 12 日第 1 次移植术后

P	S	E
肝移植术后早期并发症：肝动脉闭塞	11 月 12 日腹部肝脏超声造影：肝动脉闭塞	1. 与血管吻合不当，如血管外膜内翻，吻合口扭曲和成角等有关 2. 与肝动脉变异、血管内膜损伤、血管直径过小有关 3. 与急性排斥反应导致肝血流阻力增加有关 4. 与 ABO 血型不合、凝血功能紊乱有关
意识障碍	RASS-4 分，GCS 评分 E1VTM1，瞳孔对光反射消失，血氨 100 μmol/L	1. 与血氨增高导致脑细胞水肿、代谢障碍有关 2. 与镇静镇痛药物使用有关
电解质紊乱、酸碱平衡失调	无尿，血钾 5.4 mmol/L	与疾病所致急性肾功能不全有关
潜在并发症：出血	血小板 44×10⁹/L PT 15.7 秒 APTT 53.7 秒	1. 与肝硬化、肝衰竭引起凝血因子合成障碍有关 2. 与肝硬化脾大引起血小板灭活增加有关

续 表

P	S	E
潜在并发症：DVT	Caprini 评分 5 分，极高危 D- 二聚体 0.64μg/mL	与卧床，下肢回流障碍有关
潜在并发症：感染	VAP、CRBSI、CAUTI	与患者留置多条有创管道有关
潜在并发症：皮肤完整性受损	Braden 评分 11 分，为高度风险	1. 与镇静镇痛卧床，活动减少有关 2. 与留置各类管道、监测导联线等引起器械相关性压力性损伤有关

表 7-7 11 月 13 日二次肝移植术后

P	S	E
清理呼吸道无效	机械通气，分泌物多、无效咳嗽或咳嗽无力	与镇静镇痛药物试验所致呼吸肌力量减弱有关
潜在并发症：肝移植术后早期并发症	感染、排斥反应、原发性肝功能异常、肝内血管出血及栓塞、胆道并发症	与移植术后免疫抑制、术中无肝期及供肝再灌注、激素应用等有关
潜在并发症：皮肤完整性受损、营养失调、DVT	Braden 评分 11 分，为高度风险 Caprini 评分 5 分，极高危 NRS-2002 评分 3 分	1. 与长期卧床，活动减少有关 2. 与留置各类管道、监测导联线等引起器械相关性压力性损伤有关 3. 与术后暂未开始肠内营养，摄入减少有关
潜在并发症：精神错乱、谵妄	镇痛镇静药物的使用	与肝移植术后激素使用、ICU 停留时间延长及与家属长期分离有关

（二）护理计划、护理措施及护理评价

1. 肝移植术后早期并发症：肝动脉栓塞

（1）护理目标：行经皮选择性腹腔动脉造影 + 移植肝动脉造影 + 移植肝动脉溶栓术 + 移植肝动脉置管术回病室后，应用肝素抗凝并及时监测出凝血情况，密切观察患者 T 管引流液情况。

（2）护理措施。

1）观察患者回病室后的引流管内引流液的颜色、性质、量，观察口腔、鼻腔黏膜有无出血，观察全身皮肤有无出血倾向，观察大、小便颜色。

2）动态监测患者的各种凝血指标，动态调整抗凝药物剂量，及时补充所需血制品。

3）关注患者检验指标：APTT 具体数值、其他凝血相关指标数值，如偏差大，及时汇报以调整肝素抗凝的方案。见图 7-1、图 7-2。

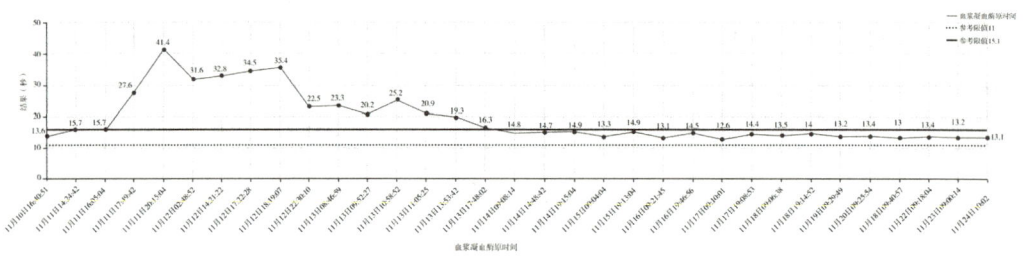

图 7-1　血浆凝血激酶原时间

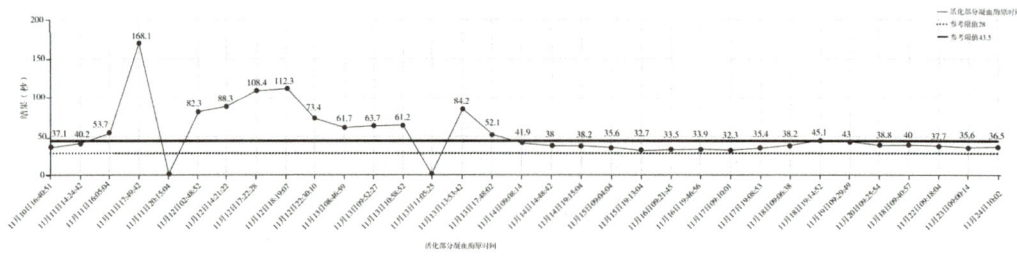

图 7-2　活化部分凝血活酶时间

（3）护理评价：未发生出血。

2．意识障碍

（1）护理目标：及时发现颅脑功能损伤的症状和体征，及时处置。

（2）护理措施。

1）观察神志瞳孔、RASS 评分每 1 小时 1 次。

2）动态监测血氨水平，见图 7-3。

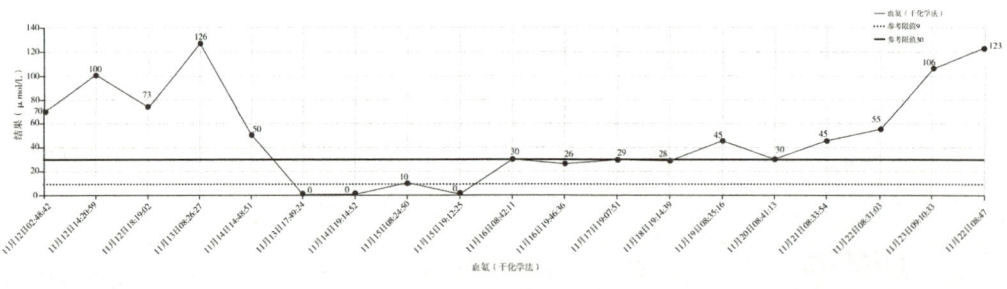

图 7-3　血氨水平

3）遵医嘱给予护肝、降酶等药物，以及完成降氨的措施。

4）镇痛镇静方案：深镇痛、浅镇静，避免由于镇静药物加重意识障碍。

（3）护理评价。

1）瞳孔对光反射依旧迟钝，未见明显改善。

2）血氨水平短期上升，整体呈下降趋势。

3）镇静及疼痛管理达到目标值，但肢体活动能力无明显改善。

3．电解质紊乱及酸碱平衡失调

（1）护理目标：电解质及酸碱相对平衡，肾功能逐渐好转。

（2）护理措施。

1）持续进行连续性肾脏替代治疗（CRRT）。

2）动态监测生化指标、血气分析，见图7-4。

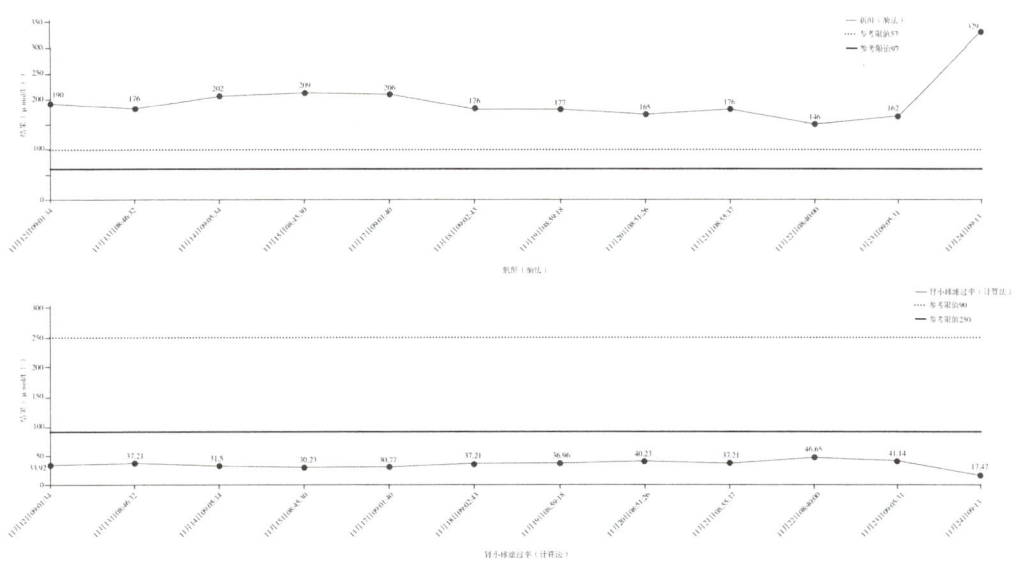

图7-4 生化指标

3）使用输液泵及微量泵严格控制输液速度，CRRT辅助容量管理，根据血压值随时调整每小时液体平衡。

（3）护理评价：患者血钾维持在正常范围，肾功能逐渐好转。

4．潜在并发症：出血

（1）护理目标：及时发现各个器官脏器出血倾向，不发生医源性损伤。

（2）护理措施。

1）观察瞳孔变化、观察胃内容物及排便颜色，关注实验室检查结果，及时发现器官出血。

2）监测血小板、PT、APTT 等凝血功能指标，及时遵医嘱补充血浆、血小板、冷沉淀等凝血因子，见图 7-5。血浆凝血激酶原时间和活化部分凝血活酶时间见图 7-1、图 7-2。

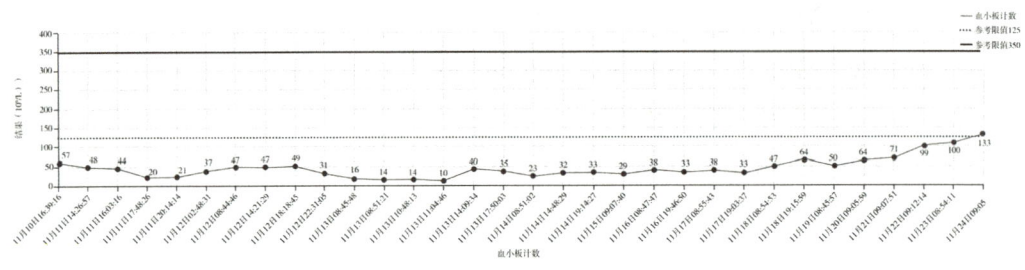

图 7-5　血小板计数

3）吸痰、口腔护理动作轻柔，负压 ≤ 200 kPa，变动体位时注意保护肢体，避免磕碰。

4）采血后延长按压时间，避免股静脉或股动脉采血，以免形成皮下血肿。

（3）护理评价：未发生出血。

5. 潜在并发症：DVT

（1）护理目标：及时发现 DVT 及相关严重并发症。

（2）护理措施。

1）肢体气压治疗 15 分钟，每天 2 次。

2）体位：床尾中部摇高 10° ～ 15°，保持膝关节屈曲。

3）测量双下肢腿围，每天 1 次。

4）监测 D- 二聚体，见图 7-6。

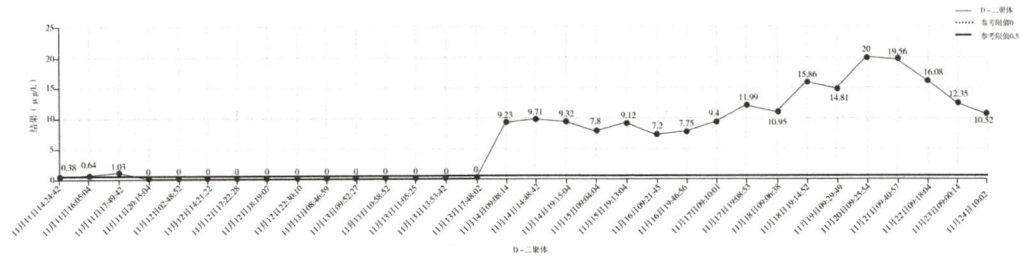

图 7-6　D- 二聚体水平

5）每天检查血管内留置管道的通畅性，定期行 B 超查看是否有血栓生成。

（3）护理评价：未发生深静脉血栓。

6. 潜在并发症：感染

（1）护理目标：不发生新发的肺部感染、血流感染及尿路感染，原有感染得到有效控制。

（2）护理措施。

1）严格落实消毒隔离措施及手卫生，诊疗操作严格落实无菌操作。

2）严格落实呼吸机相关性肺炎（VAP）、血管内导管相关血流感染（CRBSI）、导尿管相关尿路感染（CAUTI）等各项预防的集束化治疗（bundle）。

3）严格按医院消毒隔离规范落实病房仪器、空气、物表的消毒隔离。

4）按时准确执行抗感染治疗。相关检查见图7-7～图7-10。

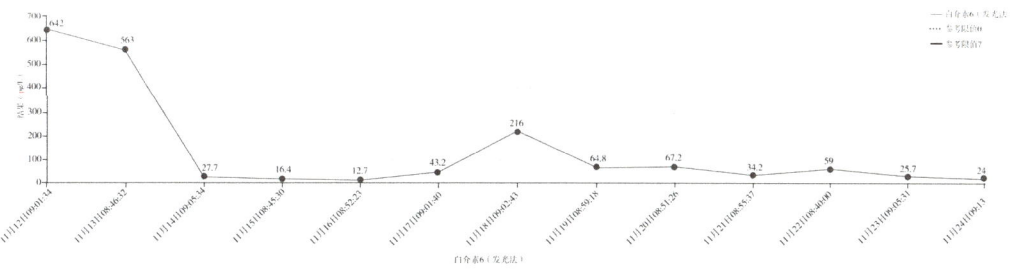

图7-7 白介素-6水平

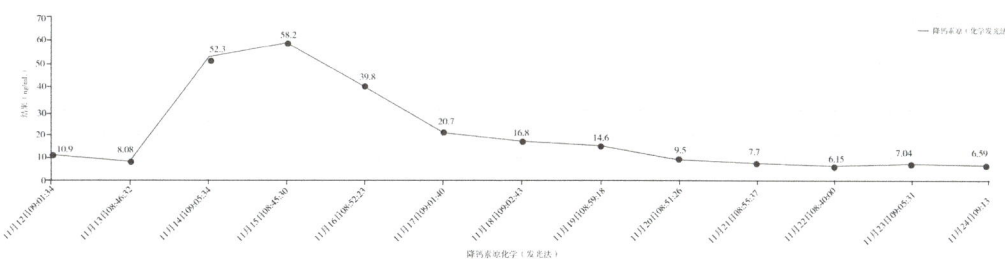

图7-8 降钙素原水平

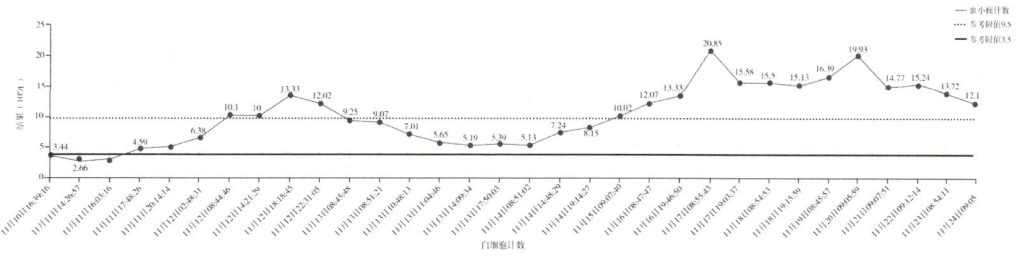

图7-9 白细胞计数

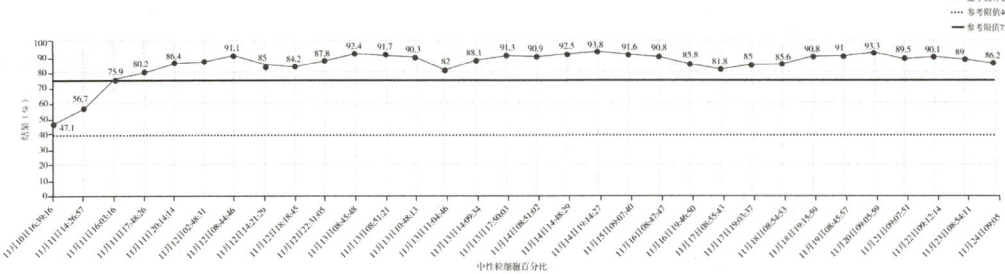

图 7-10　中性粒细胞百分比

（3）护理评价：①患者体温正常；②11月14日胸片较11月10日胸片无明显改变。

7. 潜在并发症：皮肤完整性受损

（1）护理目标：不发生骨突部位压力性损伤、器械相关性压力性损伤及失禁性皮炎。

（2）护理措施。

1）卧气垫床，每2小时翻身1次，骨突部位每8小时使用赛肤润涂抹1次，骶尾部使用泡沫敷料保护。

2）使用高举平台法固定管道，妥善放置各类管道，接触皮肤的粗大管道及管道夹下方使用棉垫保护。

3）及时清理大便，保持清洁。

（3）护理评价：皮肤完好。

8. 潜在并发症：感染、排斥反应、原发性肝功能异常、肝内血管出血及栓塞、胆道并发症

（1）护理目标：预防感染，及时发现移植相关并发症并协助医师及时处理。

（2）护理措施。

1）预防感染：①术后住单间病房，限制人员进入；②物体表面使用500 mg/L含氯消毒湿巾擦拭，每天2次，精密仪器使用消毒湿巾擦拭，每天2次；③使用氯己定进行口腔护理，每天擦浴1次，保持皮肤及各类伤口、穿刺口敷料干洁；④感染指标监测，定期复查CRP、白介素、PCT等感染指标，正确留取各类病原学标本；⑤定时喂服抗排斥药物，监测免疫学指标。

2）术后观察引流液的颜色、性状及量；腹腔伤口渗血情况；意识状态恢复情况；胆红素、转氨酶等肝功能指标，警惕原发性肝功能异常、肝内梗阻、胆漏等早期并发症。

（3）护理评价。

1）感染指标总体呈下降趋势，白细胞、中性粒细胞及体温正常。

2）肝移植术后 PT 恢复正常并维持稳定，监测达标。

3）转氨酶经移植前护肝治疗而迅速下降，肝移植术后保持稳定，谷丙、谷草转氨酶均接近或达到正常水平。

9. 潜在并发症：谵妄、精神错乱

（1）护理目标：未发生谵妄，在发生谵妄或精神错乱时能有效保证安全。

（2）护理措施。

1）RASS 镇静评分表 ≥ –3 分每班护士进行 CAM–ICU 谵妄评估，如发现精神异常，及时通知医师。

2）充分贯彻早期康复理念：充分镇痛，浅镇静方案；通过写字板等方式增进交流，允许患者使用手机通过视频及微信等方式增加与家属的沟通及接触；夜间尽量保证患者睡眠，多途径预防谵妄。

（3）护理评价：入住 ICU 期间未发生谵妄及精神错乱。

10. 清理呼吸道无效

（1）护理目标：使用人工气道期间保持气道通畅，可吸出黄色痰液；拔除人工气道后，患者可自行咳出痰液。

（2）护理措施。

1）保持气道通畅，做好气道湿化、排痰等护理措施。

2）患者清醒后，逐步减轻镇静镇痛，鼓励并协助患者进行被动运动及腹式呼吸锻炼。

（3）护理评价：患者于二次移植术后第九天（11 月 22 日）成功脱机，行高流量辅助呼吸，可耐受。

【小结】

肝移植术后动脉血栓形成是肝移植术后严重的并发症之一，对于肝移植术后并发症的观察、护理尤为重要。细致的术后病情观察、动态监测肝动脉血流状况及 T 管引出胆汁的质量是早期诊断肝动脉栓塞的关键，而及时的诊断及治疗，对提高肝移植的临床效果有重要意义。

超声造影能实时动态显示器官组织的血流灌注状态，能清晰显示微小动静脉的走行及充盈情况，有助于临床无创性早期发现肝移植术后肝动脉栓塞，从而指导临床治疗。尽早地进行超声检查与诊断，对于患者的预后有极为重要的作用。

（黄 双）

案例 17　肝占位性病变的护理

【案例介绍】

（一）一般资料

患者，女，25岁。

主诉：发现肝内等回声结节2周。

现病史：患者2周前体检行彩超发现肝内等回声结节，后患者于2024年11月9日来我院门诊行腹上区增强CT，示：肝右叶S8富血供占位，考虑肝脏局灶性结节增生（FNH）可能；肝S5/6富血供结节，考虑FNH可能，肝血管瘤不除外。无腹胀腹痛、恶心呕吐、发热寒战、腹泻、胸闷心慌等不适。今为进一步治疗来我院就诊，门诊以"肝占位性病变"收入院。自发病以来，患者无腹痛、腹胀、恶心、呕吐等不适，患者精神状态可，体力情况一般，食欲食量一般，睡眠情况良好，体重无明显变化，大小便正常。

（二）病史

既往史：否认有"乙肝、结核"等传染性疾病史，否认"高血压、糖尿病"等病史，无过敏史，否认有重大外伤史，否认手术史，否认有输血史，否认有精神病史，预防接种史不详。

个人史：原籍出生长大，无疫水、疫区接触史，无嗜烟酗酒等不良嗜好，无冶游史。未婚未育，月经初潮年龄13岁，月经周期4天/30天，末次月经2024年10月17日，偶有痛经，无异常阴道分泌物。否认家族成员中有遗传病及传染性疾病等情况。

（三）医护过程

体格检查：T 36.8℃，P 92次/分，R 20次/分，BP 109/72 mmHg。发育正常，营养中等，神志清楚，步入病房，急性痛苦病容，对答切题，查体合作。

2024年11月2日体检彩超：肝内等回声结节。11月9日腹上区增强CT：肝右叶S8富血供占位，考虑FNH可能；肝S5/6富血供结节，考虑FNH可能，肝血管瘤不除外。结合病史、症状及体征，目前诊断：肝占位性病变。入院后继续完善腹上区增强MR，评估手术指征。11月17日查房，神志清楚，腹部平坦，腹部未见胃肠型及蠕动波，全腹无压痛，无反跳痛，未扪及明显包块，肝脏、脾脏肋下未触及，肝、肾区无叩击痛，移动性浊音阴性，肠鸣音 3～4 次/分，未闻及气过水音。11 月 18 日查房，患者未诉腹痛、腹胀、恶心、呕吐等不适。查体：皮肤巩膜未见黄染，腹平软，无压痛，无反跳痛，移动性浊音阴性，肠鸣音活跃。复查血常规、肝肾功能未见异常。前 1 天已完善腹上区增强 MR，待结果回报后制订后续治疗计划，持续观察。上腹增强 MR：考虑肝 S8 富血供良性病变，FNH 可能性大，建议结合临床及随诊复查，肝 S7 小囊肿。目前考虑患者肝占位病变诊断为肝脏局灶性增生的可能性大，大小约 43 mm×37 mm×41 mm，拟进行全科讨论，评估手术指征及手术方案。患者前 1 天月经来潮，待月经结束后择期手术，持续观察。11 月 19 日查房，患者未诉腹痛、腹胀、恶心、呕吐等不适。查体：皮肤巩膜未见黄染，腹平软，无压痛，无反跳痛，移动性浊音阴性，肠鸣音活跃。患者要求出院。

【护理】

（一）治疗护理

1. 用药护理

0.9% 氯化钠 100 mL+ 头孢拉氧 0.25 g（4 支）静脉滴注，予能量、补液等处理。

2. 疼痛护理

患者无疼痛感。

（二）观察护理

严密观察患者神志、生命体征（体温、脉搏、呼吸、血压），以及各种实验室检查结果等。

（三）生活护理

1. 饮食护理

现患者为保守治疗，出院后需要做到营养均衡全面，可以多吃清淡、富含优质蛋白且易消化的低脂食物，如鸡蛋、牛奶等，增强免疫力，避免辛辣刺激的食物，以防加重感染。保持大小便通畅，但同时又要补充机体抗感染所需要的能量。

2. 皮肤护理

保持皮肤清洁。

（四）心理护理

与患者及家属做好沟通，告知家属患者的病情，取得家属的配合。并鼓励家属帮助患者树立战胜疾病的信心，以乐观的态度去照顾患者。

（五）健康教育

嘱咐患者避免着凉，注意多休息。出院后注意营养摄入，定期随访复查。

【小结】

2024 年 11 月 18 日上腹增强 MR：考虑肝 S8 富血供良性病变，FNH 可能性大，建议结合临床及随诊复查。肝 S7 小囊肿。甲胎蛋白 4.55 ng/mL。目前考虑诊断为肝脏局灶性结节性增生，为良性病灶，可定期随访复查。因病灶大小约 43 mm × 37 mm × 41 mm，可选择行手术局部切除。

（唐玉玲）

案例 18　胰腺肿瘤的护理

【案例介绍】

（一）一般资料

患者，男，29 岁。

主诉：左上腹疼痛约 4 天。

现病史：4 天前无明显诱因出现左上腹疼痛，呈阵发性隐痛，进食后明显，无腰部放射痛，可缓解，无恶心、呕吐，无畏寒，发热，无黄疸、腹泻，予休息无好转。昨日来我院门诊就诊，行腹上区 CT 检查示"胰尾部占位"，门诊以"胰腺占位性病变：假性囊肿？"收住院进一步诊治。病程中患者无咳嗽、咳痰，无胸闷、胸痛，无腹泻，无头晕、头痛，无发热，精神可，胃纳、睡眠可，大小便正常，体重无改变。

（二）病史

既往史：自诉 2021 年因"急性胰腺炎、血脂异常"于外院住院治疗，出院后未予检查，未再次发作胰腺炎，未口服降血脂治疗。否认有"肝炎、结核"等传染性疾病史，否认有"高血压、糖尿病、消化性溃疡"等疾病史，否认有药物及食物等过敏史，否认有重大外伤及手术史，否认有输血史，否认有精神病史，预防接种史不详。

个人史：原籍出生长大，无疫水、疫区接触史，无嗜烟酗酒等不良嗜好，无冶游史。未婚未育，家人均体健，否认家族成员中有遗传病及传染性疾病等情况。

（三）医护过程

体格检查：T 36.7℃，P 89 次 / 分，R 21 次 / 分，BP 145/90 mmHg。发育正常，营养中等，神志清楚，表情自如，步行入院，对答切题，查体合作。

2024 年 11 月 20 日腹上区 CT 示（我院门诊）：胰尾部占位，多考虑肿瘤性病变，伴周围淋巴结增大，建议增强 MRI 扫描进一步检查；脂肪肝。11 月 22 日查房，查血常规、肝肾功能、凝血功能、血糖等未见明显异常。根据患者上述情况，目前认为的诊断是：①胰腺占位性病变，胰腺假性囊肿。②脂肪肝。患者胰腺囊肿积液发生于胰腺炎之后，结合 CT 影像学所示，考虑"假性囊肿"可能性大，不完全排除"胰腺真性囊肿"，完善增强磁共振以进一步鉴别。11 月 23 日查房，患者自诉平素进食后感消化不良，今左上腹疼痛不适，胰腺囊肿较大，对周围组织有一定压迫，考虑与该病有关，目前腹痛已缓解；向患者及家属说明病情，进一步完善腹上区增强磁共振，明确诊断。做好术前准备，择期行手术治疗。腹上区增强磁共振 +MRCP 示胰尾部巨大囊性占位（大小约 147 mm×118 mm×153 mm），结合胰腺炎病史，考虑胰腺假性囊肿。腹上区胰源性门静脉高压，患者胰腺假性囊肿较大，有手术适应证。

11 月 24 日查房，指示患者病情稳定，结合病史及辅助检查，目前认为的诊断是：①胰腺假性囊肿；②脂肪肝。由于患者囊肿较大，对周围组织压迫，周围血管扩张明显，出现胰源性门静脉高压情况。胰腺内可见少许无血管异常信号，考虑为坏死组织。可在术中进一步明确诊断，与胰腺囊性瘤或浆液腺瘤鉴别。胰腺假性囊肿超过半年且对周围组织压迫，胰腺组织减少，有手术适应证，经检查等未发现手术禁忌证，患者手术方式可选择腹腔镜手术，必要时中转开腹，减少腹部切口；术中探查胰腺假性囊肿范围，选择最低位内引流；若开腹需手术切口较大，术后恢复相对较慢，向患者及家属说明病情，术前留置胃管及尿管，术前肠道准备，术前 30 分钟使用抗生素预防感染，拟明日送手术室在全身麻醉下行腹腔镜胰腺囊肿内引流术（Roux-en-Y 吻合术），术中注意胰腺假囊肿及周围情况，必要时中转开腹，继续观察，多学科会诊。

11 月 25 日 07：40 术前讨论，在全身麻醉下行腹腔镜胰腺假性囊肿内引流术。

11 月 26 日查房，患者术后第 1 天，诉腹部切口稍疼痛，无腹痛、腹胀，无发热，精神、睡眠可，大便未解。监测生命体征平稳，查体：T 36.7℃，P 62 次 / 分，R 20

次 / 分，BP 114/65 mmHg，SpO₂ 99%。皮肤巩膜无黄染，右颈内静脉置管固定通畅，腹稍饱满，腹部切口敷料固定干洁，左上腹胰肠吻合口引流管引流淡黄色液约 15 mL，盆腔引流管引流淡黄色液约 30 mL，腹部稍压痛，腹肌软，肠鸣音活跃。导尿管引流淡黄色尿液约 1400 mL。副主任医师查房，指示患者术后病情稳定，今予停心电监测及拔除尿管，加予中药热罨包（盐 + 吴茱萸）治疗，继续予预防感染、护胃、营养支持、补液等治疗。

11 月 27 日查房，患者术后第 2 天，诉腹部切口稍疼痛，较前减轻，无腹痛、腹胀，无发热，精神、睡眠可，大便未解，小便正常，查体：T 36.8℃，皮肤巩膜无黄染，右颈内静脉置管固定通畅，腹稍饱满，腹部切口敷料固定干洁，左上腹胰肠吻合口引流管引流淡红色液约 10 mL，盆腔引流管引流淡红色液约 275 mL，腹部稍压痛，腹肌软，肠鸣音活跃。

11 月 28 日查房，患者术后第 3 天，诉腹部切口稍疼痛，较前明显减轻，无腹痛、腹胀，无发热，一般情况可，查体：T 36.5℃，皮肤巩膜无黄染，右颈内静脉置管固定通畅，腹稍饱满，腹部切口敷料固定干洁，左上腹胰肠吻合口引流管未见明显引流液，盆腔引流管引流淡红色液约 90 mL，切口对合对线好，局部无红肿、渗液，腹部轻压痛，腹肌软，肠鸣音活跃。今予流质饮食，停止抗生素治疗，继续予护胃、营养支持、补液等治疗，复查血液指标。

11 月 30 日查房，患者术后第 5 天，诉腹部切口稍疼痛，较前明显减轻，无腹痛、腹胀，无发热，一般情况可。查体：T 36.8℃，皮肤巩膜无黄染，右颈内静脉置管固定通畅，腹稍饱满，腹部切口敷料固定干洁，稍压痛，较前减轻，左上腹胰肠吻合口引流管引流淡红色液约 15 mL，盆腔引流管引流淡红色液约 100 mL；稍压痛，较前减轻，腹肌软，无压痛，肠鸣音活跃。复查血常规 + 超敏 CRP：白细胞计数 7.26 × 10⁹/L，中性粒细胞百分率 61.70%，淋巴细胞百分率 24.90%，红细胞计数 4.65 × 10¹²/L，血红蛋白浓度 132 g/L，红细胞比积 37.3% ↓，血小板计数 188 × 10⁹/L，超敏 C 反应蛋白 25.14 mg/L ↑；肝功能 8 项 + 离子 6 项：钾 4.07 mmol/L，钠 138 mmol/L，氯 103 mmol/L，丙氨酸氨基转移酶 37 U/L，天门冬氨酸氨基转移酶 24 U/L，碱性磷酸酶 80 U/L，总胆红素 17.8 μmol/L，直接胆红素 7.2 μmol/L，总蛋白 69.95 g/L，白蛋白 37.29 g/L ↓，降钙素原 0.110 ng/mL ↑。患者术后病情稳定，吻合口处引流液不多，今予拔除引流管。

12 月 1 日查房，患者术后第 6 天，诉腹部切口稍疼痛，较前明显减轻，无腹痛、腹胀，无发热，一般情况可。查体：T 36.5℃，皮肤巩膜无黄染，右颈内静脉置管固定通畅，腹稍饱满，腹部切口敷料固定干洁，盆腔引流管引流淡红色液约 75 mL，切口对合对线好，局部无红肿、渗液，稍压痛，较前明显减轻；腹肌软，无压痛，无反跳痛，肠鸣音活跃。今予少量半流质饮食，注意进食后有无吻合口痿，继续予营养支持、补液等治疗，注意盆腔引流管引流情况。

12月2日查房，患者术后第7天，诉腹部切口稍疼痛，较前明显减轻，无腹痛、腹胀、腹泻，无发热，一般情况可。查体：T 36.6℃，皮肤巩膜无黄染，右颈内静脉置管固定通畅，腹稍饱满，腹部切口敷料固定干洁，盆腔引流管引流淡红色液约55 mL，切口对合对线好，局部无红肿、渗液，稍压痛，较前明显减轻；腹肌软，无压痛，无反跳痛，肠鸣音活跃。今予拔除盆腔引流管，复查腹上区增强CT，了解胰腺假性囊肿术后情况，继续予营养支持、补液等治疗。

12月3日查房，患者未诉腹部切口疼痛，无腹痛、腹胀、腹泻，无发热，一般情况可。查体：T 36.6℃，皮肤巩膜无黄染，右颈内静脉置管固定通畅，腹稍饱满，腹部切口敷料固定干洁，稍压痛，较前明显减轻，腹肌软，无压痛，无反跳痛，肠鸣音活跃，今予停输液治疗，予拔除右颈内静脉置管，尖端送细菌培养。

12月4日查房，患者未诉腹部切口疼痛，无腹痛、腹胀、腹泻，无发热，一般情况可。查体：T 36.8℃，皮肤巩膜无黄染，腹稍饱满，腹部切口敷料固定干洁，切口对合对线好，局部无红肿、渗液，无明显压痛；腹肌软，无压痛，无反跳痛，肠鸣音活跃。复查腹上区增强CT示"胰腺假性囊肿并Roux-en-Y"术后，对比2024年11月20日CT，胰体尾部囊性包块较前缩小，呈术后改变，病灶边缘乳头状突起轻中度强化，需随诊复查。腹上区胰源性门静脉高压，较前相仿。副主任医师查房，指示患者术后病情稳定，复查CT示胰腺假性囊肿较前缩小，周围张力明显减轻，今可办理出院。出院后注意休息，全休1周；进食易消化低脂饮食，保持大小便通畅；1个月后门诊复诊；若有不适，及时就医。

【护理】

（一）治疗护理

1. 用药护理

0.9% 氯化钠 100 mL+ 奥美拉唑 40 mg 静脉滴注，0.9% 氯化钠 100 mL+ 头孢拉氧 1 g 静脉滴注，卡文营养液、补液等处理。

2. 疼痛护理

同案例 8。

3. 肺部感染护理

保持呼吸道通畅，采取有利于呼吸的体位，鼓励患者多咳嗽排痰，必要时给予雾化吸入。做好痰液的细菌培养。嘱患者保持良好的心情，保持大便通畅。

（二）观察护理

严密观察患者神志、生命体征（体温、脉搏、呼吸、血压），以及各种炎性指标的情况；观察引流管是否固定通畅，引流液的颜色、性质、量的变化。

（三）生活护理

1. 饮食护理

恢复期间需要做到营养均衡全面，可以多吃清淡、富含优质蛋白、易消化、低脂的食物，如鸡蛋、牛奶等，增强免疫力，避免辛辣刺激的食物，以防加重感染，保持大小便通畅，但同时又要补充机体抗感染所需要的能量以帮助恢复。

2. 皮肤护理

胰腺肿瘤术后切口会出现红肿和疼痛，要做好切口局部的护理，保持周围皮肤的清洁，嘱患者及家属勿用手触摸，防止再次感染。

（四）心理护理

与家属做好沟通，告知家属患者的病情变化，取得家属的配合和同意。并鼓励家属协助患者树立战胜疾病的信心，保持乐观的态度去照顾患者。

（五）健康教育

嘱患者避免着凉，注意多休息。出院后注意保持创面的清洁干燥，切不可用手挤压或者搔抓。1个月后门诊复查，在此期间如有任何不适，来院随诊。

【小结】

腹痛呈阵发性，进食后明显，无伴腰部放射痛，无伴呕吐，无发热。经过手术治疗，患者未诉腹部切口疼痛，无腹痛、腹胀、腹泻，无发热，一般情况可。查体：T 36.8℃，皮肤巩膜无黄染，腹稍饱满，腹部切口敷料固定干洁，切口对合对线好，局部无红肿、渗液，无明显压痛，腹肌软，无压痛，无反跳痛，肠鸣音活跃。

（唐玉玲）

案例 19　胰腺肿物的护理

【案例介绍】

（一）一般资料

患者，男，38 岁。

主诉：发现胰腺肿物 5 天。

现病史：患者 5 天前因高血压行增强 CT，结果提示胰腺尾部囊性灶，考虑假性囊肿或囊腺瘤（29 mm×15 mm），无腹痛腹胀、恶心呕吐等不适。今来我院门诊就诊，急诊以"胰腺肿物，假性囊肿？"收住院进一步治疗。患者发病以来，精神差、胃纳差、睡眠欠佳，大小便正常，近期体重无锐减。

（二）病史

既往史：糖尿病病史，目前规律口服盐酸二甲双胍片，0.25 g，每天 3 次；达格列净片（安达唐），10 mg，每天 1 次；盐酸西替利嗪片，10 mg，每天 1 次。原发性高血压史，目前规律口服苯磺酸氨氯地平片，5 mg，每天 1 次，氯沙坦钾片，0.1 g，每天 1 次。否认有"乙肝、结核"等传染性疾病史；20 年前"左下颌外伤"行清创缝合，否认有其他重大外伤史；否认有输血史；否认有精神病史；预防接种史不详。有虾过敏史，有皮疹表现。

个人史：原籍出生长大，无疫水、疫区接触史，无嗜烟酗酒等不良嗜好，无冶游史。已婚已育，育有 1 子 1 女，子女体健。否认家族成员中有遗传病及传染性疾病等情况。

（三）医护过程

体格检查：T 36.3℃，P 76 次/分，R 20 次/分，BP 112/68 mmHg。发育正常，营养中等，神志清楚，步入病房，急性痛苦病容，对答切题，查体合作。

2024 年 8 月 13 日 ××医院双肾增强 CT：胰腺尾部囊性灶，考虑假性囊肿或囊腺瘤（29 mm×15 mm）。8 月 19 日查房，患者因发现胰腺肿物 5 天入院，入院后完善全腹增强 CT，提示胰腺尾部囊性灶，考虑良性病灶，假性囊肿或囊腺瘤可能，左肾多发小囊肿。

8 月 20 日查房，一般情况良好，精神可，睡眠可，饮食可，大小便无异常，查体同前。查腹上区增强 MR：胰腺尾部囊性病变（约 17 mm×21 mm×22 mm），考虑胰腺囊性肿瘤，需与假性囊肿及胰腺旁囊性病变相鉴别，左肾多发小囊肿。结合患者病史、症状、体征及相关影像学检查结果，患者"胰尾部占位"诊断明确，需与假性囊肿及胰腺旁囊性病变相鉴别，肿物不排除为恶性肿瘤，手术指征明确，现已完善各项检查，未见绝对手术禁忌证，心肺肝肾功能可，家属及患者强烈要求手术。拟 2024 年 8 月 22 日行腹腔镜下胰尾肿物切除术，备胰尾部切除。

8 月 21 日查房，患者一般情况良好，精神可，睡眠可，饮食可，大小便无异常，查体同前。患者目前"胰尾部占位"诊断明确，经医疗组及科室讨论，具备手术指征，拟明日手术治疗，完善术前准备、术前讨论。

8 月 23 日查房，患者术后第 1 天，患者诉切口疼痛，腹痛明显减轻，无腹胀，无发热，无恶心、呕吐，咽部不适，无胸闷、胸痛，无心悸，无头晕等，精神好转，大便未解，肛门未排气。查体：T 37.0℃，神清，心肺无特殊，引流管引流通畅，胰腺创面上缘引流管引流出引流液约 10 mL，胰腺创面下缘引流管引流出引流液约 10 mL，腹部切口敷料干洁，腹肌软，全腹无明显压痛及反跳痛，肠鸣音减弱。四肢肌力、肌张力正常。导尿管引流淡黄色尿液。今日可进食适量全流食，继续给予抗感染、制酸护胃、维持电解质平衡等治疗。

8 月 24 日查房，患者术后第 2 天，患者诉切口疼痛，腹痛明显减轻，无腹胀，无发热，无恶心、呕吐，咽部不适，无胸闷、胸痛，无心悸，无头晕等，精神好转，大便未解，肛门已排气。查体：T 37.0℃，神清，心肺无特殊，引流管引流通畅，胰腺创面上缘引流管引流出引流液约 25 mL，胰腺创面下缘引流管引流出引流液约 40 mL，腹部切口敷料干洁，腹肌软，全腹无明显压痛及反跳痛，肠鸣音减弱。四肢肌力、肌张力正常。术后病情稳定，心电监护已停，继续给予全流食、抗感染、制酸护胃、维持电解质平衡等治疗。

8 月 25 日查房，患者术后第 3 天，患者诉切口疼痛，腹痛明显减轻，无腹胀，无发热，无恶心、呕吐，咽部不适，无胸闷、胸痛，无心悸，无头晕等，精神好转，大便未解，肛门已排气。查体：T 36.6℃，神清，心肺无特殊，引流管引流通畅，胰腺创面上缘引流管引流出引流液约 5 mL，胰腺创面下缘引流管引流出引流液约 15 mL，腹部切口敷料干洁，腹肌软，全腹无明显压痛及反跳痛，肠鸣音减弱。四肢肌力、肌张力正常。继续抗感染、制酸护胃、维持电解质平衡等治疗。今日查引流液淀粉酶，复查血常规，警惕术后胰瘘等并发症发生，嘱咐患者积极下床活动，预防肺炎及血栓发生。

8 月 28 日查房，术后第 6 天，今日查房，患者一般情况良好，精神可，睡眠可，饮食可，大小便无异常。查体：神志清楚，腹软，全腹部除切口外无压痛，无反跳痛，切口敷料干洁，未见明显渗出。双下肢无水肿。肠鸣音可闻及，约 4 次 / 分。24 小时胰腺创面下缘引流管引流出淡黄色腹腔引流液 15 mL。复查引流液淀粉酶 52 U/L，血清脂肪酶 188 U/L，血清淀粉酶 88 U/L。术后恢复顺利，目前生命体征平稳，昨日已拔除胰腺创面上缘引流管，引流液无特殊，腹部未见特殊阳性体征，进食后无特殊不适。今日复查腹部 CT，若无异常，可考虑拔除胰腺创面下缘引流管。继续观察患者病情变化及腹部体征。

8 月 31 日查房，术后第 9 天，患者诉右小腿轻微疼痛，无明显腹痛腹胀，无黄疸，无心慌气促，无咳嗽咳痰，无呕血及黑便，大小便正常。查体：神志清楚，全身皮肤无黄染，无皮疹及出血点，双肺呼吸音清，未闻及干湿啰音及胸膜摩擦音。心率 75 次 / 分，节律整齐，心音有力，腹平软，全腹有轻压痛，无反跳痛，肠鸣音正常，患者病情稳定，昨日已拔除胰腺创面下缘引流管，引流液无特殊，拔管后可见切口混浊引流液渗出，予换药 1 次。患者右小腿疼痛，行下肢血管彩超检查：①右侧小腿中段偏内后侧胫后静脉血栓形成；②左侧小腿中段腓肠肌静脉血栓形成；③余双侧下肢深浅静脉血管结构及血流未见异常。拟行血管外科会诊，余继续予对症治疗，动态复查血常规，请心胸血管外科会诊后建议开始予利伐沙班抗凝治疗。现患者病情稳定，请示上级医师，予办理出院。嘱患者注意休息，全休 1 周；保持切口敷料干洁。

【护理】

（一）治疗护理

1. 用药护理

0.9% 氯化钠 100 mL+ 头孢替安 1 g 静脉滴注，抗感染，制酸护胃，维持电解质平衡等处理。

2. 防 VTE 护理

术后 VTE 评分 3 分，中危，嘱患者及家属自备弹力袜、多翻身及活动下肢、尽早下床活动，预防深静脉血栓。

3. 疼痛护理

同案例 8。

4. 肺部感染护理

保持呼吸道通畅，采取有利于呼吸的体位，鼓励患者多咳嗽排痰，必要时给予雾化吸入。做好痰液的细菌培养。嘱患者保持良好的心情，保持大便通畅。

（二）观察护理

同案例 18。

（三）生活护理

同案例 18。

（四）心理护理

同案例 18。

（五）健康教育

同案例 18。

【小结】

针对胰腺肿瘤术后，建议 1 周后在肝胆胃肠外科门诊复诊；针对糖尿病、尿葡萄糖 3+，建议在内分泌门诊就诊；针对血压，建议在心血管内科门诊就诊。注意饮食，保持大便通畅。不适随诊。

（唐玉玲）

案例 20　肠癌的护理

【案例介绍】

（一）一般资料

患者，女，34 岁。

主诉：上腹痛 12 天，加重 1 天。

现病史：上腹呈持续性胀痛，无腰背部放射痛，无恶心、呕吐，无腹泻，无畏寒、发热，无尿频、尿痛，无黑便等，行 CT 考虑肠梗阻并腹膜炎（梗阻点多位于横结肠与升结肠交汇处）。患者发病以来，精神差、胃纳差、睡眠欠佳，大小便正常，近期体重无锐减。

（二）病史

既往史：2013 年剖宫产史。2014 年有右侧附件囊肿手术史。2014 年因甲状腺功能亢进行双侧甲状腺全切术，术后规律口服优甲乐、骨化三醇及钙片。否认有"乙肝、结核"等传染性疾病史，否认"高血压""糖尿病"等病史，无过敏史，否认有重大外伤史，否认有输血史，否认有精神病史，预防接种史不详。

个人史：出生并生长于原籍，无疫水接触史，无放射线及化学毒物接触史，平素生活起居规律，能胜任本职工作，居住条件可，无酗酒、吸毒等不良嗜好。已婚已育，否认家族成员中有遗传病及传染性疾病等情况。

（三）医护过程

体格检查：T 36.3℃，P 76 次/分，R 20 次/分，BP 112/68 mmHg。发育正常，营养中等，神志清楚，步入病房，急性痛苦病容，对答切题，查体合作。可见腹部平坦，腹部未见胃肠型及蠕动波，全腹轻压痛，无肌紧张、反跳痛，未扪及明显包块，肝脏、脾脏肋下未触及，肝、肾区无叩击痛，移动性浊音阴性，肠鸣音 3～4 次/分，未闻及气过水音，结肠充气征（−），闭孔内肌征（−），腰大肌征（−）。

入院急查超敏 CRP+ 急查血常规：白细胞计数 12.40×10⁹/L ↑，中性粒细胞百分率 88.50% ↑，淋巴细胞百分率 6.90% ↓，嗜酸粒细胞百分率 0.20% ↓，中性粒细胞绝对值 10.98×10⁹/L ↑，淋巴细胞绝对值 0.85×10⁹/L ↓，红细胞计数 5.31×10¹²/L ↑，平均红细胞体积 80.4 fL ↓，平均血红蛋白浓度 300 g/L ↓，平均血红蛋白含量 24.1 pg ↓，RBC 分布宽度 CV16.80% ↑。急凝血五项：D− 二聚体 2.24 mg/L ↑。离子 6 项 + 肝功能 8 项 + 肾功能 3 项 + 随机血糖：氯 98.3 mmol/L ↓，钙 2.04 mmol/L ↓，肌酐 45.5 μmol/L ↓，尿酸 353.1 μmol/L ↑，磷 2.14 mmol/L ↑。感染 8 项（化学发光法）：乙肝核心抗体 33.30 S/CO ↑。糖类抗原（CA19–9）+ 糖类抗原（CA72–4）+CEA：CA19–9 157.88 U/mL ↑。

诊疗经过：予胃肠减压、灌肠治疗后腹胀未见明显好转，完善上下腹增强 CT，阅片见横结肠肿物，其内可见强化。结合病史和症状体征，目前诊断：①横结肠肿物（癌？）；②急性肠梗阻。具备手术指征，完善相关血常规、凝血功能、血型、肝肾功能、感染 8 项、甲状腺功能 5 项、心电图检查，急诊行剖腹探查术：扩大的右半结肠癌根治术（回肠横结肠Ⅰ期吻合）+ 肠减压术 + 腹腔粘连松解术 + 横结肠息肉切除术。术前留置胃管，术中留置腹腔引流管、尿管均固定通畅，遵医嘱予心电监护、吸氧、抗感染、肠外营养等支持治疗。

【护理】

（一）护理问题

（1）焦虑：与对癌症、手术的恐惧有关。

（2）疼痛：与手术创伤、留置多条引流管有关。

（3）体液不足的危险：与禁食、恶性肿瘤所致消耗增加有关。

（4）活动无耐力：与手术创伤、留置多条引流管有关。

（5）管道脱落、堵塞的风险。

（6）潜在并发症：感染、出血、吻合口瘘等。

（二）护理目标

（1）患者紧张焦虑情绪缓解，配合治疗和护理。

（2）术后镇痛效果良好，疼痛得以缓解。

（3）患者内环境平衡，营养状态良好。

（4）患者自我管理能力提高。

（5）患者各引流管固定良好且引流通畅。

（6）术后未发生相关并发症或发生后及时得到治疗处理。

（三）术后护理措施

（1）心理护理：解释手术的必要性、手术方式、治疗过程。结合个体情况进行针对性心理护理，邀请家属参与沟通，给患者提供必要的家庭支持。

（2）观察术后使用镇痛泵的效果，使用腹带固定腹部，防止管道牵拉引起疼痛；麻醉 6 ～ 8 小时后给予调整低半卧位，减轻腹部张力；定时巡视患者，运用数字评分量表评估患者疼痛情况，根据患者耐受情况，选择镇痛泵剂量或遵医嘱给予其他镇痛治疗。

（3）密切观察患者生命体征变化，如出现血压下降、心率加快、尿量减少等休克表现，立即报告医师，积极予以抗休克治疗；监测实验室检查结果，如电解质、白蛋白、血红蛋白浓度情况，维持水、电解质平衡；禁食期间给予肠外营养支持，合理安排输液顺序，待胃管拔除，胃肠功能恢复后可给予少量流质饮食，同时观察患者有无腹痛、腹胀情况，联合营养专科，根据患者情况计算每天所需热量，给予优质蛋白、高热量、维生素丰富的饮食。

（4）术后当天，协助患者进行床上翻身、活动四肢等动作；术后第 1 天，以半卧位为主，可增加床上活动，如屈膝抬臀、踝泵运动；术后第 2 天，根据体力恢复情况，可在搀扶下在床边坐立，在室内小范围活动；术后第 3 天，根据个人情况，可增加下床活动时间，活动循序渐进，不可过于着急，以免适得其反。

（5）密切观察各引流管引流液颜色、性质及量的变化，理顺引流管，以高举平台法给予二次固定，避免受压、牵拉、扭曲；卧床时引流袋低于腋中线，站立时引流袋低于穿刺口平面 20 ~ 30 cm，定时挤压引流管，保持引流通畅；更换引流袋时注意无菌操作，避免逆行感染。

（6）潜在并发症。

1）感染：观察患者体温情况，同时监测炎症指标，合理使用抗生素。观察切口有无红肿热痛、渗出、皮温增高，给予红外线照射创面每天 2 次，如伤口敷料渗液较多，及时报告医师给予换药。

2）出血：观察引流管引流液颜色、性质及量的变化，如引流管持续引流出鲜红色液体，＞ 100 mL/h，或伤口敷料持续有鲜红色渗液，应警惕出血的发生，立即报告医师，给予止血、补液、输血处理，保守治疗无效者应立即遵医嘱再次手术。

3）吻合口瘘：观察患者腹部症状，如出现突发腹痛加剧，腹膜炎体征，腹腔引流管有粪便样引流液，立即指导患者禁食、胃肠减压、充分引流，抗感染治疗。安慰患者，缓解其紧张情绪。

（四）健康宣教

同案例 15。

【小结】

在结肠癌并发急性肠梗阻的情况中，约 90% 的肠梗阻是由结肠癌引起，左半结肠多见；当回盲瓣功能正常而出现急性梗阻时，即形成闭袢性梗阻，需要紧急处理，在行胃肠减压、纠正水、电解质、酸碱失衡后行手术治疗。右半结肠癌梗阻较适合做一期切除肠吻合术；术后积极与患者及家属沟通术后护理相关知识，关注患者情绪是否出现否认、抑郁、愤怒等情绪，鼓励患者，树立战胜疾病之决心。

（杨思凤）

案例 21　肠癌术后合并造口的护理

【案例介绍】

（一）一般资料

患者，男，42 岁。

主诉：腹痛、腹胀 1 天。

现病史：自诉入院前 1 天因腹胀喝甘露醇后出现全腹部疼痛，呈阵发性胀痛，无转移及放射痛，伴腹胀，无恶心、呕吐、反酸、嗳气、烧心、发热，无排气排便。患者腹痛、腹胀持续无缓解。至我科门诊就诊，现为进一步治疗，门诊以"肠梗阻"收治我科。起病以来，患者未进食，精神、睡眠可，小便正常。

（二）病史

既往史：否认"原发性高血压、糖尿病、冠心病"等慢性病史，否认有"肝炎、肺结核、伤寒"等传染病病史，无外伤史，否认食物药物过敏，预防接种史不详。

个人史：原籍出生长大，无疫水、疫区接触史，有吸烟、饮酒嗜好，无冶游史。已婚已育，否认家族成员中有遗传病及传染性疾病等情况。

（三）医护过程

体格检查：T 36.3℃，P 78 次 / 分，R 20 次 / 分，BP 132/89 mmHg。神志清楚，言语清晰，查体合作。皮肤黏膜无黄染，无皮疹及出血点，无肝掌及蜘蛛痣，巩膜无黄染。双肺呼吸音清，未闻及干湿啰音。心界不大，心率 78 次 / 分，节律整齐，未闻及病理性杂音。腹膨隆，肌张力高，全腹压痛，下腹明显，无反跳痛，墨菲征阴性，麦氏点无压痛，肝脾肋下未扪及，叩诊呈鼓音，肠鸣音正常，未闻及气过水声。

各项检查指标：红细胞计数 6.59×10^{12}/L ↑，血红蛋白浓度 122 g/L ↓；降钙素原 0.652 ng/mL ↑；生化未见异常。全腹平扫 CT：①乙状结肠 – 直肠交界区肿瘤不能排除，建议行 CT/MRI 增强扫描以进一步检查；②低位肠梗阻；③前列腺增生，前列腺钙化灶，考虑良性。诊断：①直肠癌；②直肠梗阻；③局限性腹膜炎；④腹腔粘连。

诊疗经过：患者腹痛剧烈，使用数字评分量表评分为 6 分。入院后予胃肠减压、抗感染、补液等对症治疗。患者经保守治疗，腹痛无明显缓解。进行术前讨论，考虑有肠绞窄可能。梗阻原因考虑为直肠肿瘤梗阻。完善相关术前准备，如交叉备血，血型、凝血功能检查等，急诊行剖腹探查 + 直肠肿瘤根治性切除 + 乙状结肠造瘘 + 腹腔粘连松解术，术中留置盆腔引流管、尿管均固定通畅。左下腹有一乙状结肠造口，肠造口血运良好。术后予抗感染、护胃抑酸、营养支持治疗。

【护理】

（一）治疗护理

1. 术后护理措施

按全身麻醉术后护理常规，去枕平卧位，平卧 6 小时后无恶心呕吐，可垫枕头，抬高床头 20°，予低半卧位；持续心电监护、吸氧，严密观察生命体征变化；予抗感染、护胃、肠外营养支持治疗。术后防脱管、防压力性损伤、防跌倒 / 坠床、防静脉血栓栓塞症（VTE）；观察腹部体征，有无腹痛、腹胀及伤口有无渗血、渗液，若有，应及时报告医师，给予处理。

2. 疼痛护理

运用疼痛数字评分量表评估患者疼痛情况，给予半卧位，减轻腹部张力，使用腹带固定腹部，避免翻身活动时牵拉伤口引起疼痛。当疼痛情况达到 5 ～ 6 分，可遵医嘱给予止痛药镇痛治疗。

3. 管道护理

妥善固定管道，使用高举平台法固定引流管，并保持引流管的外露长度适中，防止日常翻身、坐起而导致引流管脱落或移位；定期挤压引流管，防止受压、扭曲、堵塞，引流袋的位置应低于切口平面，平卧时引流袋低于腋中线，站立行走时，引流袋距离穿刺口 20 ～ 30 cm，以防止逆行感染；更换引流袋时注意无菌操作；观察引流液的颜色、性质及量的变化，如出现引流管引流出大量鲜红色液体，考虑出血情况，应立即报告医师，给予止血等对症处理，必要时复查血红蛋白。

4. 肠造口护理

与患者及家属讲解造口相关知识，了解其功能作用，鼓励患者家属给予必要的社会支持；观察造口黏膜的颜色，正常的肠黏膜颜色应该是红润、富有光泽。如果肠黏膜呈苍白色，提示可能贫血，如呈暗紫色，可能说明存在血液循环障碍。观察造口肠乳头水肿是否消退。手术后造口黏膜会有水肿，早期水肿属于正常现象，通常 6 ～ 8 周会逐渐自然消退。

（1）观察造口周围皮肤：造口周围皮肤应完整无破损，无红肿，没有疼痛或发痒的感觉，也没有潮湿和浸渍的情况。如果出现红痒等现象，应及时处理和预防，以防皮肤红疹、炎症甚至破溃。

（2）观察造口的功能：观察排气情况，手术后随着胃肠道功能的恢复，造口处会有气体排出。为了便于观察胃肠道功能的恢复情况，应使用不带过滤器的造口袋。

（3）观察排泄物的形状和量。不同造口类型的排泄物特性不同，如回肠造口排泄物较稀，量大且持续排出；结肠造口在手术后 48 ~ 72 小时开始恢复功能，初期排泄物较稀，后期逐渐成形。

（4）观察造口底盘和造口袋：造口底盘应定期更换并观察是否有排泄物残留，底盘黏胶是否变白、发泡和溶解。如有这种情况，提示底盘黏胶已失去保护皮肤的功能，可能出现渗漏。造口袋应在排泄物达到 1/3 ~ 1/2 时及时排放或更换，防止渗漏的发生。

（5）正确更换造口袋。

1）准备工作：先排空肠造口袋内容物，准备好更换的造口袋，洗手并戴好手套。

2）撕去原造口袋：找到造口固定盘的反折边，轻轻向造口上方拉起，另一只手同时按压被提起的皮肤以利于造口袋与周围皮肤缓慢分离。

3）清洗造口：用清水蘸湿棉柔巾或使用不含酒精的湿纸巾将肠造口外露黏膜与周围皮肤轻拭干净。

4）选择造口袋：依照造口尺寸选择合适的造口袋，测量造口周径，裁剪造口袋，大小可大于造口周径 2 mm，避免裁剪过小引起肠管血运障碍。将贴合面与造口周围皮肤紧贴，夹闭造口袋开口端。

5）贴袋后处理：贴袋后建议用手覆盖造口袋底部加温或平躺 10 分钟以利于造口袋与皮肤充分贴合。

（二）生活护理

1. 饮食护理

暂给予禁食，做好口腔护理，给予肠外营养支持，待胃管拔除，胃肠功能恢复后可给予少量流质饮食，观察有无腹痛、腹胀情况，进食后适当下床活动；从半流质饮食逐步过渡为普食，加强营养，可进食高热量、高蛋白、富含维生素的食物。

2. 体位与活动

术后当天按全身麻醉术后体位管理，术后第 1 天予低半卧位，在床上活动四肢、翻身、坐立；术后第 2 天予半卧位，可在搀扶下沿床边活动，如床旁坐立，体力尚可的情况下可适当步行；术后第 3 天可逐步增加活动度，根据个人情况，循序渐进。

（三）心理护理

肠造口患者面临的不仅是生理上的改变，更多的是心理上的挑战。心理护理在肠造口患者的康复和日常生活中起着至关重要的作用。以下是一些关于肠造口患者心理护理的建议。

1. 术前心理护理

在手术前期，患者可能会因为对肠造口的不了解而产生恐惧和焦虑。此时，医护人员和家属应提供充分的信息和支持，帮助患者理解手术的必要性和预期效果。可以通过参观病房、观看教育视频等方式，让患者有更直观的了解。

2. 术后恢复期心理护理

手术后，患者首次见到自己的肠造口时，可能会感到害怕和失落。这个阶段，医护人员和家属应持续给予患者关怀和支持，帮助患者逐渐接受自己的身体变化。同时，正确的造口护理和清洁也是减少不适感和并发症的关键。

3. 康复期心理护理

在康复期，患者应逐步恢复日常生活和社交活动。医护人员可以推荐患者加入造口患者的支持小组，通过与其他患者交流分享经验，减少孤独感，增强自信心。此外，适当的体育活动和旅游活动也是帮助患者重拾活力和乐趣的方式。

4. 家庭支持

家庭的理解和支持对肠造口患者的心理护理至关重要。家庭成员应积极参与患者的康复过程，提供情感支持和实际帮助，如协助患者进行造口护理等。

5. 定期心理评估

医护人员应定期对患者进行心理评估，及时发现和干预可能的心理问题，如抑郁、焦虑等。必要时，可以建议患者进行专业的心理咨询。

（四）健康教育

（1）直肠癌出院后饮食宣教：饮食要规律，食物易消化，营养要丰富，避免暴饮暴食、辛辣刺激、易产气的食物，忌烟酒。

（2）避免剧烈运动，如打篮球、快跑等，避免提重物，以免导致造瘘口旁疝，可进行慢走、打太极等。

（3）穿衣宽松，避免过紧压迫造口，影响血运，避免腰带勒住造口。

【小结】

结肠癌术后造口的护理往往是患者出院后的一大难点，面对排便方式的改变、自我形象的紊乱、害怕周围朋友歧视的心理，如何能回归正常生活尤为重要；术前心理建设，术后耐心护理，鼓励患者说出对造口的感觉和接受程度，采取针对性的教育措施，让患者能正视并接受造口的存在，鼓励家属参与护理，给予社会支持。

（杨思凤）

案例 22　肝癌介入治疗的护理

【案例介绍】

（一）一般资料

患者，男，64岁。

主诉：右上腹不适。

现病史：行增强CT提示肝巨块性占位，直径约10 cm，考虑原发性肝癌可能。发病以来，患者无体重减轻，无发热、乏力、纳差等，大小便无明显改变。

（二）病史

既往史："丙肝"多年，否认有"结核"等其他传染性疾病史，有高血压、糖尿病史，自服药物控制可，否认有药物及食物等过敏史；否认有重大外伤；否认有输血史；否认有精神病史；预防接种史不详。

个人史：原籍出生长大，无疫水、疫区接触史，无嗜烟酗酒等不良嗜好，无冶游史。已婚已育，否认家族成员中有遗传病及传染性疾病等情况。

（三）医护过程

体格检查：T 36.5℃，P 90次/分，R 20次/分，BP 130/84 mmHg。查体合作，营养中等，巩膜无明显黄染，心肺未见异常，腹部平坦，未见胃肠型及蠕动波，腹肌软，无压痛，反跳痛。肝脏、脾脏肋下未触及，肝区叩痛，双肾区无叩击痛，移动性浊音阴性，肠鸣音活跃，每分钟4~5次，墨菲征（−）。

血常规：白细胞计数 $5.17×10^9$/L，中性粒细胞百分率60.80%，淋巴细胞百分率25.90%，血红蛋白浓度154 g/L。肝功能8项＋空腹血糖＋肾功能5项＋离子6项：丙氨酸氨基转移酶103 U/L↑，天门冬氨酸氨基转移酶62 U/L↑，碱性磷酸酶97 U/L，总胆红素 $25.8\,\mu$mol/L，直接胆红素 $9.2\,\mu$mol/L↑，总蛋白72.22 g/L，白蛋白35.54 g/L↓，血肌酐 57.7μmol/L，尿酸 422.16μmol/L↑，葡萄糖（空腹）5.6 mmol/L。N- 端脑利钠肽前体＜ 20.0 pg/mL。心肌 4 项：肌酸激酶 14 U/L，α- 羟丁酸脱氢酶 133 U/L。患者巨块型肿瘤，合并肝硬化，可先行 TACE 治疗。完善检查后在局部麻醉下行肝动脉造影术 + 灌注栓塞化疗术（c-TACE）。术后予护肝、护胃止吐、补液等治疗。

【护理】

（一）治疗护理

1. 病情观察

术后密切监测患者生命体征，肝肾功能监测也至关重要，需观察患者精神状态、神志、黄疸、腹水进展等情况，以便及时发现并处理肝性脑病等潜在问题。通过全面的病情监测，确保患者得到有效的治疗，促进康复。

2. 穿刺部位的护理

该手术由股动脉穿刺，通过导丝插入肝动脉将药物直接灌注入肝癌部位，使肿瘤血供减少，达到抑制肿瘤细胞生长的目的，故介入术后应对股动脉进行加压包扎。穿刺部位如果护理不当，可能导致局部出血或血肿。患者术后 6 小时患肢制动，卧床休息 24 小时，同时密切观察患侧肢体末梢血液循环情况，如皮肤温度、颜色，足背动脉搏动情况。

3. 疼痛的护理

术后疼痛多与肝脏缺血病变刺激及肿瘤坏死有关，护理人员应准确评估疼痛，采用多模式镇痛方式缓解疼痛，如遵医嘱使用氟比洛芬酯、肌内注射曲马多等。嘱患者通过看电视、听音乐、家人陪伴聊天等方式转移注意力，同时鼓励患者自我控制疼痛，以提升舒适度。

4. 恶心、呕吐的护理

恶心、呕吐常与化疗药物刺激肝脏和胃黏膜有关。术前预防性给予止吐药物；术后若发生恶心、呕吐，应及时报告医师，遵医嘱使用甲氧氯普胺或静脉滴注托烷司琼 + 葡萄糖注射液，同时注意防止呕吐物导致呛咳或窒息。密切观察呕吐物情况，以便及时发现消化道出血。另外鼓励患者多饮水，进食营养丰富、易消化、清淡食物，以维持水、电解质平衡。

5. 发热的护理

发热是介入治疗后常见症状，应密切监测患者体温变化，体温低于 38℃时，嘱患者多休息、饮水；超过 38℃时，可用温毛巾擦拭颈部、腋下、腹股沟等部位，进行物理降温。降温后密切观察患者体温、脉搏、呼吸，如有异常，及时处理。患者退热后出汗较多，应及时擦干并更换衣物。嘱其卧床休息，并保证充足的水分摄入。

（二）饮食指导

充足的营养摄入是保证患者术后尽快恢复的重要前提。介入治疗后因化疗药物的影响，患者往往会出现食欲缺乏的情况，因此，做好患者的饮食宣教尤为重要。术后以蛋白质、营养丰富、热量充足且清淡易消化饮食为主，同时要注意多饮水，每天饮水量需达 1500 ~ 2000 L，以减轻药物对患者肾脏的损害。根据患者个人喜好、病情制定个性化的食谱，以方便患者更合理地进行饮食。

（三）心理护理

肝癌患者的恐惧、焦虑等情绪及介入治疗后的不良反应等，均可能影响其心理状态。面对患者的各种情绪，积极实施心理护理，以亲切语言沟通、轻柔操作、尊重隐私，耐心解答疑惑，减轻患者紧张情绪；加强与家属的沟通，共同帮助患者减轻心理负担，提供社会支持。对情绪异常者及时疏导，帮助其树立战胜疾病的信心。

【小结】

肝动脉栓塞化疗后多数患者可出现发热、肝区疼痛、恶心、呕吐、心悸、白细胞计数下降等表现，称栓塞后综合征。术后对症处理，当白细胞低于 $4×10^9$/L 时，应及时给予升白细胞药物治疗，并注意单间隔离、佩戴口罩、保暖，避免感冒；治疗后患者应大量饮水，减轻化疗药物对肾的不良反应，观察排尿情况。

（杨思凤）

案例 23　横结肠癌的护理

【案例介绍】

（一）一般资料

患者，女，85 岁。

主诉：头晕 3 天。

现病史：头晕症状间断发作。入院查体：闭目难立征可疑阳性。结合患者症状、体征，定位于前庭－小脑及其联络纤维，考虑后循环缺血可能性大。入院后辅助检查，肠镜：横结肠处有肿物，占据全肠腔。病理：腺癌。胃肠道 CT 增强：横结肠肠壁增厚伴强化，周围多发肿大淋巴结，考虑肿瘤性病变。心脏彩超及心电图、肺功能等基本正常，输血后血红蛋白 117 g/L，无恶心、呕吐，无畏寒、发热，无黄疸，偶有黑便，以"横结肠癌"收住院进一步诊治。病程中患者无咳嗽、咳痰，无胸闷、胸痛，无腹泻，有头晕、头痛，无发热，精神一般，胃纳、睡眠一般，小便正常，体重减轻。自诉反复头晕，入住神经内科多次。

（二）病史

既往史：自诉多次头晕、头痛，在神经内科住院；否认有"肝炎、结核"等传染性疾病史，有原发性高血压史，否认"糖尿病、消化性溃疡"等疾病史；否认有药物及食物等过敏史；否认有重大外伤及手术史；有输血史；否认有精神病史；预防接种史不详。

个人史：原籍出生长大，无疫水、疫区接触史，无嗜烟酗酒等不良嗜好，无冶游史。已婚已育，家人均体健。否认家族成员中有遗传性疾病及传染性疾病等情况。

（三）医护过程

体格检查：T 36.2℃，P 62 次／分，R 18 次／分，BP 127/60 mmHg。发育正常，营养一般，神志清楚，表情自如，家属陪同患者坐轮椅入院，对答切题，查体合作。

于 11 月 27 日在全身麻醉下行结肠癌根治术。11 月 30 日查房，患者精神一般，对答切题，自诉腹部伤口疼痛，未排气，无发热、头痛，无胸闷、气促等不适，小便正常。查体：T 36.8℃，P 82 次／分，R 21 次／分，BP 129/75 mmHg。心肺未见异常，腹平软，切口对合好，无红肿渗液，造口红润位置固定。胃管引流出草绿色胃液 50 mL，双侧引流管共引流出淡血性渗液 70 mL。尿管通畅，尿液呈淡黄色，予定期翻身。继续予抗感染、补液及肠外营养支持治疗，并防治水、电解质紊乱。注意患者呼吸情况，预防血栓，嘱下肢定时活动。

12 月 1 日查房，患者一般情况改善，无发热，无恶心，无呕吐，小便量正常，肛门已排气。胃管已拔出，双侧腹腔引流管引流出淡血性渗液 130 mL，其中右侧引流管引出约 10 mL。查体：生命体征平稳，心肺未听及异常，腹平软，肠鸣音稍弱，切口敷料干洁。主治医师查房指示今日继续给予预防感染治疗及补液营养支持。血常规：白细胞计数 9.61×10^9/L ↑，血红蛋白浓度 102 g/L ↓。

12 月 4 日查房，患者一般情况可，无发热，无恶心、呕吐，已排便，进食流质饮食后无不适，仍诉轻度腹痛不适，生命体征平稳，心肺未听及异常，腹平软，右侧引流管已拔出，盆腔引流管引出 10 mL 淡红液。切口敷料干结。有便意无排便，予增加进食量，拔除尿管，鼓励患者坐起，减少补液量，复查肝功能和血常规等。

12 月 7 日查房，患者一般情况可，无发热，进食少量半流质饮食，已排便，血压控制可，生命体征平稳，心肺未听及异常，腹平软，盆腔引流管已拔出，切口敷料干结。血常规：白细胞计数 10.73×10^9/L ↑，中性粒细胞百分率 65.30%，红细胞计数 4.17×10^{12}/L，血红蛋白浓度 106 g/L ↓。肝功能 8 项 + 空腹血糖 + 肾功能 5 项 + 离子 6 项：总胆红素 13.3 μmol/L，直接胆红素 6 μmol/L，总蛋白 67.35 g/L，白蛋白 36.45 g/L ↓。D- 二聚体 9.62 mg/L ↑。主治医师查房指示予适当增加进食，减少补液。患者 D- 二聚体升高，需预防血栓形成，鼓励患者下床活动。

12 月 10 日查房，患者一般情况可，无特殊不适，胃纳逐渐改善，大小便正常，生命体征平稳，切口愈合好。血常规：白细胞计数 11.83×10^9/L ↑，中性粒细胞百分率 73.90%，淋巴细胞百分率 15.40% ↓，红细胞计数 4.17×10^{12}/L，血红蛋白浓度 105 g/L ↓。肝功能 8 项 + 空腹血糖 + 肾功能 5 项 + 离子 6 项：总胆红素 11.4 μmol/L，直接胆红素 4.9 μmol/L，总蛋白 72.58 g/L，白蛋白 40.04 g/L，球蛋白 32.5 g/L，肌酐 35.2 μmol/L ↓，尿酸 207.24 μmol/L，葡萄糖（空腹）5.34 mmol/L。病理提示横结肠腺癌，侵犯全层肠壁，肠旁可见癌结节。患者目前诊断为横结肠癌 $pT_{4a}N_0M_{1c}$，分期非常晚，术后需继续化疗，拟请肿瘤内科会诊，协助制订下一步治疗方案。

【护理】

（一）治疗护理

1. 用药护理

0.9% 氯化钠 100 mL+ 奥美拉唑 40 mg 静脉滴注，0.9% 氯化钠 100 mL+ 头孢拉氧 0.25 g（4 支）静脉滴注，卡文、补液等处理，控制输液速度，5% 葡萄糖 50 mL+ 康艾 40 mL 静脉滴注。

2. 疼痛护理

同案例 8。

3. 肺部感染护理

保持呼吸道通畅，采取有利于呼吸的体位，鼓励患者多咳嗽排痰，必要时给予雾化吸入，嘱患者保持良好的心情。

（二）观察护理

严密观察患者神志和生命体征（体温、脉搏、呼吸、血压），以及各种炎性指标的情况，引流管固定通畅，引流液的颜色、性质、量的变化，造口袋周围皮肤血运及大便情况。

（三）生活护理

同案例 18。

（四）心理护理

同案例 18。

（五）健康教育

嘱患者注意肝功能情况，避免着凉，注意多休息。出院后注意保持创面的清洁干燥，切不可用手挤压或者搔抓。出院后逐渐恢复正常饮食，2 周后在肿瘤内科住院进行化疗，定期门诊随诊。

【小结】

患者一般情况可，无特殊不适。胃纳可，大小便正常。生命体征平稳，腹平软，肠鸣音正常。病理：横结肠中分化腺癌，侵犯全层，淋巴结未见转移，肠旁系膜可见癌结节，2 周后在肿瘤内科住院进行化疗。

（唐玉玲）

参考文献

［1］刘静. 现代肿瘤专科护理［M］. 上海：上海交通大学出版社，2023.

［2］何爱莲，徐晓霞. 肿瘤放射治疗护理［M］. 郑州：河南科学技术出版社，2020.

［3］张丽珺，王晓娟，李占忠，等. 肿瘤疾病诊断治疗与护理［M］. 成都：四川科学技术出版社，2022.

［4］周进，许川，文彦，等. 肿瘤免疫治疗与精准护理［M］. 成都：四川科学技术出版社，2022.

［5］孙静. 恶性肿瘤护理与健康指导［M］. 成都：四川科学技术出版社，2024.

［6］吴江. 实用肿瘤放疗护理学［M］. 昆明：云南科技出版社，2021.

［7］张金兰. 实用临床肿瘤护理［M］. 沈阳：沈阳出版社，2020.

［8］陆宇晗，覃惠英，陆箴琦. 肿瘤临床护理常规［M］. 北京：中国医药科学技术出版社，2024.

［9］陈世容，程清，甘朵. 现代肿瘤专科护理［M］. 长沙：湖南科学技术出版社，2024.

［10］李辉，胡秀芬，贺晓丹. 实用临床肿瘤护理［M］. 北京：中国纺织出版社有限公司，2024.

［11］张照莉. 肿瘤护理新技术：设计策略与实践解析［M］. 重庆：重庆大学出版社，2022.

［12］许天文，黄夷伍. 肿瘤防治和护理科普手册［M］. 福州：福建科学技术出版社，2022.

［13］王芳，白志仙，赵蓉. 肿瘤患者放疗护理指导手册［M］. 昆明：云南科技出版社，2022.

［14］陈怡雯，刘天舒，高键，等. 肿瘤患者居家护理手册［M］. 上海：上海世界图书出版公司，2022.

［15］夏春芳，周昔红，姚敏. 肿瘤临床护理手册［M］. 长沙：湖南科学技术出版社，2021.

［16］位玲霞，张磊，刘淑伟，等. 肿瘤疾病诊疗护理与防控［M］. 成都：四川科学技术出版社，2021.

［17］蔡姣芝. 肿瘤内科护理［M］. 广州：广东科学技术出版社，2021.

［18］李军梅，马文娟. 肿瘤疾病护理常规［M］. 兰州：甘肃科学技术出版社，

2021.

［19］黄子达，张子杰，李文波，等. 多模式预防措施对老年关节置换术后静脉血栓栓塞症发生及转归的影响［J］. 中华老年骨科与康复电子杂志，2018，4（2）：80-85.

［20］张庆元，马晓婷. 妇科肿瘤术后深静脉血栓的发生相关因素分析［J］. 生殖医学杂志，2018，27（7）：653-657.

［21］王爱芳，米艳. 下腔静脉滤器植入预防肺动脉栓塞的观察与护理体会［J］. 贵州医药，2022，46（2）：330-331.

［22］中华医学会器官移植学分会. 中国肝移植术后并发症诊疗规范（2019年版）［J］. 器官移植，2021，12（2）：129-133.

［23］王伟，叶啟发，胡晓燕，等. 肝移植术后肝动脉栓塞的诊治进展［J］. 中华肝胆外科杂志，2018，24（3）：211-213.

［24］中华医学会器官移植学分会，中华预防医学会医院感染控制学分会，复旦大学华山医院抗生素研究所. 中国实体器官移植供者来源感染防控专家共识（2018年版）［J］. 中华器官移植杂志，2018，39（1）：41-52.

［25］血液净化急诊临床应用专家共识组. 血液净化急诊临床应用专家共识［J］. 中华急诊医学杂志，2017，26（1）：24-36.

［26］中华医学会呼吸病学分会感染学组. 中国成人医院获得性肺炎与呼吸机相关性肺炎诊断和治疗指南（2018年版）［J］. 中华结核和呼吸杂志，2018，41（4）：255-280.

［27］董绉绉，石林惠，叶龙强，等. 肝移植术后肾脏替代治疗的危险因素分析及初始治疗时机对预后的影响［J］. 中华危重病急救医学，2018，30（11）：1056-1060.

［28］刘幼方，赖丹妮，房小翠，等. 原位肝移植术后肝动脉栓塞的观察及护理［J］. 实用护理杂志，1999，（2）：18-19.

［29］尚红超，李晓，王向明. 数字减影血管造影与超声造影评估肝移植术后早期肝动脉栓塞的临床应用价值初探［J］. 世界华人消化杂志，2019，27（19）：1215-1219.

［30］张学军. 皮肤性病学［M］. 北京：人民卫生出版社，2013.

［31］杨敏. 美国专科护士培养模式的研究及对我国的启示［D］. 重庆：重庆医科大学，2009.